管氏针灸

临床治验

主编 李莉 管遵惠 王苏娜

U0641717

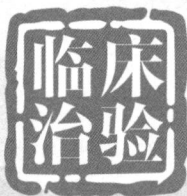

全国百佳图书出版单位
中国中医药出版社

图书在版编目（CIP）数据

管氏针灸临床治验 / 李莉, 管遵惠, 王苏娜主编.
北京：中国中医药出版社，2025.8
ISBN 978-7-5132-9642-7

Ⅰ. R246

中国国家版本馆CIP数据核字第2025SM7569号

中国中医药出版社出版

北京经济技术开发区科创十三街 31 号院二区 8 号楼
邮政编码　100176
传真　010-64405721
保定市西城胶印有限公司印刷
各地新华书店经销

开本 880×1230　1/32　印张 11.25　字数 280 千字
2025年8月第1版　2025年8月第1次印刷
书号　ISBN 978-7-5132-9642-7

定价　49.00元
网址　www.cptcm.com

服务热线　010-64405510
购书热线　010-89535836
维权打假　010-64405753

微信服务号　zgzyycbs
微商城网址　https://kdt.im/LIdUGr
官方微博　http://e.weibo.com/cptcm
天猫旗舰店网址　https://zgzyycbs.tmall.com

如有印装质量问题请与本社出版部联系（010-64405510）

自序

　　中华民族五千年文明史，孕育了灿烂的优秀传统文化，中医学是中华民族优秀传统文化的瑰宝，针灸学是其中绚烂的奇葩。为了促进中医药事业的传承发展，繁荣中医药学术，国家中医药管理局于 2012 年 11 月 28 日公布了第一批全国中医学术流派传承工作室建设单位名单，管氏特殊针法学术流派是全国首批 64 家学术流派传承工作室建设单位之一。传承是中医药发展的根基，是坚守中医药精髓的前提，是中医药发展创新的源泉。

　　李莉主任医师是管氏针灸医学流派第五代传承门生弟子，毕业于云南中医药大学后，即在本人指导下从事针灸临床工作。李莉主任医师等门生弟子对管氏针灸的学术理论和临床经验，做到刻苦学习、临床践行、深刻领悟、尽得其传。为了传承管氏针灸学术观点，探索流派学术思想的发展演化规律，挖掘具有指导意义的学术观点，本人和李莉、王苏娜主持编写了《管氏针灸临床治验》一书。

　　本书秉承管氏针灸传承理念，主要体现在理、法、意三个方面。

　　理：认真学习、全面继承、深入研究中医针灸经典著作，掌握和熟悉中医基础理论，通晓医理，是传承、发展中医之"根"。本书阐述了管氏针灸特色疗法、特殊诊疗技术规范、针灸配穴处方学等管氏针灸学术精华。

　　法：在继承前人中医治疗方法的基础上，发展和创新中医针灸的治疗方法，不断提高临床疗效，是传承、发展中医之"魂"。本书介绍了管氏舌针、过梁针法、子午流注、灵龟八法等管氏针灸特殊针法的临床经验。

意：医者意也，"心有所忆谓之意"。唐代医药学家孙思邈在《千金翼方》中提出："善于用意，即为良医。"意会、感悟，是传承发展中医、弘扬管氏针灸之"神"。本书记述了作者的临证经验和传承意悟。他们所做的这些工作对传承管氏针灸的学术思想，发扬流派特色优势；立足临床实践，提高针灸临床疗效；培养传承人才，打造流派人才群体，都有积极的意义。

希望管氏针灸医学流派薪火相传，发扬光大。欣慰之余，乐为之序。

管遵惠

2024 年 11 月 24 日

前言

习近平总书记说："中医药学是中国古代科学的瑰宝，也是打开中华文明宝库的钥匙。"针灸学是其中璀璨的明珠，其独特且丰富多样的治疗方法，往往安全有效、成本低廉，让疾病远离，让健康回归。中医针灸将在健康中国战略中发挥越来越重要的作用。

中医药学基于治"人"这一生命体的思维方式、特色理论、临床经验乃至话语体系、生活方式，决定了中医药学传承的必要性和重要性。中医的发展并不是否定和抛弃传统，而是在继承的基础上求发展，没有继承就没有发展。中医药学术流派研究是传承传统医药非物质文化遗产保护工作的重要内容之一，认真做好流派传承，对中医学术继承发展和传统医药非物质文化遗产保护具有重要意义。国家中医药管理局在《中医学术流派传承工作室建设项目实施方案》中明确了传承工作室的任务，即提炼、总结所在流派的学术思想、工作经验、特色诊疗技术，建立有利于突出学术流派特长的优势病种诊疗和预防方案，并且按这个目标坚定不移地迈进。唯有传承，才能保存好中医药学的特色和优势；唯有传承，才能保护好中华文化的基因与命脉。

管遵惠教授是管氏针灸学术流派的第四代代表性传承人，第二、第三和第六批全国老中医药专家学术经验继承工作指导老师，是2011年国家中医药管理局确定的200名全国名老中医传承工作室建设项目专家之一，又是国家中医药管理局公布的第一批全国中医药学术流派"管氏特殊针法学术流派"传承工作室的项目负责人，2019年再次成为国家中医药管理局公布的第二批全国中医药学术流派传承工作室项目负责人。他全面继承管氏针灸学术流派的理论，创新管氏特殊针法，完善管氏针灸医学流派的学术思想，提炼和践行了管氏针灸的传承理念，60余年间潜心钻研理论，勤于临床实践和经验总结，创新开拓，发展了特色鲜明的管氏针灸流派。管遵惠教授医德高尚，治学严谨，学识渊博，学术造诣精深，临床经验丰富，著述丰硕，蜚声医林。

挖掘、整理、总结名老中医管遵惠教授的学术思想及临床经验是我们刻不容缓的任务，继承、发扬、推广管遵惠教授的学术理论、学术思想与诊疗经验，带动全省及全国中医针灸诊治疑难病的疗效提高，是"管氏特殊针法学术流派"传承工作室的责任和义务。

本书旨在将管遵惠教授宝贵的学术思想和临床经验推介给大家，流传于世，对从事中医、针灸的教学、科研的同道们有所帮助，有所启发，加强中医药事业的继承与创新，进一步做好名老中医药专家学术经验传承工作。

本书共八章，第一章概述管氏针灸传承脉络与学术思想，第二、三章分别介绍了管氏针灸特色疗法与配穴处方特色，第四章介绍了管氏针灸常见病诊疗规范，第五章介绍了管氏特殊针法的临床治疗病案，第六章介绍了管氏特殊针法针灸配穴经验发挥，第七章则是管氏针灸临床论文选，第八章为工作室部分传承人学习管氏针灸的感悟。本书是管遵惠教授多年针灸治疗多发病、疑难病临床经验的精华总结，适合各级中医针灸医师借鉴，也适合中西医结合医师参考。

对为本书的整理编辑付出辛勤劳动，给予热忱指导的各位专家、领导、老师，表示衷心的感谢和崇高的敬意！

管氏特殊针法学术流派传承工作室

李莉

2025 年 4 月 13 日

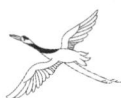

目录

第一章

管氏针灸学术流派的传承脉络与学术特色

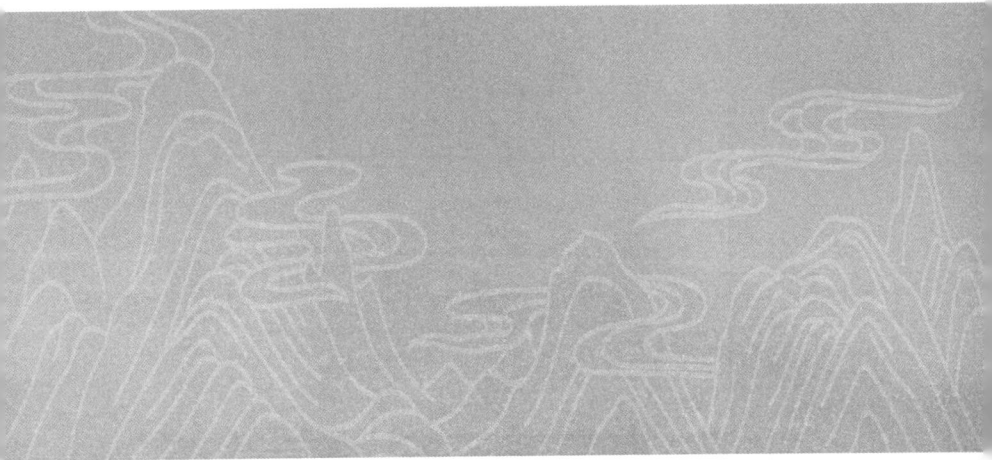

第一节 传承脉络

齐鲁圣地人杰地灵，是孔子、孟子的出生地和故乡；文化底蕴深厚，历代名医辈出。相传，扁鹊曾在齐鲁留下行医佳话；当地也出现过淳于意、王叔和、成无己等著名医家。管氏针灸世家诞生在这片具有深厚中医文化底蕴的沃土中。

管氏针灸肇始于清代道光年间，历经五代传人的传承发展，修养医德，精研医术，继承创新，励精图治，历练践行一百五十多年，逐步形成了文化底蕴深厚、学术特色明显、学术成就显著、有一定社会和历史影响的中医针灸学术流派。

创始人

管家岱（1844—1912），祖籍山东，生于清道光二十四年，为管氏针灸开山鼻祖，师承山东昌邑黄氏中医世家，自幼随舅黄思元学医，擅长针灸。清同治六年，管家岱在高密县城开设杏源堂药铺，悬壶济世，因其医德好、疗效佳，十余载后闻名高密，门生众多，又先后在青岛、济南增设医馆和药铺行医。其学术传承人主要有管庆鑫、管庆森、管庆淼等。

第二代代表性传人

管庆鑫（1864—1939），字同山。山东高密人，生于清同治三年，自幼随父学医，14岁中秀才，19岁随父辈悬壶济南，而立之年即为齐鲁名医，擅长针灸及内外妇儿各科，主要在高密、济南等地行医。管庆鑫于清宣统二年（1910 年）撰写制订了管氏门生弟子家训："勤读、勤记、勤背、勤思、勤做；诸葛一生惟谨慎，吕端大事不糊涂；大医精诚。"其编写的家传师承教材《管氏针灸金匮》，培养和造就了四代人、数十名合格的中医人才，迄今仍然具有较高的学术和实用价值。管庆鑫先生多才多艺，善于琴棋书画。其著作主要有《杏苑拾珍》《同山诗词墨韵拾隅》等。管庆鑫的主要学术传人有管正斋、管谨蘐、管耕汶、王之升等。

第三代代表性传人

管正斋（1901—1980），主任医师，教授，著名针灸学家，出身中医世家，毕业于北京大学，后留学日本，为"中国针灸学研究社"的创建人之一。20 世纪 50 年代，管正斋先后担任云南中医进修学校、云南省"西医学习中医"研究班、云南省中医研究班教师，后受聘于原云南中医学院，承担《黄帝内经》《针灸学》教学工作。其对经络辨证、针刺手法、舌针、耳针、过梁针、子午流注、灵龟八法等均有创新和发展，奠定了管氏针灸学术流派的理论基础。其学术著作有《针灸配穴成方》《子午流注环周图》《管氏家传师承教材——常用中医处方及遣药圭臬》等，学术传承人主要有管遵和、管遵宽、管遵信、管遵惠等。

第四代代表性传人

管遵惠为管氏针灸第四代传人，继承和发展了管氏针灸学术流派的理论，创新和发展了管氏特殊针法，完善了管氏针灸医学流派的学术思想，提炼和践行了管氏针灸的传承理念，发表学术论文 150 余篇，出版学术专著 20 余部，先后获国家级、省级、市级科技成果奖

13 项，完善了学术特点鲜明的管氏特殊针法学术流派。管氏针灸第四代传人管遵信继承管正斋先生经验，运用针灸和耳针治疗疑难杂症和常见病、多发病经验独到，成功研制玉卫 22 型袖珍穴位探测仪，其发明的"耳穴染色进行疾病诊断"获原卫生部医药卫生科技成果乙级奖，曾主持并起草了世界卫生组织西太区和中国针灸学会委托的《耳穴国际标准化方案（草案）》，1988 年创办中华耳针函授部，在国内举办了 44 期耳针、针灸、科研方法培训班，在加拿大主讲 4 期耳针班，为国内外培养针灸、耳针人才三千余人。

第五代代表性传人

管傲然，昆明医科大学医学硕士，主任医师；管薇薇，美国佛罗里达大学康复医学博士，美国五行针灸学院针灸学硕士。管氏针灸学术流派第五代传人致力于传承和弘扬管氏针灸学术流派的学术理论和临床经验，对传统中医针灸和现代康复医学相结合的临床研究有所创见和发展，挖掘整理历代传人学术经验 200 余份，出版学术专著 9 部。

学术流派传承工作室

管氏针灸学术流派传承工作室在国内外建立了 12 个二级工作站，组建了有代表性传承人 3 名、主要传承人 212 名、后备传承人 20 名、现有学术传承人 235 名的学术团队。其中，正高级职称 25 名，副高级职称 44 名，中级职称 62 名，初级职称 76 名，其他职称 28 名；博士 11 名，硕士 61 名。工作室初步构建了一支理论功底扎实、诊疗技艺熟练的复合型流派传承人才队伍。

管氏针灸，薪火相传，后继有人，正有序传承发展，发扬光大。

第二节 学术特色与传承理念

一、学术特色

管氏针灸学术流派的学术特色包括继承传统针灸、遵循经络辨证、传承经典理论、创新特殊针法。

（一）继承传统针灸

针灸临床强调辨证论治，规范配穴处方，重视传统针刺手法。管正斋先生撰写了《针灸配穴方法论》《针灸配穴成方》等论文，确定了针灸施治法则、针灸处方原则，总结了针灸取穴规律，制定了十六种针灸配穴法，成为管氏针灸学术流派针灸临床配穴处方准绳。

（二）遵循经络辨证

管氏针灸遵循经络辨证。管正斋先生撰写的论文《经络辨证针灸法述要》在国内和日本连载发表，其学术传承人继承和发展了经络辨证理论，出版了学术专著《管氏针灸经络辨证针灸法》。本书已成为管氏针灸学术流派针灸的临床圭臬。

（三）传承经典理论

管氏先辈学习钻研《黄帝内经》《难经》《易经》等经典著作，在理论阐发和针灸临床中传承发展。管正斋先生在《黄帝内经》针刺手法的基础上，继承和发展了家传针灸手法；形成了独具特色的管氏针刺手法体系，主要包括管氏下针十法、管氏乾坤午阴针法、管氏基础补泻手法、管氏复式补泻手法、管氏特殊补泻手法等。

（四）创新特殊针法

管氏针灸临床，在经络辨证的前提下，因人、因病、因证、因时、因地制宜，采用特殊针法。管氏针灸学术流派特色诊疗技术主要有管氏舌针疗法、管氏过梁针疗法、管氏热针疗法、管氏耳针疗法、管氏蜂针经穴疗法、管氏灵龟八法、管氏子午流注针法等。

二、传承理念

管氏针灸学术流派的传承理念可概括为"理""法""意"。

理：认真学习、全面继承、深入研究中医针灸经典著作，掌握和熟悉中医基础理论，通晓医理，是传承、发展中医之"根"。

法：在继承前人中医治疗方法的基础上，发展和创新中医针灸的治疗方法，不断提高临床疗效，是传承、发展中医之"魂"。

意：医者意也。"心有所忆谓之意"。"善于用意，即为良医。"意会、感悟，是传承发展中医，弘扬管氏针灸之"神"。

第二章

管氏针灸特色疗法

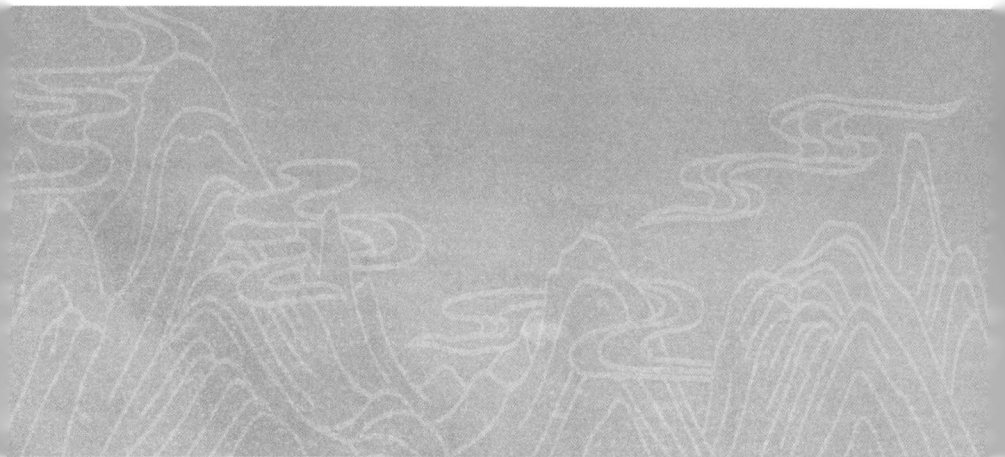

第一节　管氏舌针疗法

　　舌针疗法是管正斋老先生根据《黄帝内经》中的舌与脏腑经络关系理论，结合祖传针法和自己数十年临床经验创立的一种特殊针法。其嫡系传人管遵惠教授继承和发展了舌针理论，通过针灸临床的实践与推广，形成了比较完整的管氏舌针学术体系。

　　舌针，是用毫针刺激舌体上的特定穴位，以治疗相应病证的方法。管氏确立了舌针理论，发展了舌诊辨证方法，确定了管氏 24 个基础舌穴的穴名、部位、主治，制定了管氏舌针刺法、管氏舌针配穴法，提出了舌针的适应证及禁忌证，规范了舌针疗法。管氏舌针治疗中风恢复期、中风失语症、小儿脑瘫等疑难病证有一定疗效。

一、舌穴分布的理论根据

　　管氏舌针根据《易经》理论确定管氏舌穴的分布和舌穴数量。

　　《周易》是我国古代重要的哲学著作。《周易》的哲学思想对中医学的形成和发展产生了积极而深远的影响。管氏舌穴的分布、舌穴数，都是依据《易经》理论确定的。

　　《易经·系辞上》曰："一阴一阳之谓道，继之者善也，成之者性也。"意为：一阴一阳交互作用，就是天的法则，继承天的法则，就是善良，使天的法则具象化，则是天赋的人性。

　　《易经·系辞上》云："是故，易有大极，是生两仪，两仪生四象，四象生八卦，八卦定吉凶，吉凶生大业。"大意是："大极"也称"太极"，是阴阳未分、天地混沌的时期，宇宙万物由此创始。称作"太极"，是大到极点的意思。由"太极"阴阳分离，形成天地，称作

"两仪"，仪是仪容的意思。由"两仪"产生"四象"，"两仪"的符号组合而成的老阳、老阴、少阳、少阴，称作"四象"。由"四象"产生象征天、地、水、火、风、雷、山、泽的"八卦"，涵盖宇宙万象，由此可断定吉凶。通过预测未来的吉凶祸福，趋吉避凶，制订出正确的决策和行动计划，从而取得成功和成就。

《灵枢·九宫八风》对九宫八卦的方位做了阐述，八卦的位置是按照其五行的属性，排列在四面八方：坎卦属水，位居北方；离卦属火，位居南方；震卦属木，位居东方；巽卦亦属木，位居东南方；兑卦属金，位居西方；乾卦亦属金，位居西北方；坤、艮二卦，同属于土，位居西南方与东北方。

舌为心之苗，又为脾之外候。舌与全身脏腑经脉都有着直接和间接的联系。舌与机体是一个整体，舌包含《易经》全息胚。"太极生两仪"，舌分为舌面（阳）、舌下（阴）两部分。"两仪生四象"，阴阳化生为老阳、老阴、少阳、少阴"四象"。《易经》易理主要包含"象、数、理、占"。按易理，老阳数是9，老阴数是6，少阳数是7，少阴数是8；少阴、少阳为初生，为阳，故分布于舌面；舌下为阴，按"阴阳互根"和"阴升阳降"理论，老阳分布于舌下。少阳数是7，少阴数是8，少阳与少阴之和是15，故舌面穴位数是15个，包括五脏六腑（肝、心、脾、肺、肾、胆、胃、小肠、大肠、膀胱、三焦）加聚泉、阴穴、上肢穴、下肢穴。老阳数是9，故舌下穴位数是9个，即额穴、目穴、耳穴、鼻穴、咽喉穴、海泉、金津玉液、舌柱、中矩。

舌穴的分布与一定的脏腑相联系，五脏六腑的舌穴分布蕴含着五行相生相克的关系，并与八卦方位相对应。

舌穴的分布与排列，依据《易经》"阴阳之道"的哲理，蕴含了阴阳互根、阴阳消长转化的原理，体现了"阴升阳降"的中医理论。

二、管氏基础舌穴的名称及主治

现将管氏24个基础舌穴的穴名、部位、主治分述如下。

1. 舌面穴位　15个，见图2-1。

（1）心穴：舌尖部，主治心经相应疾病。

（2）肺穴：心穴两旁3分，主治肺经相应疾病。

（3）胃穴：舌面中央，心穴后1寸，主治胃经相应疾病。

（4）脾穴：胃穴旁开4分，主治脾经相应疾病。

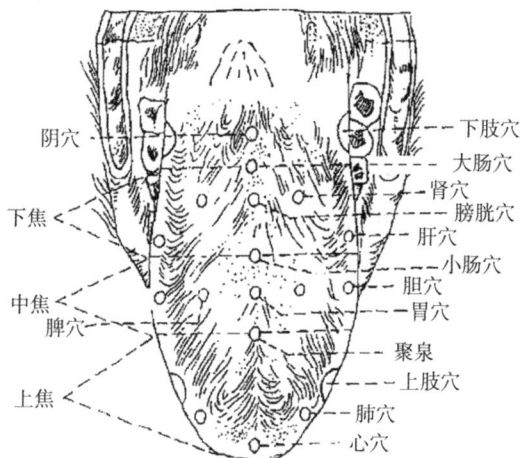

图2-1　舌面穴位示意图

（5）胆穴：胃穴旁开8分，主治胆经相应疾病。

（6）肝穴：胆穴后5分，主治肝经相应疾病。

（7）小肠穴：胃穴后3分，主治小肠经相应疾病。

（8）膀胱穴：小肠穴后3分，主治膀胱经相应疾病。

（9）肾穴：膀胱穴旁开4分，主治肾经相应疾病。

（10）大肠穴：膀胱穴后2分，主治大肠经相应疾病。

（11）阴穴：大肠穴后2分，舌根部，主治前后阴疾病。

（12）聚泉：舌面中央，胃穴前2分，主治消渴、舌强等。

（13）上肢穴：肺穴与胆穴之间，舌边缘，主治上肢病痛。

（14）下肢穴：阴穴旁开1寸，近舌边缘，主治下肢病痛。

（15）三焦穴：从聚泉穴引一横线，舌尖部分统称上焦穴；通过小肠穴引第二条横线，一、二横线之间为中焦穴；通过大肠穴引第三条横线，小肠穴与大肠穴之间的横线内为下焦穴。分别主治上、中、下焦相应疾病。

2. 舌下穴位　9个，见图2-2。

（1）额穴：将舌向上卷起，舌尖抵上门齿，舌尖正下3分，主治头痛、眩晕。

（2）目穴：额穴斜下3分，主治目赤肿痛。

（3）鼻穴：舌边缘与舌下静脉之间，目穴下2分，主治鼻渊、鼻塞。

（4）耳穴：鼻穴斜下2分，主治耳鸣、耳聋。

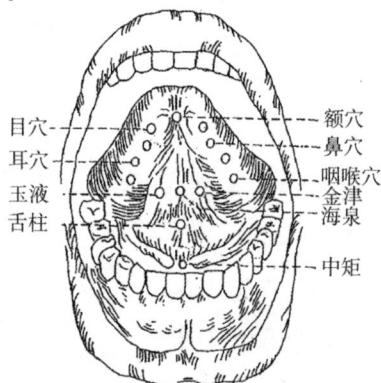

图2-2　舌下穴位示意图

（5）咽喉穴：耳穴正下2分，主治咽喉肿痛。

（6）海泉：将舌卷起，舌下中央系带上，主治消渴、呃逆。

（7）金津玉液：舌尖向上反卷，上下门齿夹住舌，使舌固定，舌系带两侧静脉上，左名金津，右名玉液，主治口疮、舌炎、喉痹、呕吐、漏经。

（8）舌柱：舌上举，在舌下之筋如柱上，主治重舌、舌肿。

（9）中矩：舌上举，舌底与齿龈交界处，主治舌燥、中风舌强不语。

三、管氏舌针刺法

施行舌针前，一般给予患者3%过氧化氢或洗必泰漱口液漱口，以清洁口腔。

针刺舌面穴位，患者自然伸舌于口外；针刺舌底穴位，患者将舌卷起，舌尖抵住上门齿，将舌固定，或舌尖向上反卷，用上下门齿夹住舌，使舌固定。亦可由医者左手垫纱布敷料，固定舌体于口外，进行针刺。

针刺补法：选用30号1寸或1寸半针灸毫针，在选定的穴位上，拇指向前小弧度捻转3~9次，稍停，为一度补法，一般行三度或九度手法，不留针。在捻转时，进针0.5~1分许，勿令太深，一般不会出血。

针刺泻法：选用28号1寸或1寸半针灸毫针，在选定的穴位上，进针1~2分许，拇指向后大弧度捻转六次，稍停，为一度泻法，一般行六度或八度手法，不留针。由于进针稍深，捻转弧度较大，个别穴位可能会出血。

舌穴刺血法：一般采用26号1寸毫针，在选定的穴位上，快速浅刺放血。须严格掌握针刺要领：针不宜过粗，刺不宜过深，血不宜放多。放血后，可用1/5000呋喃西林液漱口。

舌针要严格掌握针刺的深度及手法技巧。手法的要领是补法好似"蜻蜓点水"，泻法犹如"蚊喙着体"。

四、管氏舌针配穴法

舌针配穴的基本原则是"经脉所过，主治所及，体舌相应，循经定穴"。主要配穴法包括以下四类。

（一）单独运用法

根据脏腑经络学说，按疾病与舌穴相应的原理辨证取穴。本法可运用于局部或全身病证，如取心穴、脾穴、金津玉液，治口舌糜烂；取心穴、肾穴、额穴，治不寐健忘；取肝穴、肾穴、阴穴，治月经不调等。

（二）内外配穴法

主要应用于舌穴与头面邻近腧穴相配，如胆穴配风池治疗偏头痛，中矩配廉泉治中风舌强不语，肺穴、聚泉配天突治哮喘等。

（三）上下配穴法

主要应用于舌穴与任、督及下肢经穴相配，如膀胱穴配中极治尿急、尿痛，阴穴、肾穴配命门、关元治遗精、阳痿，胃穴配足三里治胃痛、呕吐等。

（四）左右配穴法

主要应用于舌穴与四肢穴相配，具体运用时又分为两种情况。

1. 舌穴与同侧的经穴相配　如右侧肺穴、咽喉穴配右侧少商，治右侧咽喉肿痛。

2. 舌穴与对侧的经穴相配　如右侧上肢穴、脾穴配左侧曲池、合谷，治左上肢瘫痪、手臂肿痛；左侧下肢穴、肾穴配右侧阳陵泉、悬钟，治右下肢痿痹、膝腿肿痛等。

以上配穴法可单独使用，亦可根据病情需要配合运用，例如中风后遗症，出现口眼㖞斜、舌强言謇、半身不遂、脉弦、舌青，可选取肾穴、肝穴、心穴、中矩，配百会、曲池、劳宫、足三里、照海、太冲等穴。

五、舌针的适应证及禁忌证

（一）适应证

1. 舌体及肢体运动功能障碍的有关病证　如舌麻、舌体歪斜、木舌、重舌、口中异味感，以及肢体瘫痪、麻木、疼痛等；亦适用于各种脏腑经络病证。

2. 神经精神科疾病　血管神经性头痛、面神经麻痹、面肌痉挛、舌咽神经痛、癔症等。

3. 内科疾病　哮喘、糖尿病、呃逆、功能性呕吐等。

4. 心脑血管疾病　脑血管意外的恢复期及后遗症、假性延髓麻痹等。

5. 儿科疾病　小儿脑性瘫痪、智力发育迟缓、脑膜炎后遗症等。

6. 外科及皮肤科疾病　脑损伤后遗症、颈椎病、腰背软组织挫伤、带状疱疹、荨麻疹等。

7. 妇科疾病　闭经、更年期综合征、月经不调等。

8. 五官科疾病　耳聋、耳鸣、内耳眩晕、慢性咽炎、过敏性鼻炎等。

（二）禁忌证

1. 有自发性出血或凝血机制较差的患者，不宜行舌针。

2. 心脑血管疾病急性发作期，不宜行舌针。

3. 急性传染病、高热、抽搐，以及舌体大面积溃疡、发炎的患者，不宜行舌针。

4. 过于饥饿、疲劳，精神过度紧张者，不宜立即进行舌针；孕妇及女性行经期，身体瘦弱、气血亏虚的患者，慎用舌针。

第二节　管氏过梁针法

管氏过梁针法是管正斋先生在刺法上汲取《黄帝内经》短刺法中的深针、输刺法的取穴精而深刺，以及《黄帝内经》经刺法的直刺病变不通的结聚部位等针法特点，结合家传针刺方法，提炼形成的特色针法。管遵惠教授继承了父亲的学术经验，传承了管氏过梁针法，在针灸临床应用中有所创见和发展。

管氏过梁针刺法的特点为深、透、动、应。管氏过梁针常用特定奇穴有 24 个。主要过梁针手法有凤凰理羽法、凤凰展翅法。

管氏过梁针治疗功能性瘫痪、急性脊髓炎恢复期，有显著的临床疗效。

一、管氏过梁针的渊源

过梁针源于古代的"长针""大针"。《灵枢·九针十二原》曰："长针者，锋利身薄，可以取远痹；大针者，尖如梃，其锋微圆，以泻机关之水也。"《灵枢·九针论》曰："长针，取法于綦针，长七寸，主取深邪远痹者也。""八正之虚风伤人，内舍于骨解腰脊节腠之间，为深痹也，故为之治针，必薄其身，锋其末，可以取深邪远痹。"《灵枢·官针》曰："病在中者，取以长针。"指出长针适用于治疗深邪远痹和病在内部深层之痼疾。《灵枢·九针论》曰："九曰大针，取法于锋针，其锋微圆，长四寸，主取大气不出关节者也。""淫邪流溢于身，如风水之状，而溜不能过于机关大节者也。故为之治针，令尖如梃，其锋微圆，以取大气之不能过于关节者也。"《灵枢·官针》曰："病水肿不能通关节者，取以大针。"说明大针适用于通利关节，运转大气，消除积水。过梁针一般采用长针、粗针，实属"长针""大针"临床运用的发展。

二、管氏过梁针的刺法

（一）刺法特点

管氏过梁针的刺法特点为深、透、动、应。

1. 深　管氏过梁针针刺奇穴和经穴时，较常规刺法进针更深。

2. 透　管氏过梁针针刺四肢部奇穴时，要求透刺到对侧皮下。

3. 动　过梁针在进针或行针时，患者肢体会出现不自主抽动或颤动，如针刺下灵、阳委一、平顶等穴治疗功能性瘫痪、外伤性截瘫、脱髓鞘疾病等，必须使患者出现肢体不自主抽动或颤动，疗效才显著。治疗功能性瘫痪，掌握行针时机，适时令患者运动肢体，是获取疗效的关键，常可收到立竿见影之效。

4. 应　部分过梁针奇穴，须在针刺时出现感应，方能获效。如针刺臂宁穴，针感传至指尖，患者手臂发麻，才能收效。部分患者在治疗后，会出现轻度头昏、微汗、乏力等针刺反应，部分精神分裂症和癔症患者在出现这样的应激性反应后，可能会霍然而愈。

（二）手法操作

选用特制的 26 号（或 28 号）过梁针，采用单手两指疾速直刺法，进皮后，左手夹持押手，右手小弧度捻转，缓慢进针，进针到穴位深度的一半时，左手扶托于穴位肢体的对侧，以探测针尖到达的位置，直至进针刺到对侧皮下。

过梁针补法：行凤凰理羽手法 9 次，三九二十七次，或九九八十一次。

过梁针泻法：行凤凰展翅手法 6 次，六六三十六次，或八八六十四次。留针 30 分钟。起针时，应缓慢退针，出针后休息 20 分钟。

应用过梁针，必须根据病情辨证施治。奇穴主治病证不同，过梁针法亦各有所异。临证时，须根据治疗需要灵活运用。

三、管氏过梁针特定奇穴

管氏过梁针特定奇穴有 24 个，现简介如下。

（一）天灵

定位：腋窝前缘直上 1 寸，向内旁开 5 分，垂膊取之。

针法：稍向外斜深刺 5~6 寸。

主治：狂躁不安，伤人自伤，口中唱骂，癫证；上肢瘫痪。

（二）腋灵

定位：腋窝前缘上 0.5 寸，肌腱下缘处，垂膊取之。

针法：由前向后直刺 5~6 寸。

主治：狂躁不安，伤人自伤，唱骂不休，癫证；上肢瘫痪。

（三）屈委阳

定位：屈肘，横纹端之稍外方。

针法：直刺，浅刺 2 寸；深刺 4~5 寸。

主治：躁动不安，精神分裂症恢复期；上肢僵直、颤抖、瘫痪。

（四）尺桡

定位：上肢伸侧，腕横纹至肘横纹中央，腕上 6 寸。

针法：直刺，浅刺 1.5 寸；深刺 2.5~3 寸。

主治：轻型精神分裂症，癫证；上肢麻木、瘫痪，上肢痉挛。

（五）中桡

定位：上肢伸侧，腕横纹上 4 寸。

针法：直刺，浅刺 1 寸；深刺 2.5~3 寸。

主治：轻型精神分裂症，癫证；上肢麻木、瘫痪，上肢痉挛。

（六）寸桡

定位：上肢伸侧，腕横纹上 2.5 寸。

针法：直刺，浅刺 1 寸，深刺 2.5 寸。

主治：轻型精神分裂症，癫证；上肢僵直，手颤。

（七）寸平

定位：上肢伸侧，腕上 1 寸，桡侧旁开 0.4 寸。

针法：直刺 0.8~1 寸。

主治：上肢功能性瘫痪，上肢麻木；晕厥，休克。

（八）脑根

定位：外踝与跟腱之间凹陷上 1 寸处。

针法：直刺，浅刺 1 寸，深刺 2~2.5 寸。

主治：慢性精神病，精神分裂症恢复期，癫证；下肢痿软，肩背拘急疼痛。

（九）平顶

定位：外膝眼下 3 寸，胫骨旁开 2 寸。

针法：直刺 3~5 寸。

主治：慢性精神病，精神分裂症恢复期，癔证，癫证；下肢瘫痪。

（十）中平

定位：外膝眼下 5 寸，胫骨旁开 2 寸。

针法：稍向内斜刺，深刺 4~6 寸。

主治：慢性精神病，精神分裂症恢复期；下肢瘫痪，冷痛、麻木。

（十一）阳委一

定位：股外侧，腘窝横纹上 1 寸，股二头肌腱与股外侧肌间凹陷处。

针法：由股外侧向内透刺，直刺 5~8 寸。

主治：狂证，癫证，癔症；下肢瘫痪。

（十二）阳委二

定位：股外侧：腘窝横纹上 2 寸，股二头肌腱与股外侧肌间凹陷处，阳委一向上1寸。

针法：由股外侧向内透刺，直刺6~8寸。

主治：狂证，精神分裂症，癫证；下肢瘫痪。

（十三）阳委三

定位：股外侧，腘窝横纹上3寸，股二头肌腱与股外侧肌间凹陷处，阳委二向上1寸。

针法：由股外侧向内透刺，直刺7~8寸。

主治：精神分裂症，有破坏行为之狂症，癫证；下肢瘫痪。

（十四）四连

定位：股外侧，腘窝横纹上4寸，股外侧肌与股二头肌之间，阳委三上1寸。

针法：由股外侧向内透刺，直刺7~8寸。

主治：精神分裂症，狂证，癫证；下肢瘫痪。

（十五）五灵

定位：股外侧，腘窝横纹上5寸，股外侧肌与股二头肌之间，阳委三上2寸。

针法：由股外侧向内透刺，直刺7~8寸。

主治：精神分裂症，狂证，癫证；下肢瘫痪。

（十六）灵宝

定位：股外侧，腘窝横纹上6寸，股外侧肌与股二头肌之间，阳委三上3寸。

针法：由股外侧向内透刺，直刺7~8次。

主治：精神分裂症，狂证，癫证；下肢瘫痪。

（十七）山膝根

定位：昆仑与太溪穴之间，女膝穴直上，跟腱中。

针法：直刺 1 寸。

主治：足跟痛，腰痛，惊悸，齿龈脓肿。

（十八）泉中

定位：涌泉穴后 1 寸。

针法：直刺 0.8~1 寸。

主治：功能性瘫痪，外伤性截瘫，痴呆。

（十九）肾根

定位：足跟正中前缘，卷足时，在足心后 1/3 处。

针法：直刺 0.8~1 寸。

主治：足跟痛，下肢瘫痪，腰腿痛，失眠，痴呆。

（二十）迈步

定位：髀关穴下 2.5 寸，大腿伸侧，髂前上棘与髌骨基底连线上，相当于会阴穴水平下三横指。

针法：直刺 2~3 寸。

主治：下肢瘫痪，股膝疼痛，功能性瘫痪，下肢痿软，足下垂。

（二十一）外伏兔

定位：膝髌正中上缘上 6 寸，向外旁开 1.5 寸。

针法：直刺 5~7 寸。

主治：下肢瘫痪，膝髌肿痛，功能性瘫痪，下肢痿软，外伤性截瘫。

（二十二）臂宁

定位：腋窝之前端，胸大肌停止部。手指触头仰掌（或曲肘手掌按于后枕），腋窝前端，胸臂腔隙凹陷为上臂宁，上臂宁斜下 1 寸，肌腱下方为下臂宁，两穴合称臂宁穴，左右各一对。

针法：直刺 0.5~1 寸，针感达手指，上肢酸麻，有电击感。

主治：上肢麻痹，痿软无力，上肢颤抖，强直痉挛，肩臂疼痛，上肢冷痛，手指拘挛。

（二十三）下灵

定位：俯卧，骶骨管裂孔水平线旁开 4.5 寸为内下灵，再外开 3.5 寸为外下灵，内外两穴合称下灵穴，左右各一对。

针法：先针内下灵，直刺 4 寸，针感放射至足底，再针外下灵 4 寸，傍针刺法，以下肢抽搐为佳。

主治：外伤性截瘫，功能性瘫痪。

（二十四）大椎

定位：第七颈椎与第一胸椎棘突之间凹陷处，内部解剖定位相当于第八颈髓与第一胸髓。

针法：术者用左手定好穴位后并固定之，防止患者移动，右手拇指持于针柄，其他三指固定针体。进针时针尖沿左手拇指固定部位迅速捻转刺入皮下，针入皮下后应令患者低头，使棘突间隙增大，将针沿棘突间用力向深推进，此时一般不捻转。将针进入应针深度的 4/5 接近脊髓腔时，要缓慢进针，绝对防止捻针、捣针、摇针。进针方向宜针体与皮肤呈 35°角向上方斜刺，消瘦者以 4 寸为度，肥胖者以 5 寸为宜。

主治：精神分裂症，功能性瘫痪，狂证，癫证。

第三节　管氏热针疗法

管氏热针是依据《黄帝内经》"治寒以热"的治则，汲取"焠刺""温针""暖针"等刺法特点，运用 GZH 型热针仪针灸治疗的方法。GZH 型热针仪能根据治疗需要提高并控制针体的温度，使整个针身均匀发热，温度始终保持恒定；起到针刺、灸疗、温针灸、火针、电针等综合治疗效应。临床试验表明，热针能起到祛湿散寒、温经通络、调和气血、扶正祛邪的治疗效果；能提高人体体液免疫功能；对原有微循环障碍的患者，具有使之趋于正常的调节作用；热针有助于增加局部组织血液灌注量，改善血液循环，恢复血流动力平衡；能改善神经根的受压状态和使受损的坐骨神经得到一定程度修复。

热针仪治疗腰椎间盘突出症技术被遴选为国家中医药管理局第四批中医临床适宜技术推广计划项目。

《灵枢·官针》说："凡刺有九，以应九变……九曰焠刺，焠刺者，刺燔针则取痹也。"可见在古代，用烧热的针来治疗痹症，已成为针灸的一种常用治疗方法。

东汉著名医家张仲景著有《伤寒论》，在书中明确提到"烧针""温针"，临床应用相关治法的条文有 8 条。例如《伤寒论》第 16 条云："太阳病三日，已发汗，若吐，若下，若温针，仍不解者，此为坏病，桂枝不中与之也。观其脉证，知犯何逆，随证治之。"据注家解释："古之温针为火针，可以劫汗。"从这段经文可以看出，"温针"在当时已被医家所重视，临床运用已比较广泛。

《针灸大成·卷四》则对"暖针""火针""温针"分别做了比较详尽的叙述。

从中医的病因、病机来分析，提高针的温度，对虚证、寒证有明确的治疗效果。

《素问·举痛论》说："寒气入经而稽迟，泣而不行，客于脉外则血少，客于脉中则气不通，故卒然而痛。""寒气客于脉外则脉寒，脉寒则缩踡，缩踡则脉绌急，绌急则外引小络，故卒然而痛。"所谓稽迟、泣而不行、不通、缩踡、绌急等，皆为经脉气血受到寒邪凝闭阻滞的缘故，故临床上，凡因寒凝而痛者，总以温经散寒为治疗大法，正如《素问·举痛论》所说："得炅则痛立止。"炅，音窘，当热讲。意思是，此时如得到热气则血行畅而经络舒，痛即消失。《灵枢·寿夭刚柔》也说："刺寒痹者内热。""内热"是指热气入内的意思。这都提示如果能在针刺的基础上，提高针的温度，这就更易获得温经散寒、活络止痛的直接效果。

《素问·通评虚实论》说："邪气盛则实，精气夺则虚。"《素问·针解》云："刺虚则实之者，针下热也，气实乃热也。"这也提示我们采用提高针体温度的方法治疗虚证。

历代医家在用针灸治疗寒证、虚证时，均尝试使针适当加温来提高临床疗效，如运用口腔含针的"暖针"法，古称"焠刺"的火针法，以及迄今针灸临床上还应用比较广泛的"温针灸"等。但这些传统方法受技术限制，各有其局限性。为此，我们一直在探索，希望能研制出一种既能有效控制针体的温度，又要操作简便、使用安全的针灸仪器。经过反复的实验和临床实践，GZH 型热针仪基本上达到了设计要求。

第四节　管氏蜂针经穴疗法

管氏针灸第四代传人管遵惠首次将蜜蜂螫刺与中医针灸理论相结合，创立了管氏蜂针经穴疗法，进行了蜂针经穴疗法系统研究，总结出了一套比较完整规范的蜂针经穴系列治疗方法。管氏蜂针经穴疗法常规操作：蜂毒过敏试验、蜂针循经散刺法、蜂针经穴直刺法、活蜂经穴螫刺法等；因人而异，辨证施治的创新治法有：子午流注蜂针经穴疗法，蜂毒注射液穴位注射疗法，蜂毒注射液直流电经穴导入疗法等。蜂针经穴疗法治疗风湿性关节炎、类风湿性关节炎、肝硬化等慢性难治性疾病均获得了一定的疗效。

一、蜂针经穴疗法的由来及沿革

我国对蜜蜂的认识源远流长。早在先秦时期，《诗经·周颂·小毖》就有"莫予荓蜂，自求辛螫"的警句，告诫人们莫惹蜂遭螫。《神农本草经》收录药材 365 味，将石蜜、蜂子、蜜蜡列为上品；对蜂蜜的作用已有详尽论述："石蜜，味甘平，主心腹邪气，诸惊痫痉，安五脏，诸不足，益气补中，止痛解毒，除众病，和百药。久服强志轻身，不饥不老。"长沙马王堆三号汉墓的帛书《五十二病方》中，载有蜂蜜治病的配方。甘肃武威的旱滩汉墓出土的 92 枚木质简牍《治百病方》记载 36 种医方，多以白蜜作药制成丸剂、汤剂。东汉医家张仲景在《伤寒论》中，记有世界最早的栓剂处方"蜜煮导方"，用来治疗虚弱患者便秘之症，还在《金匮要略》中以甘草粉蜜汤治蛔腹痛。隋唐时期名医甄权（541—643）在《药性论》中记载了"蜂蜜常服面如花红"，"治口疮蜜浸大青叶含之"，"治卒心痛及赤白痢，当作蜜浆顿服一碗止，又生姜汁蜜各一合，水和顿服之"。著名医药学家孙思邈（？—682）所著《备急千金要方》和《千金翼方》中，在治咳嗽（白蜜二斤，生姜二斤）、治喘（蜜姜及杏仁）等方中，多次列入蜂蜜。同时，孙思邈还十分推崇营养饮食疗法，以蜂蜜酿酒健身治病，老而不衰，年逾百岁。其弟子——唐代孟诜（621—713）著《补养方》，后由张鼎增补改写成《食疗本草》。书中记载"凡觉热，四肢不各，即服蜜一碗"，蜜"能止肠澼，除口疮，明耳目，久服不饥"，"点目中热膜，家养白蜜为上，木蜜次之，岩蜜更次之"，"治癫甚效（蜜、生姜）"。明代医药学家李时珍（1518—1593）著《本草纲目》52 卷，在第 39 卷中对蜜蜂、蜂子、土蜂、大黄蜂、竹蜂、赤翅蜂、独脚蜂、蜂蜡、露蜂房等均有详尽论述；并对蜂蜜的主治及药理功效作了精辟的概括："其入药之功有五：清热也，补中也，解毒也，润燥也，止痛也。生则性凉，故能清热；熟则性温，故能补中；甘而和平，故能解毒；柔而濡泽，故能润燥；缓可以去急，故能止心腹、肌肉、疮疡之痛；和可以致中，故能调和百药，而与甘草同功。"

东周时期（公元前770~公元前256），我国民间已开始运用蜂螫治疗疾病，并知晓利用蜂毒对抗和解除如蜘蛛毒等其他毒害。虽然蜂螫治病在我国及日本民间流传已久，但由于缺乏系统的理论指导，故一直局限于原始的、朴素的、无序状态的蜜蜂螫刺。方以智（1611—1671）在《物理小识》第5卷中介绍利用蜂毒制作"药蜂针"的方法："取黄蜂之尾针，合硫炼，加水麝为药，置疮疡之头，以火点而灸之。"这可能是将蜂毒与针灸疗法相结合运用的最早范例。

国外学者对蜂毒研究亦有悠久历史。1700多年前，古罗马医学家盖伦就记述蜂毒可作止痛等多种用途。1888年，奥地利医师特尔奇（F. Tere）发表了蜂螫治疗风湿病137例的报告，引起不少学者的关注。近百年来，各国学者对蜂毒进行了广泛而深入的研究，多种蜂毒药剂相继问世，在分子水平和细胞水平研究蜂毒效应方面不断有所发现。这些研究成果不仅有助于蜂毒的医药应用，而且为蜂针疗法提供了科学依据。

1987年，昆明市中医医院引进了蜜蜂螫刺的方法，首次与中医针灸理论相结合，开创了蜂针经穴疗法的先河，进行了蜂针经穴疗法系统研究，总结出了一套比较完整的蜂毒过敏试验、蜂针循经散刺法、蜂针经穴直刺法、活蜂经穴螫刺法等常规治疗；并开展和创新了蜂毒注射液穴位注射、蜂毒注射液经穴导入、子午流注蜂针经穴疗法等多种疗法，使蜂针螫刺上升为有中医针灸理论指导的、比较规范的蜂针经穴系列治疗方法，为古老原始的蜂针螫刺赋予了新的内涵。蜂针经穴疗法升华成为一种完整、系统的治疗方法，成为针灸医学中的一支新分支，丰富了中医针灸学的内容。

"蜂针经穴疗法的临床研究"课题，1988 年列入昆明市中医医院科研课题，1996 年 10 月由昆明市科委批准立项，1999 年 1 月通过科技成果鉴定，先后获昆明市科技进步三等奖、云南省科技进步三等奖等。

二、蜂针经穴疗法常规操作

（一）蜂毒过敏试验

凡拟施行蜂针经穴疗法的患者，必须先做蜂毒过敏试验。

皮试方法：在患者前臂下端内侧皮肤处做常规消毒。用游丝镊从活蜂尾部将螫针拔出，刺入皮肤 1.5mm，随即拔出。20 分钟后观察，如仅在局部出现红肿疼痛反应，时间短，不扩散，无全身反应者，多属非特异性毒性反应。24 小时后再观察有无广泛的局部剧烈红肿、奇痒等反应，以及皮肤水肿、皮疹、支气管痉挛、恶心、呕吐、腹痛、心悸、乏力、发热等全身反应，如无此类反应，即可进行蜂针经穴治疗。凡出现特异性毒性反应者，属对蜂毒过敏，在未进行蜂毒脱敏治疗之前，不宜施用蜂针经穴疗法。

（二）蜂针经穴针刺方法

1. 蜂针循经散刺法　一般在治疗第 1 周采用。

操作方法：常规消毒后，用游丝镊将螫针从活蜂尾部拔出，夹持蜂针，在患部或与疾病相关的经脉，循经散刺 4~5 穴，重点穴位采用齐刺或梅花刺。针法要领是"针不离镊，点刺即出"。散刺法痛感轻微，对激发调整皮部、络脉经气有特殊功效。

2. 蜂针经穴直刺法　取出活蜂蜂针，刺入穴位，留"针"20分钟，再拔除螫针。第1次用蜂1只，以后视针刺反应及病情需要，逐次增加经穴和活蜂数。应用蜂针经穴直刺法，一般局部会有肿痛反应，需视反应情况调整蜂针刺激量。

3. 活蜂经穴螫刺法　对蜂针疗效较好，且局部反应较轻的患者，可采用活蜂经穴螫刺法。

操作方法：用游丝镊夹住活蜂蜂腰下段，直接用活蜂在穴位上螫刺。螫针刺入后，能迅速向体内排出蜂毒，红肿痒痛一般反应较重，故应严格掌握蜂针剂量及适宜地选择穴位。

4. 蜂针的治疗疗程　一般隔日或每日1次，10次为1个疗程，休息7~10天后，再行第2个疗程。

三、蜂针经穴疗法的适应证与禁忌证

蜂针经穴疗法临床运用时，个体差异性较大。由于患者的禀赋、体质不同，对蜂毒的反应常因人而异。现根据我们的临床经验与体会，分述蜂针经穴疗法的主要适应证、禁忌证及不良反应的处理方法如下。

（一）主要适应证

1. 面神经炎、脊神经炎、三叉神经痛、血管神经性头痛等。

2. 风湿性关节炎、类风湿性关节炎、肩周炎、背肌筋膜炎、腰肌劳损、膝关节创伤性滑膜炎、退行性骨关节病等。

3. 中风后遗症、慢性支气管炎、支气管哮喘、肝硬化等。

（二）主要禁忌证

蜂针经穴疗法（蜂毒注射液）的禁忌证主要有活动性肺结核、

急性传染病、造血系统疾病（如血友病、白血病等）、孕妇，以及严重过敏体质患者。

（三）不良反应的处理

1. 经蜂针经穴疗法治疗，一般局部会有红肿疼痛，少数患者在治疗初期出现低热或淋巴结肿大等全身反应，经对症处理，坚持治疗1周后，症状大都消失。偶有出现全身性荨麻疹者，暂停治疗并服用抗过敏药物后症状可消失。

2. 局部胀痛或红肿热痛，可采用同品种蜜蜂酒精浸泡液外搽局部；亦可选用皮炎平软膏局部外涂。胀痛甚者可服用布洛芬缓释胶囊等解热镇痛药对症处理。瘙痒者，可局部外搽蜜蜂酒精浸泡液，或皮炎平软膏；瘙痒甚或伴有荨麻疹者，可服用马来酸氯苯那敏。发热恶寒，可选用柴胡注射液 2~4mL 肌内注射，或酚氨咖敏片 1~2 片口服。热退后不必再服用。眼睑或口唇水肿者，暂停蜂疗，口服泼尼松和赛庚啶对症处理。恶心呕吐或腹泻者，选用维生素 B_6 20mg，甲氧氯普胺片 10mg，每日 3 次口服，消旋山莨菪碱注射液 10mg 穴位注射，延长蜂针治疗间隔时间和减小蜂毒剂量。

3. 超敏反应的处理 临床上有 1%~3‰ 的患者可能会出现超敏反应。这类严重过敏体质患者，在蜂螫后会出现严重的功能紊乱，导致过敏性休克，如不及时处理，有可能迅速死亡。为确保医疗安全，要充分做好抗过敏性休克的急救准备。一般处理措施如下。

（1）立即拔除蜂针，注意不要挤压毒囊。

（2）皮下注射肾上腺素 0.5mg，若 20 分钟不见血压回升，可重复注射，直至血压维持正常。

（3）肌内注射笨海拉明 25mg

（4）对症治疗：若患者出现哮喘、憋气、声音嘶哑等症状，给予异丙肾上腺素；若患者出现皮疹、水肿、红肿等症状，给予马来酸氯苯那敏；若患者喉头水肿严重，行气管切开插管术。

（5）按休克常规抢救：安静少动，吸氧，保温，取下义齿，平卧头低位。

（6）输液：10% 葡萄糖加氢化可的松 200～300mg 或地塞米松 5～10mg，加维生素 C 2g 静脉滴注。必要时酌加洛贝林、尼可刹米、咖啡因、去甲肾上腺素等；或静脉推注葡萄糖酸钙 1g，50% 葡萄糖 40mL 加氢化可的松 100mg。

第五节　管氏子午流注针法

子午是指时间而言，子是地支的第一位，午是地支的第七位。子午是我国古代人们用来表述年、月、日、时的符号。子、午也代表阴阳对立，徐凤在《针灸大全》中说："子时一刻，乃一阳之生；至午时一刻，乃一阴之生，故以子午分之而得乎中也。"子为阳之始，午为阴之始，子午含有阳极生阴、阴极生阳的意义。概言之，子午有两个含义：一是代表时间；二是代表阴阳的起点和分界线。

流注，流指水流，注指转输。《针灸大全》曰："流者往也，注者住也。"流注是将人体的气血运行比作江河水流，以井、荥、俞、经、合比喻脉气由小到大的运行汇合过程。《灵枢·九针十二原》说："所出为井，所溜为荥，所注为输，所行为经，所入为合。"简言之，流注包含了气血运行的过程。

子午流注是我国古代医学理论的一种学说。它基于"天人合一"的整体观点，认为人身气血是按一定的循行次序、有规律地如潮涨落，出现周期性的变化。依据子午流注理论，遵循经络气血盛衰与穴位开阖规律，配合阴阳五行、天干、地支按时开穴的治疗方法，称为子午流注针法。

管氏针灸医学流派对子午流注针法进行了创新。

1961年6月，原云南中医学院重印管正斋先生1943年出版的五环子午流注环周图。此图在明代徐凤《针灸大全》"子午流注逐日按时定穴诀"的基础上，增加了"同宗交错"（又名"刚柔相济"）开穴法，36个"夫妻穴"可以相互通用，增加了36个开穴时辰。但仍有24个时辰属"闭穴"，无穴可开。管氏五环子午流注环周图，特加绘"母子填充"一环，采用纳子法的"母子穴"来填充闭穴，使子午流注环周图逐日逐时均有穴可开，丰富了子午流注理论，拓宽了子午流注针法的临床运用范围。

管氏针灸第四代传人管遵惠创制了子午流注逐日对时开穴和互用取穴表，首创子午流注表解法，使子午流注开穴更为快捷方便。

管氏针灸学术流派提出"提高子午流注临床疗效五要素"，言简意赅地归纳了子午流注临床应用的指导思想和运用要点。

一、子午流注环周图的组成

十二经井、荥、输、原、经、合，六十六穴在一旬，逐日流注，按时开穴，周而复始，如环无端，故名子午流注环周图。本图由五个环所组成。现按图例说明如下。

1. 第一环十干主日　第一环用天干十字，分析地之五运，分五阴五阳，五阴合于五脏，五阳合于五腑。甲日阳木合胆腑，乙日阴木合肝脏，丙日阳火合小肠，丁日阴火合心脏，戊日阳土合胃腑，己日阴土合脾脏，庚日阳金合大肠，辛日阴金合肺脏，壬日阳水合膀胱，癸日阴水合肾脏。尚余心包络与三焦孤府，按《针灸大全》《针灸聚英》《针灸大成》等书均云："三焦亦向壬中寄，包络同归入癸方。"管遵惠认为，三焦与包络为表里，皆属相火，虽三焦为决渎，犹可言壬，而包络附心主之，安得云癸？他赞成张景岳之说：

"三焦阳腑须归丙，包络从阴丁火旁。"对包络、三焦的归属，本图干注采张氏之说，但流注仍从徐氏。

2. 第二环干支定时　第二环细分一日十二时，起于子，终于亥，上冠以天干十字。十日共一百二十时，地支用十次，天干用十二次。甲己之日，同起甲子；乙庚之日，同起丙子；丙辛之日，同起戊子；丁壬之日，同起庚子；戊癸之日，同起壬子。从甲日的甲子时开始，经过一旬一百二十个时辰，再回到甲子，如此循环反复，周而复始。

3. 第三环输穴流注　本环是依据徐凤《子午流注逐日按时定穴歌》的内容排列的。图中有"△"者，为当日始开井穴之主经，以后流注各穴，包括返本还原与母子相生（三焦穴生当日主经，穴之五行生经之五行，为母穴。当日主经生包络穴，经之五行生穴之五行，为子穴），不论承接时间为当日或次日，均与该主经相联系。如甲日戌时，开胆井窍阴，在甲日戌时前的酉未巳卯丑五阴时，所列的中冲、尺泽、商丘、神门、行间各脏阴穴，皆由前癸阴日，依木火土金水相生的次序转注而来。甲日重见甲在戌时，仅开窍阴一穴。甲为阳日，开阳时，亥为阴时，故不开穴，转注到乙日丙子阳时，开小肠荥穴前谷，盖甲胆属木，丙小肠属火，胆开第一穴而转溜于小肠之第二穴，木生火。阳井窍阴属金，阳荥前谷属水，又金水相生之义。再注到乙日戊寅时，则开胃之俞穴陷谷。小肠属火，胃属土，火生土；并过丘墟一穴。因六腑六俞，各多一原穴，超出五行相生外，故并过于俞穴，反求其本，与窍阴一脉相承，并过于此，列于下位。乙日庚辰时，注大肠阳溪穴。壬午时，注膀胱委中穴。言其腑，则大肠属金，膀胱属水，金水相生；言其穴，则阳经火，阳俞土，火土生。末甲申时，复列三焦荥穴液门，盖三焦孤腑，六俞无所寄，故分列于各腑开穴之最末，取其荥穴，是因为阳荥为水穴，胆为木腑，水能生木之义。甲日始戌时，终于乙日申时，凡十一时，六腑各开一穴。胆居主位，多过一原穴，凡七穴。此甲日流注细分之理，其余九日，环周流注，脏各五俞，腑各六俞。腑为阳，脏为阴。阳井金，阴井木，各依相生之次序流注辗转而取之，腑过一原，脏以俞代原而过之。末一穴，阳日气纳三焦，取生我者。阴日血归包络，取我生者。至于癸日缺十时，肾不开丑时，而移至亥时。这是因为肾主水，为人身生命之根，注重生木，如不能转注甲日，则流而不注，不合乎阴阳相生之道。癸水虽是十天干之末，按五行生成数，却是称为天一所生之水，癸水既属天一，以初始的阴干，去配终极的阴支，天一癸水，就当配合地支最后的一个时辰亥时，这等于阳干始于甲木，必须配合最后一个阳时戌时，作为始开井穴的时间一样。而且十天干的周转，按阳进阴退的规律，如以癸日的亥时开始，接着天干进入甲木，地支退到戌时，再接着天干进入乙木，地支退到酉时，以下丙丁戊己等日，都仿此天干进而地支退的法则，这和甲日戌时开窍阴，乙日酉时开大敦，丙日申时开少泽……等等的顺序，适相符合，而且可以前后承接，延续不绝。癸水是肾经的代名词，肾经的井穴是涌泉，所以在癸日癸亥时就当开涌泉穴。

　　4. 第四环同宗交错　天干十字，地支十二字。一日十二时，五日六十时，地支用五次，天干用六次。甲子小周，五日一候，六日又另起甲子时，与一日同。此一六同宗，即甲己同宗之义。甲日己日，一奇一偶，一阴一阳，日干阴阳虽不同，但时干支全同，故甲日流注诸穴，交落列于己日时干支之下；己日流注诸穴，转交落列于甲日时干之下。二七为乙庚，三八为丙辛，四九为丁壬，五十为戊癸，皆一阴一阳之同宗，流注各穴，除一过穴不交落，余均互相交错列于本环，故称同宗交错。运用本环在于合日互用取穴，即所谓"妻闭针其夫、夫闭针其妻"的夫妻取穴法。夫是代表阳经和阳日，妻是代表阴经和阴日，阳日和阴日配合，将两天的穴位加起来，就会增加许多开穴的机会，这就称为夫妻互用。例如甲日甲戌时，所开的是胆经的井穴窍阴，在当天的乙亥时原来并不开穴，但己日的乙亥时，所开的是肝经的经穴中封，由于夫妻互用的原因，所以在甲日乙亥时亦可以针刺中封穴。而且窍阴属于胆经的井金穴，中封属于肝经的经金穴，肝与胆相为表里，两穴所分配的五行，阳井金与阴经金亦是表里相应，所以把甲己两天所开的穴互用或合并运用，其中仍有互相联系的统一性。《针灸大成》说："阳日遇阴时，阴日遇阳时，则前穴已闭，取其合穴针之。合者，甲与己合，乙与庚合。"本环就是按"取其合穴针之"的五门十变理论，依夫妻穴排列。但临证运用时需注意，各经的原穴原是随着当日主经返本还原的时间开穴，仅适用于当日而不能互用；各阴经以输穴代表原穴的返本还原穴，也同样不能互用。这一点，在选取开穴时间时也必须注意。

5. 第五环母子填充　按子午流注纳甲法，日随干支周转，五日为一周，十日为再周。十日计一百二十个时辰，配合六十六个穴，除去六个与输穴同时并开之原穴，只有六十穴，平均每两个时辰开一个腧穴，十日只有六十个时辰有穴可开，再加同宗交错，三十六个夫妻穴可以互相通用，还余二十四个时辰"闭穴"而无穴可开。子午流注纳子法中，有专以时辰为主的十二经流注法。它与纳甲法逐日配合干支开穴之规定不同，但千百年来，同为医家所采用，已成为子午流注针法的组成内容。本环采取纳子法的"母子穴"填充闭穴，故曰母子填充。如甲日庚午时"闭穴"，无穴可开，即可取母子穴，遇有心经实证，取心经子穴神门，即谓迎而夺之，实则泻其子；如遇脾经虚证，取脾经母穴大都，即是随而济之，虚则补其母。这样则逐日逐时均有穴可开，使子午流注针法更臻完善。

二、子午流注环周图的开穴方法

应用子午流注环周图开穴治疗，首先要将患者来诊的年、月、日、时干支算出，然后按图逐日按时开穴施治。这就需要掌握年干支、月干支、日干支、时干支的推算方法，现介绍管氏查表法。

（一）年干支查表法

我国第一个甲子年，起始于黄帝轩辕氏时代，按公元计算，是公元前 2697 年。公元 1 年是辛酉年。逐年年干支，按照六十环周法，依序推排。2010 年至 2029 年干支表见表 2-1。

表 2-1　2010—2029 年逐年干支表

年份	干支	年份	干支	年份	干支	年份	干支
2010	庚寅	2011	辛卯	2012	壬辰	2013	癸巳
2014	甲午	2015	乙未	2016	丙申	2017	丁酉
2018	戊戌	2019	己亥	2020	庚子	2021	辛丑
2022	壬寅	2023	癸卯	2024	甲辰	2025	乙巳
2026	丙午	2027	丁未	2028	戊申	2029	己酉

（二）月干支查表法

一年十二个月，以农历计算，月干支中的地支是固定不变的，每年的十一月都是"子"，五月都是"午"，一月都是"寅"。所以排算月干支，实际只需推算月天干，按照"五虎建元日时歌"即可推出。

五虎建元日时歌

甲己元年丙作首，乙庚之岁戊为头，

丙辛之岁庚寅上，丁壬壬寅顺行流，

若言戊癸何方起，甲寅之上去寻求。

现将 2010 年至 2029 年各月月干支表解如下，以便查阅，见表 2-2。

表 2-2　2000—2029 年逐月干支表

年份	逐月干支											
	一月	二月	三月	四月	五月	六月	七月	八月	九月	十月	十一月	十二月
2010（庚寅）	戊寅	己卯	庚辰	辛巳	壬午	癸未	甲申	乙酉	丙戌	丁亥	戊子	己丑
2011（辛卯）	庚寅	辛卯	壬辰	癸巳	甲午	乙未	丙申	丁酉	戊戌	己亥	庚子	辛丑
2012（壬辰）	壬寅	癸卯	甲辰	乙巳	丙午	丁未	戊申	己酉	庚戌	辛亥	壬子	癸丑
2013（癸巳）	甲寅	乙卯	丙辰	丁巳	戊午	己未	庚申	辛酉	壬戌	癸亥	甲子	乙丑
2014（甲午）	丙寅	丁卯	戊辰	己巳	庚午	辛未	壬申	癸酉	甲戌	乙亥	丙子	丁丑
2015（乙未）	戊寅	己卯	庚辰	辛巳	壬午	癸未	甲申	乙酉	丙戌	丁亥	戊子	己丑
2016（丙申）	庚寅	辛卯	壬辰	癸巳	甲午	乙未	丙申	丁酉	戊戌	己亥	庚子	辛丑
2017（丁酉）	壬寅	癸卯	甲辰	乙巳	丙午	丁未	戊申	己酉	庚戌	辛亥	壬子	癸丑
2018（戊戌）	甲寅	乙卯	丙辰	丁巳	戊午	己未	庚申	辛酉	壬戌	癸亥	甲子	乙丑
2019（己亥）	丙寅	丁卯	戊辰	己巳	庚午	辛未	壬申	癸酉	甲戌	乙亥	丙子	丁丑
2020（庚子）	戊寅	己卯	庚辰	辛巳	壬午	癸未	甲申	乙酉	丙戌	丁亥	戊子	己丑
2021（辛丑）	庚寅	辛卯	壬辰	癸巳	甲午	乙未	丙申	丁酉	戊戌	己亥	庚子	辛丑
2022（壬寅）	壬寅	癸卯	甲辰	乙巳	丙午	丁未	戊申	己酉	庚戌	辛亥	壬子	癸丑
2023（癸卯）	甲寅	乙卯	丙辰	丁巳	戊午	己未	庚申	辛酉	壬戌	癸亥	甲子	乙丑
2024（甲辰）	丙寅	丁卯	戊辰	己巳	庚午	辛未	壬申	癸酉	甲戌	乙亥	丙子	丁丑
2025（乙巳）	戊寅	己卯	庚辰	辛巳	壬午	癸未	甲申	乙酉	丙戌	丁亥	戊子	己丑
2026（丙午）	庚寅	辛卯	壬辰	癸巳	甲午	乙未	丙申	丁酉	戊戌	己亥	庚子	辛丑
2027（丁未）	壬寅	癸卯	甲辰	乙巳	丙午	丁未	戊申	己酉	庚戌	辛亥	壬子	癸丑
2028（戊申）	甲寅	乙卯	丙辰	丁巳	戊午	己未	庚申	辛酉	壬戌	癸亥	甲子	乙丑
2029（己酉）	丙寅	丁卯	戊辰	己巳	庚午	辛未	壬申	癸酉	甲戌	乙亥	丙子	丁丑

（三）日干支查表法

子午流注针法必须求出日天干，方可"按日起时"开穴。天干有十，始于甲而终于癸，周而复始循环，故阳历每月的 1、11、21、31 日，天干相同；同理，凡 2、12、22 日，天干亦均同，余日类推。现按管氏干支方程式，计算出 2014 年的逐月日干支，临证时只要知道阳历当年的月、日，即可在表 2-3 中查对出当天的日干支。

表2-3　2014年逐月日干支表

月份	日期（日）									
	1/11/21/31	2/12/22	3/13/23	4/14/24	5/15/25	6/16/26	7/17/27	8/18/28	9/19/29	10/20/30
一月	壬 (申午辰寅)	癸 (酉未巳)	甲 (戌申午)	乙 (亥酉未)	丙 (子戌申)	丁 (丑亥酉)	戊 (寅子戌)	己 (卯丑亥)	庚 (辰寅子)	辛 (巳卯丑)
二月	癸 (卯丑亥)	甲 (辰寅子)	乙 (巳卯丑)	丙 (午辰寅)	丁 (未巳卯)	戊 (申午辰)	己 (酉未巳)	庚 (戌申午)	辛 (亥酉)	壬 (子戌)
三月	辛 (未巳卯丑)	壬 (申午辰)	癸 (酉未巳)	甲 (戌申午)	乙 (亥酉未)	丙 (子戌申)	丁 (丑亥酉)	戊 (寅子戌)	己 (卯丑亥)	庚 (辰寅子)
四月	壬 (寅子戌)	癸 (卯丑亥)	甲 (辰寅子)	乙 (巳卯丑)	丙 (午辰寅)	丁 (未巳卯)	戊 (申午辰)	己 (酉未巳)	庚 (戌申午)	辛 (亥酉未)
五月	壬 (申午辰寅)	癸 (酉未巳)	甲 (戌申午)	乙 (亥酉未)	丙 (子戌申)	丁 (丑亥酉)	戊 (寅子戌)	己 (卯丑亥)	庚 (辰寅子)	辛 (巳卯丑)
六月	癸 (卯丑亥)	甲 (辰寅子)	乙 (巳卯丑)	丙 (午辰寅)	丁 (未巳卯)	戊 (申午辰)	己 (酉未巳)	庚 (戌申午)	辛 (亥酉未)	壬 (子戌申)
七月	癸 (酉未巳卯)	甲 (戌申午)	乙 (亥酉未)	丙 (子戌申)	丁 (丑亥酉)	戊 (寅子戌)	己 (卯丑亥)	庚 (辰寅子)	辛 (巳卯丑)	壬 (午辰寅)
八月	甲 (辰寅子戌)	乙 (巳卯丑)	丙 (午辰寅)	丁 (未巳卯)	戊 (申午辰)	己 (酉未巳)	庚 (戌申午)	辛 (亥酉未)	壬 (子戌申)	癸 (丑亥酉)
九月	乙 (亥酉未)	丙 (子戌申)	丁 (丑亥酉)	戊 (寅子戌)	己 (卯丑亥)	庚 (辰寅子)	辛 (巳卯丑)	壬 (午辰寅)	癸 (未巳卯)	甲 (申午辰)
十月	乙 (巳卯丑亥)	丙 (午辰寅)	丁 (未巳卯)	戊 (申午辰)	己 (酉未巳)	庚 (戌申午)	辛 (亥酉未)	壬 (子戌申)	癸 (丑亥酉)	甲 (寅子戌)
十一月	丙 (子戌申)	丁 (丑亥酉)	戊 (寅子戌)	己 (卯丑亥)	庚 (辰寅子)	辛 (巳卯丑)	壬 (午辰寅)	癸 (未巳卯)	甲 (申午辰)	乙 (酉未巳)
十二月	丙 (午辰寅子)	丁 (未巳卯)	戊 (申午辰)	己 (酉未巳)	庚 (戌申午)	辛 (亥酉未)	壬 (子戌申)	癸 (丑亥酉)	甲 (寅子戌)	乙 (卯丑亥)

（四）时干支查表法

一天二十四小时，分为十二个时辰，五日计六十个时辰，正合六十甲子之数，所以逐日时辰的干支，每隔五天，正好轮转一周。只要记住每天所属的天干，记住日上起时歌，便可推算当天各时的干支。从子时起推算，称为"五子建元法"。

五子建元日时歌

甲己还生甲，乙庚丙作初，丙辛生戊子，
丁壬庚子居，戊癸起壬子，顺时干支求。

按"五子建元"日上起时推算的方法，排列出时干支查对表，如表2-4。

表2-4　时干支查对表

日期	时辰											
	子时	丑时	寅时	卯时	辰时	巳时	午时	未时	申时	酉时	戌时	亥时
甲/己日	甲子	乙丑	丙寅	丁卯	戊辰	己巳	庚午	辛未	壬申	癸酉	甲戌	乙亥
乙/庚日	丙子	丁丑	戊寅	己卯	庚辰	辛巳	壬午	癸未	甲申	乙酉	丙戌	丁亥
丙/辛日	戊子	己丑	庚寅	辛卯	壬辰	癸巳	甲午	乙未	丙申	丁酉	戊戌	己亥
丁/壬日	庚子	辛丑	壬寅	癸卯	甲辰	乙巳	丙午	丁未	戊申	己酉	庚戌	辛亥
戊/癸日	壬子	癸丑	甲寅	乙卯	丙辰	丁巳	戊午	己未	庚申	辛酉	壬戌	癸亥

（五）子午流注环周图开穴法

例1　2014年6月5日上午8时，胆囊炎患者就诊，查子午流注环周图应如何开穴？

解：查表2-4，知2014年6月5日的日干支是丁未；查表2-4知上午8点是甲辰时；查子午流注环周图知丁日辰时当开阳陵泉；同宗交错，可配取互用穴侠溪。

例2　辨证为寒滞肝脉的患者，2014年8月就诊，应在何时何日开穴治疗？

解：先查子午流注环周图，辛日未时当开太冲、太渊，丙日未时可开互用穴太冲；查表 2-3 得知应在 8 月 3 日、8 日、13 日、18 日、23 日、28 日下午 1~3 点（未时）开穴治疗。

三、子午流注表解法

传统的子午流注开穴法，需要计算年干支、月干支、日干支、时干支，计算方法比较繁琐。管遵惠老先生创制了子午流注逐日对时开穴和互用取穴表，临证开穴时直接查对该表，一目了然，简便快捷。管氏表解开穴法不仅是开穴方法上的改进，在内容上亦有新的创见和发展。开穴表汲取了金代阎明广《子午流注针经》的部分理论和开穴方法，填补了徐氏开穴法中癸日九个时辰的"闭穴"，使子午流注开穴方法渐趋完善。

管氏医家通过对历代不同学术流派的整理研究，三次补充和完善了子午流注开穴方法。管氏子午流注开穴法较能反映出经络气血"内外相贯，如环无端"，以及十二经脉气流注特点，是目前子午流注针法最为完备的开穴方法，丰富和发展了子午流注理论。

四、子午流注临床应用五要素

（一）应用子午流注针法，必须掌握经络学说、脏腑理论等中医理论

经络学说是研究经络系统的生理、病理变化及其与脏腑相互关系的学说；脏腑学说是研究人体脏腑生理功能、病理变化及其相互关系的学说。二者有不可分割的关系，它们紧密结合，互为补充，相互印证，完整地反映了中医对人体生理、病理的基本观点，是祖国医学体系的核心。临床运用子午流注针法，必须掌握脏腑经络学说等基础理论。

（二）经络辨证是子午流注针法的主要辨证方法

子午流注针法所用的经穴，是十二经分布在肘膝以下的井、荥、输、原、经、合六十六个特定穴。这些输穴是经气出入、气血交流、阴阳交会之处，也是治疗范围广泛的经验要穴。要准确而灵活地运用这些穴位，必须熟悉各条经脉的循行及是动、所生病候；掌握了经络辨证方法，子午流注针法的临床运用方能得心应手。

（三）选择开穴、配穴是运用子午流注针法的关键

子午流注，是以时间为主要条件，必须按日时选取穴位。但所开经穴，一定要与辨证相符；取用配穴，也必须是病证所需。配穴处方的恰当与否，直接关乎临床疗效。因此，准确选择开穴、配穴，就成为运用子午流注针法的关键。

（四）恰当的补泻手法是子午流注针法获取疗效的重要条件

邪之所凑，其气必虚，病之所成，正虚邪实，荣卫失调，气血失宣，乃是中医病因、病机的总则；虚则补之，实则泻之，又是中医辨证论治的大法。《灵枢·九针十二原》说："虚实之要，九针最妙，补泻之时，以针为之。"子午流注虽已揭示了气血盛衰规律并提供了按时开穴的有利条件，但要达到补虚泻实、扶正祛邪、调和营卫、宣通气血的目的，还必须要正确运用手法。

（五）子午流注针法的基本原则及灵活运用

子午流注针法的基本特点是"按日起时，循经寻穴，时上有穴，穴上有时"。临床运用时，首先要将患者来诊的日时干支推算出来，在辨证的前提下，结合人体经络气血的循行和井荥输经合的五行相生规律，开穴施治。针开穴者，是指某病宜针灸某经某穴，当在某日某时开穴针刺；并不是今日某时某穴开，百病皆针此开穴。在按时治疗中，应以所开经穴为主，先针开穴，后针配穴，即所谓："用

穴先主而后客。"这些是子午流注针法临床运用应当遵循的基本原则。运用子午流注针法，切忌死板固定的某时即开某穴治疗；而是应当在逐日按时开穴的基础上，根据病情症状，结合腧穴主治功能灵活运用。如遇有急症，在不适宜流注开穴时，既可选用夫妻穴、母子穴；亦可选用适应于该症的其他穴位，争取时间进行治疗，此即谓："用时则弃主而从宾。"

人与自然的整体观念，是子午流注理论形成的指导思想。临证时必须考虑自然环境对人体气血的影响，正如《标幽赋》所说："察岁时于天道，定行气于予心。春夏瘦而刺浅，秋冬肥而刺深。"只有善于因时、因地、因人制宜的灵活施治，才能更好地发挥它的治疗作用。

第六节　管氏灵龟八法

灵龟八法又名奇经纳卦法，是运用古代哲学的九宫八卦学说结合人体奇经八脉气血的会合，取与奇经相通的八个经穴为基础，按照日时干支的数字变易，采用数字演绎，推算人体气血的盛衰，采取按时开穴施治的一种传统针灸刺法。

管氏针灸传人运用《易经》理论，对灵龟八法做了精辟的阐发，设计了年干支查对表、月干支查对表、日干支查对表、时干支查对表、灵龟八法六十甲子逐时开穴表、飞腾八法开穴表，使繁复的灵龟八法开穴程序，简化为简单易学的开穴方法，使初学者执简驭繁，易于运用。

经过历代医家的临床实践和近代科学的验证，灵龟八法不仅包含深刻的哲理，而且具有较高的临床疗效和一定的科学价值。

灵龟八法是着重于奇经八脉取穴的一种古老针灸法，和子午流注用于十二经有着同样的意义。两种针法相辅相成，比较完整地揭示了人体气血循行流注的规律；同时也提示了脏腑组织器官与时间相应的内在变化联系。如能掌握运用这个规律来按时取穴，就较易迅速取得疗效，正如《针灸大成》所说："用似船推舵，应如弩发机；气聚时间散，身疼指下移。"

一、灵龟八法的基本开穴程序

灵龟八法开穴方法的基本程序如下。

1. 求出当天的日干支。

2. 根据"五虎建元"定出当时的时辰干支。

3. 根据"逐日干支"和"临时干支"得出这四个干支的代表数字，然后求出四个干支代数和。

4. 按"阳日除九，阴日除六"的规律去除这个和数，所得余数，就是应开穴位的代表数；用穴位代表数查对"奇经纳卦图"，便可知当开穴位。

5. 凡能除尽而没有余数的，阳日为九，都是列缺穴；阴日为六，都是公孙穴。

按"五子建元"日上起时推算的方法，排列出《时干支查对表》，见表2-4。

二、管氏灵龟八法六十甲子逐时开穴表

管正斋老先生设计了管氏灵龟八法六十甲子逐时开穴表（表2-5）。临证时，只要推算出日干支和时干支，即可查对该表，按时取穴治疗，省略了传统灵龟八法计算开穴的步骤，使灵龟八法开穴简捷迅速。

表2-5　管氏灵龟八法六十甲子逐时开穴表

日期	时辰											
	子时	丑时	寅时	卯时	辰时	巳时	午时	未时	申时	酉时	戌时	亥时
甲子日	内关	公孙	足临泣	照海	列缺	外关	后溪	照海	外关	申脉	足临泣	照海
乙丑日	照海	外关	申脉	足临泣	照海	公孙	足临泣	照海	照海	外关	申脉	照海
丙寅日	照海	照海	外关	申脉	内关	公孙	公孙	足临泣	照海	列缺	后溪	申脉
丁卯日	外关	申脉	照海	外关	公孙	足临泣	照海	公孙	足临泣	申脉	照海	外关
戊辰日	照海	外关	公孙	足临泣	照海	列缺	足临泣	后溪	照海	外关	申脉	内关
己巳日	照海	外关	申脉	照海	外关	公孙	足临泣	照海	公孙	足临泣	申脉	照海
庚午日	照海	外关	申脉	足临泣	照海	列缺	足临泣	照海	照海	外关	申脉	内关
辛未日	申脉	足临泣	照海	公孙	足临泣	照海	照海	外关	申脉	照海	外关	公孙
壬申日	后溪	照海	外关	申脉	足临泣	照海	公孙	足临泣	照海	照海	外关	申脉
癸酉日	申脉	照海	照海	公孙	足临泣	照海	公孙	外关	申脉	照海	外关	申脉
甲戌日	照海	列缺	后溪	照海	外关	公孙	申脉	内关	公孙	足临泣	后溪	照海
乙亥日	照海	公孙	足临泣	申脉	照海	外关	申脉	照海	照海	公孙	足临泣	照海
丙子日	申脉	足临泣	照海	列缺	后溪	照海	照海	外关	申脉	内关	公孙	列缺
丁丑日	照海	外关	申脉	照海	照海	公孙	足临泣	照海	公孙	外关	申脉	照海
戊寅日	外关	申脉	足临泣	照海	列缺	后溪	照海	照海	外关	申脉	内关	公孙
己卯日	公孙	足临泣	照海	公孙	足临泣	申脉	照海	外关	申脉	照海	照海	公孙
庚辰日	内关	公孙	足临泣	后溪	照海	外关	后溪	照海	内关	公孙	足临泣	照海
辛巳日	足临泣	申脉	照海	外关	申脉	照海	照海	公孙	足临泣	照海	公孙	外关
壬午日	照海	外关	申脉	内关	照海	列缺	足临泣	照海	列缺	外关	申脉	内关
癸未日	照海	公孙	外关	申脉	照海	外关	申脉	足临泣	照海	公孙	足临泣	照海
甲申日	申脉	内关	公孙	足临泣	照海	照海	列缺	后溪	照海	外关	公孙	足临泣
乙酉日	足临泣	照海	公孙	外关	申脉	照海	外关	申脉	足临泣	照海	公孙	足临泣
丙戌日	足临泣	后溪	照海	外关	申脉	内关	公孙	足临泣	照海	列缺	外关	外关
丁亥日	照海	公孙	足临泣	照海	照海	外关	申脉	照海	外关	公孙	足临泣	照海
戊子日	照海	列缺	外关	申脉	内关	公孙	申脉	足临泣	照海	列缺	后溪	照海
己丑日	照海	公孙	足临泣	照海	公孙	外关	申脉	照海	照海	外关	足临泣	照海

日期	时辰											
	子时	丑时	寅时	卯时	辰时	巳时	午时	未时	申时	酉时	戌时	亥时
庚寅日	公孙	足临泣	照海	照海	外关	申脉	照海	外关	公孙	足临泣	照海	列缺
辛卯日	照海	照海	公孙	足临泣	照海	公孙	外关	申脉	照海	外关	申脉	足临泣
壬辰日	内关	公孙	足临泣	照海	照海	外关	后溪	照海	外关	公孙	足临泣	照海
癸巳日	照海	外关	公孙	足临泣	照海	公孙	足临泣	申脉	照海	外关	申脉	照海
甲午日	内关	公孙	足临泣	照海	列缺	外关	后溪	照海	外关	申脉	足临泣	照海
乙未日	照海	外关	申脉	足临泣	照海	公孙	足临泣	照海	照海	外关	申脉	照海
丙申日	外关	公孙	足临泣	照海	列缺	后溪	后溪	照海	外关	申脉	内关	照海
丁酉日	足临泣	照海	公孙	足临泣	申脉	照海	外关	申脉	照海	照海	公孙	足临泣
戊戌日	照海	外关	公孙	足临泣	照海	列缺	足临泣	后溪	照海	外关	申脉	内关
己亥日	照海	外关	申脉	照海	外关	公孙	足临泣	照海	公孙	足临泣	申脉	照海
庚子日	照海	外关	申脉	足临泣	照海	列缺	足临泣	照海	照海	外关	申脉	内关
辛丑日	申脉	足临泣	照海	公孙	足临泣	照海	照海	外关	申脉	照海	外关	公孙
壬寅日	公孙	足临泣	照海	列缺	外关	申脉	照海	外关	申脉	足临泣	照海	列缺
癸卯日	公孙	足临泣	申脉	照海	外关	申脉	照海	照海	公孙	足临泣	照海	公孙
甲辰日	照海	列缺	后溪	照海	外关	公孙	申脉	内关	公孙	足临泣	后溪	照海
乙巳日	照海	公孙	足临泣	申脉	照海	外关	申脉	照海	照海	公孙	足临泣	照海
丙午日	申脉	足临泣	照海	列缺	后溪	照海	照海	外关	申脉	内关	公孙	列缺
丁未日	照海	外关	申脉	照海	照海	公孙	足临泣	照海	公孙	外关	申脉	照海
戊申日	足临泣	照海	照海	外关	申脉	内关	外关	公孙	足临泣	照海	列缺	后溪
己酉日	申脉	照海	外关	申脉	照海	照海	公孙	足临泣	照海	公孙	外关	申脉
庚戌日	内关	公孙	足临泣	后溪	照海	外关	后溪	照海	内关	公孙	足临泣	照海
辛亥日	足临泣	申脉	照海	外关	申脉	照海	照海	公孙	足临泣	照海	公孙	外关
壬子日	照海	外关	申脉	内关	照海	列缺	足临泣	照海	列缺	外关	申脉	内关
癸丑日	照海	公孙	外关	申脉	照海	外关	申脉	足临泣	照海	公孙	足临泣	照海
甲寅日	列缺	后溪	照海	外关	申脉	足临泣	内关	公孙	足临泣	照海	照海	外关
乙卯日	外关	申脉	照海	照海	公孙	足临泣	照海	公孙	外关	申脉	照海	外关

续表

日期	时辰											
	子时	丑时	寅时	卯时	辰时	巳时	午时	未时	申时	酉时	戌时	亥时
丙辰日	足临泣	后溪	照海	外关	申脉	内关	内关	公孙	足临泣	照海	列缺	外关
丁巳日	照海	公孙	足临泣	照海	照海	外关	申脉	照海	外关	公孙	足临泣	照海
戊午日	照海	列缺	外关	申脉	内关	公孙	申脉	足临泣	照海	列缺	后溪	照海
己未日	照海	公孙	足临泣	照海	公孙	外关	申脉	照海	外关	申脉	足临泣	照海
庚申日	后溪	照海	外关	公孙	足临泣	照海	公孙	足临泣	后溪	照海	外关	申脉
辛酉日	公孙	外关	申脉	照海	外关	申脉	足临泣	照海	公孙	足临泣	照海	照海
壬戌日	内关	公孙	足临泣	照海	照海	外关	后溪	照海	外关	公孙	足临泣	照海
癸亥日	照海	外关	公孙	足临泣	照海	公孙	足临泣	申脉	照海	外关	申脉	照海

第三章

管氏针灸特色穴位与配穴处方

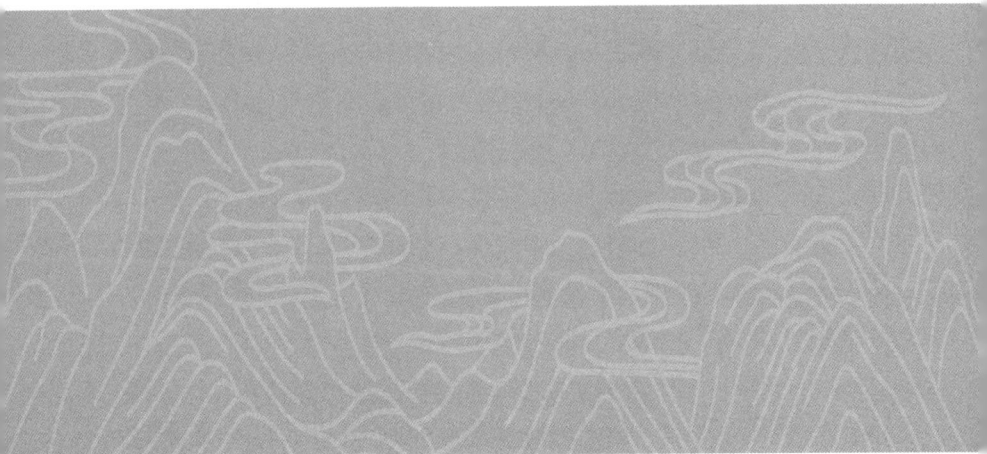

第一节　管氏经验穴

管遵惠在管氏针灸特色穴位基础上，根据六十余载临床经验，独具匠心地创立了许多经验穴，治疗某些病证常常妙起沉疴。管遵惠老先生常用的经验穴有38个，其中头面部7穴，颈项部7穴，上肢部6穴，躯干部5穴，后背部3穴，下肢部10穴。现按位置、主治及刺灸法分述如下。

一、头面部七穴

头面部7穴包括上睛明、下睛明、内明、外明、地关、颊内、耳灵。

（一）上睛明

位置：在目内眦上方0.3寸。左右各一穴（图3-1）。

主治：目赤肿痛，近视，夜盲，眼轮振跳，眼睑麻痹，目外斜视。

刺灸法：嘱患者闭目，左手将眼球推向外侧固定，针沿眼眶边缘缓缓刺入0.5~0.8寸，不宜做大幅度提插、捻转。禁灸。

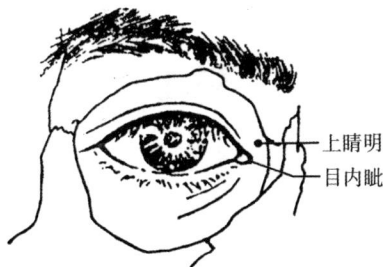

图3-1　上睛明

（二）下睛明

位置：在目内眦下方 0.3 寸。左右各一穴（图 3-2）。

主治：目赤肿痛，迎风流泪，眼轮振跳，眼睑麻痹，目外斜视。

刺灸法：同上睛明。

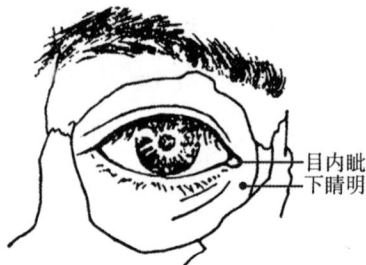

图 3-2　下睛明

（三）内明

位置：在眼眶上缘内上角凹陷处，目内眦上约 0.5 寸。左右各一穴（图 3-3）。

主治：近视，青光眼，白内障，结膜炎，外斜视，视神经萎缩，色盲。

刺灸法：嘱患者眼睛向下看，沿眶上缘向眶尖刺入 0.8~1.5 寸，针感有麻木或触电样感觉。禁灸。

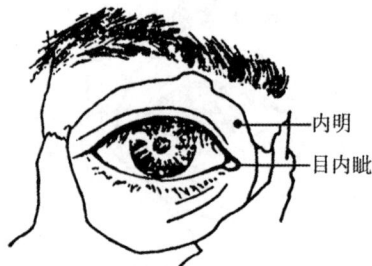

图 3-3　内明

（四）外明

位置：目外眦上 0.3 寸，眶上缘内方。左右各一穴（图 3-4）。

主治：屈光不正，结膜云翳，视神经萎缩，白内障，色盲。

刺灸法：沿眶上缘向眶尖刺 1~1.5 寸，针感有眼胀或触电感。禁灸。

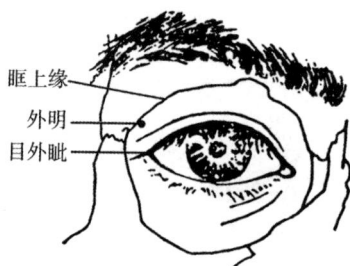

图 3-4　外明

（五）地关

位置：地仓与下关连线之下三分之一处。左右各一穴（图 3-5）。

主治：面神经麻痹，面肌痉挛，三叉神经痛。

刺灸法：向下关穴方向平针透刺 1~1.2 寸。可灸。

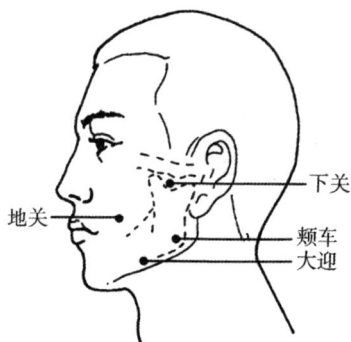

图 3-5　地关

（六）颊内

位置：患者正坐仰靠张口，口角向后 1.5 寸的口腔内颊黏膜处。左右各一穴（图 3-6）。

主治：面神经麻痹，面肌痉挛，齿龈溃烂。

刺灸法：点刺，或向后斜刺 0.3~0.5 寸，不留针。不灸。

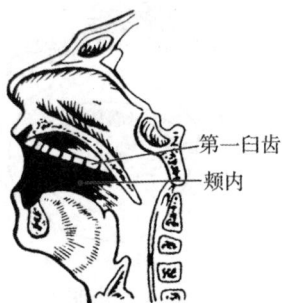

图 3-6　颊内

（七）耳灵

位置：耳郭与乳突交界之凹陷处，前方直对听宫。左右各一穴（图 3-7）。

主治：耳聋，耳鸣，头痛，痉病。

刺灸法：直刺 0.5~1 寸。可灸。

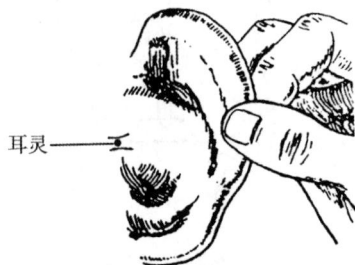

图 3-7　耳灵

二、颈项部七穴

颈项部 7 穴包括音亮、声响、翳聪、坤柱、颈灵五、颈灵六、压肩。

(一) 音亮

位置：患者正坐仰首，约在廉泉与天突之中点，甲状软骨下缘与环状软骨弓上缘之间的微凹处。单穴（图 3-8）。

主治：暴喑，声带麻痹，癔症性失语，呃逆，慢性喉炎。

刺灸法：用 28 号 1.5 寸毫针垂直进针，快速透皮，进针后针尖略向上，缓慢刺进，斜刺 1～1.2 寸，会引起反射性咳嗽，不留针。不灸。

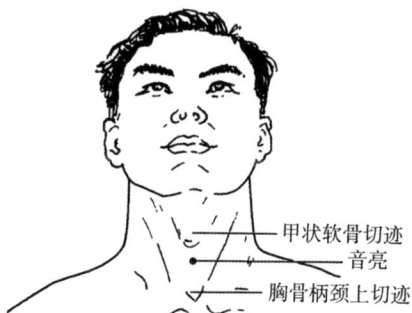

图 3-8　音亮

(二) 声响

位置：甲状软骨上切迹上缘。单穴（图 3-9）。

主治：癔症性失语，慢性咽炎，声带麻痹。

刺灸法：针尖略向下斜刺 1～1.5 寸，会引起反射性咳嗽，不留针。不灸。

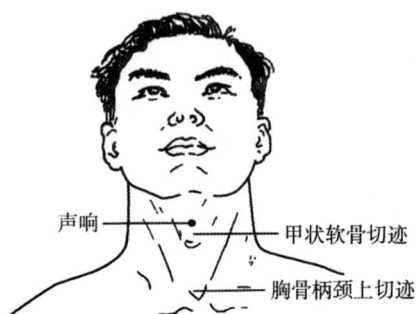

图 3-9　声响

（三）翳聪

位置：在翳风后下 1.5 寸，约在翳风与风池连线之中点下 0.5 寸。左右各一穴（图 3-10）。

主治：耳聋，耳鸣，眩晕，头痛，失眠，精神病，目疾。

刺灸法：直刺 0.8~1.2 寸；或针尖朝耳中方向，略向上斜刺 1.2 寸。可灸。

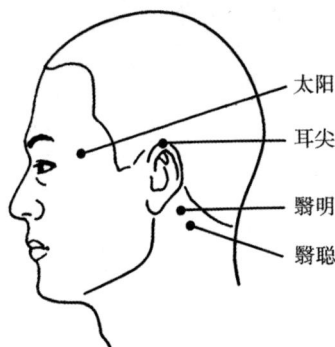

图 3-10　翳聪

（四）坤柱

位置：在第四、五颈椎棘突之间，旁开 1.5 寸。左右各一穴（图 3-11）。

主治：颈椎病，后头痛，肩背酸痛，咽喉痛。

刺灸法：直刺 0.8~1 寸。可灸。

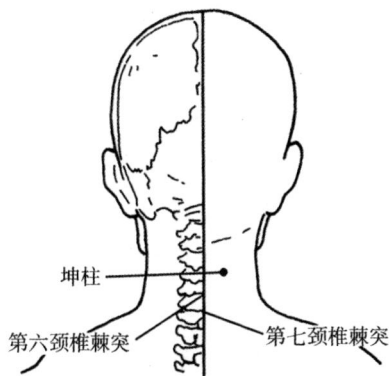

图 3-11 坤柱

（五）颈灵五

位置：在第五、第六颈椎棘突之间，旁开 1 寸，左右各一穴（图 3-12）。

主治：颈椎病，颈项强病，肩背酸痛，手臂麻木。

刺灸法：略向椎体方向斜刺 1~1.2 寸。可灸。

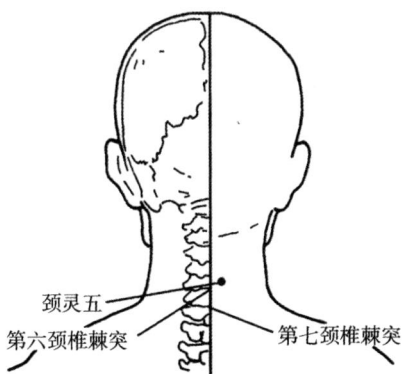

图 3-12 颈灵五

（六）颈灵六

位置：在第六、七颈椎棘突之间，旁开1寸，左右各一穴（图3-13）。

主治：颈椎病，颈项强痛，肩背酸痛，手臂麻木，高血压病。

刺灸法：直刺或略向椎体方向斜刺1~1.2寸。可灸。

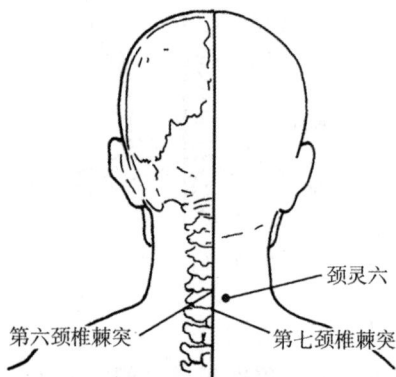

图3-13　颈灵六

（七）压肩

位置：患者正坐，头微前倾，于后正中线第六、七颈椎棘突之间旁开3.5寸。左右各一穴（图3-14）。

主治：颈项强痛，落枕，肩臂酸痛。

刺灸法：直刺0.3~0.5寸。可灸。

三、上肢部六穴

上肢部6穴包括臂宁、顺臂、望泉、承肩、后骨空、地神。

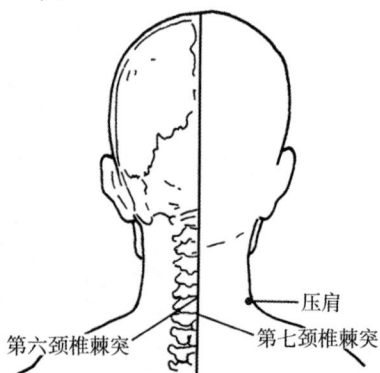

图3-14　压肩

（一）臂宁

位置：腋窝之前端，胸大肌停止部。手指触头仰掌（或曲肘，手掌按于后枕），腋窝前端，胸臂腔隙凹陷为上臂宁，上臂宁斜下1寸，肌腱下方为下臂宁，二穴合称臂宁穴。左右各一对（图3-15）。

主治：上肢麻痹，痿软乏力，上肢颤抖，强直痉挛，胸闷气短，肩臂疼痛，上肢冷痛，手指拘挛。

刺灸法：直刺0.5~0.8寸，针感达手指，上肢酸麻，有电击感。可灸。

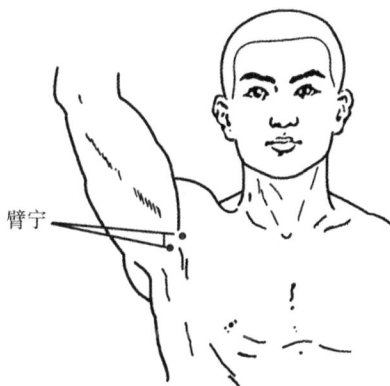

图3-15　臂宁

（二）顺臂

位置：在肩关节前下方，垂臂，在腋前皱襞上2寸处。左右各一穴（图3-16）。

主治：肩臂痛，手臂不能上举、外展，臂肘挛急。

刺灸法：直刺0.8~1寸。可灸。

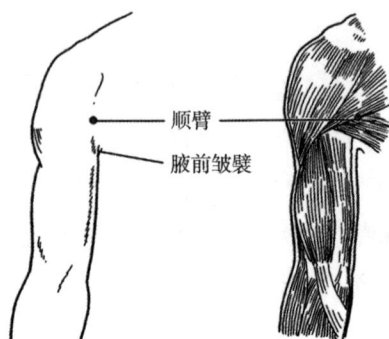

图 3-16　顺臂

（三）望泉

位置：上臂外展，在腋窝正中后方 0.5 寸，腋动脉跳动处后缘。左右各一穴（图 3-17）。

主治：肩臂疼痛，上肢麻木，手臂颤抖，肘臂冷痛，臂肘拘挛。肩臂不能上举。

刺灸法：避开动脉，直刺 0.3~0.5 寸。可灸。

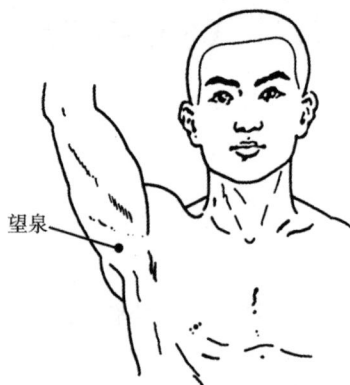

图 3-17　望泉

（四）承肩

位置：肩关节后下方，当上臂内收时，腋后纹头上 2 寸处。左右各一穴（图 3-18）。

主治：肩胛疼痛，手臂酸麻，肩臂不能内收。

刺灸法：直刺 1.2~1.5 寸。可灸。

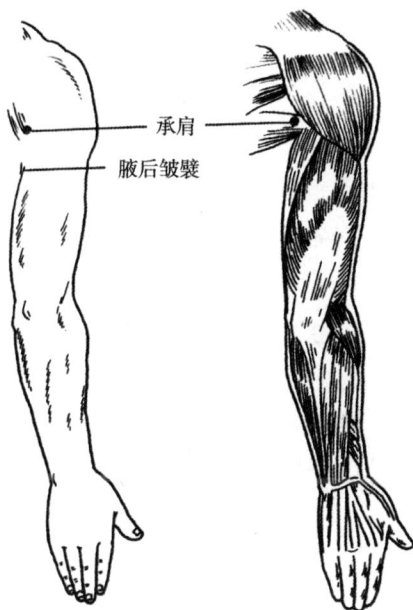

图 3-18　承肩

（五）后骨空

位置：拇指背侧，第一掌指关节尖上。左右各一穴（图3-19）。

主治：拇指关节疼痛，不能屈伸活动。

刺灸法：向腕部平刺 0.5~0.8 寸。可灸。

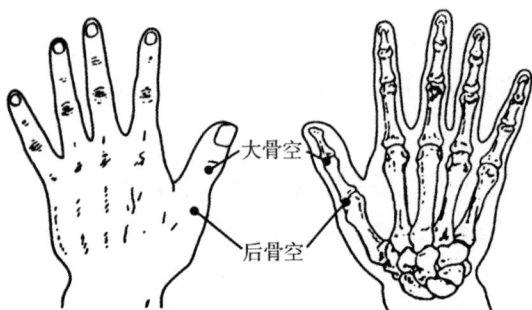

图 3-19　后骨空

（六）地神

位置：位于手拇指与掌交界之横纹中点。左右各一穴（图 3-20）。

主治：拇指关节疼痛，屈伸不利，拇指弹响，声音嘶哑，胸闷气短。

刺灸法：直刺 0.3~0.5 寸。可灸。

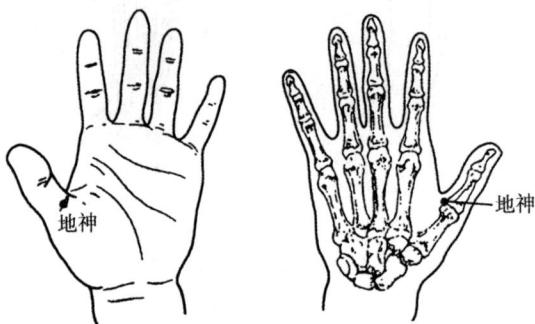

图 3-20　地神

四、躯干部五穴

躯干部五穴包括阴阳合、阳顶、阴山、金根、玉门。

（一）阴阳合

位置：耻骨联合下缘，男性在阴茎根部正中上缘，女性在大阴唇顶端边缘处。单穴（图3-21）。

主治：阳痿，遗精，遗尿；月经不调，赤白带下，痛经，外阴肿痛。

刺灸法：直刺0.8~1.2寸。可灸。

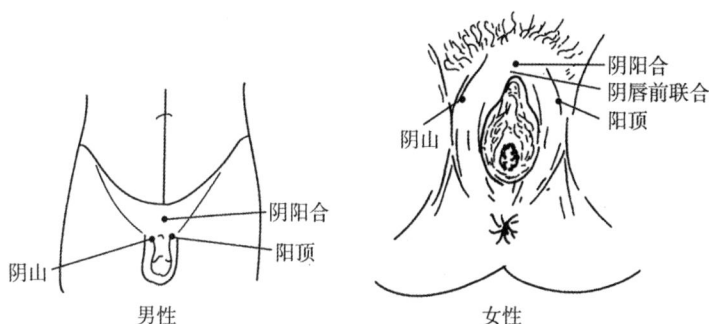

图 3-21 阴阳合、阳顶、阴山

（二）阳顶

位置：男性在阴茎根部左侧中央边缘；女性在阴蒂水平方向左侧大阴唇外廉。单穴（图3-21）。

主治：前阴肿痛，阳痿，遗精，遗尿；月经不调，赤白带下。

刺灸法：直刺0.8~1.2寸。可灸。

（三）阴山

位置：男性在阴茎根部右侧中央边缘；女性在阴蒂水平方向右侧大阴唇外廉。单穴（图3-21）。

主治：前阴肿痛，阳痿，遗精，遗尿；月经不调，赤白带下。

刺灸法：直刺0.8~1.2寸。可灸。

（四）金根

位置：男性平阴茎下边缘，左侧阴囊根部与腹股沟交界处；女性平阴道口左侧大阴唇边缘（图3-22）。

主治：阳痿，遗尿，睾丸炎；月经不调，赤白带下，外阴痒痛。

刺灸法：直刺0.8~1寸。可灸。

（五）玉门

位置：男性平阴茎下边缘，右侧阴囊根部与腹股沟交界处；女性平阴道口右侧大阴唇边缘（图3-22）。

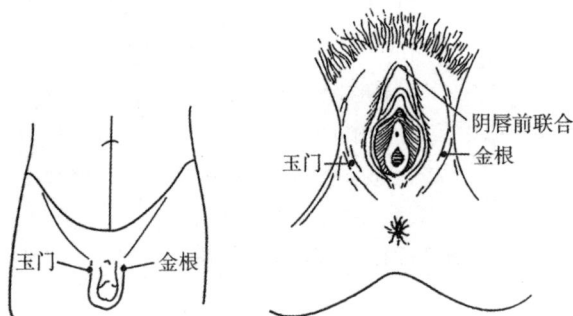

图3-22　金根、玉门

主治：阳痿，遗尿，睾丸炎；月经不调，赤白带下，外阴痒痛。

刺灸法：直刺0.8~1寸。可灸。

五、后背部三穴

后背部3穴分别为上飞翅、翅根、下飞翅。

（一）上飞翅

位置：在肩胛间区，肩胛骨边缘处，当肩胛冈内端上边缘，平第二胸椎棘突，距督脉 3.2 寸。左右各一穴（图 3-23）。

主治：颈项强痛、肩胛痛、肩臂痛、肩背拘急；目赤肿痛、咽痛、失眠多梦。

刺灸法：患者伏案正坐，两手抱肘，横平放案上，使肩胛骨外展开，肩胛冈突起，选用 28 号 3 寸毫针，左手拇、食两指将上飞翅部位的皮肤捏起，右手持针从捏起的上端刺入，针柄与脊柱平行，缓慢由皮下向下透刺，进针时需随时探查针尖位置，勿使针尖偏向胸腔方向过深。可灸。

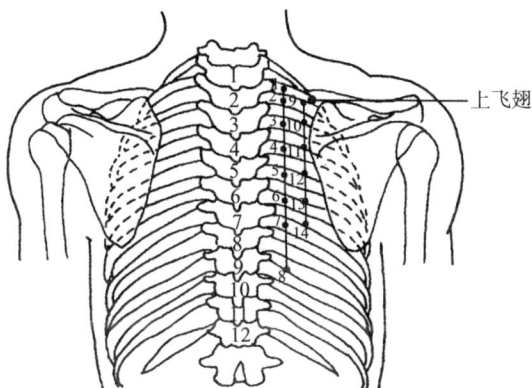

图 3-23　上飞翅

(二) 翅根

位置：肩胛骨边缘处，当肩胛冈内侧边缘，平第四、五胸椎棘突之间，距督脉 3 寸。左右各一穴（图 3-24）。

主治：肩胛痛、肩臂痛、肩背拘急；乳汁分泌不足、食管炎。

刺灸法：取 28 号 3 寸毫针，左手指按其穴位，右手持针着穴上，向外横刺 1~1.2 寸，针刺深度可达肩胛冈下。可灸。

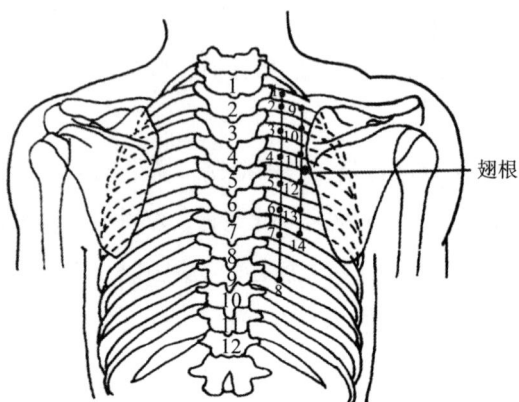

图 3-24　翅根

（三）下飞翅

位置：肩胛角边缘处，当第七胸椎棘突下旁开 4 寸。左右各一穴（图 3-25）。

主治：肩胛痛，肩背拘急；乳汁分泌不足，食管炎，胃痛，胆囊炎。

刺灸法：找准穴位后，用 28 号 3 寸毫针刺入穴位，沿肩胛骨边缘向上透刺，针刺透向上飞翅。可灸。

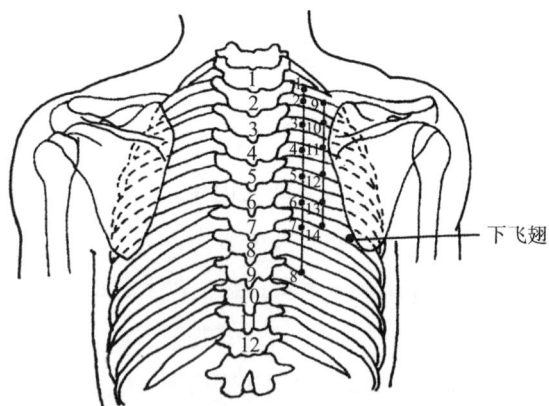

图 3-25　下飞翅

六、下肢部十穴

下肢部 10 穴包括下灵、迈步、阳委一、膝内廉、膝外廉、膝下、中验、平顶、跟腱、肾根。

(一) 下灵

位置：患者俯卧，骶骨管裂孔水平线旁开 4.5 寸为内下灵，再外开 3.5 寸为外下灵，内外二穴合称下灵穴。左右各一对（图 3-26）。

主治：外伤性截瘫，功能性瘫痪。

刺灸法：先针内下灵，直刺 4 寸，针感放射至足底，再针外下灵，4 寸，傍针刺法，以下肢抽搐为佳。可灸。

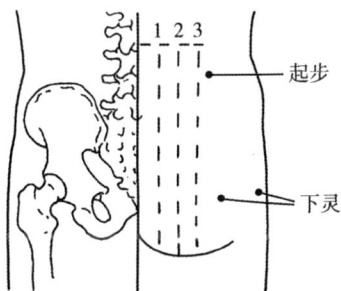

图 3-26 下灵

(二) 迈步

位置；髀关穴下 2.5 寸。大腿伸侧，髂前上棘与髌骨基底部连线上，平臀下皱襞下约三横指。左右各一穴（图 3-27）。

主治：下肢瘫痪，股膝疼痛，功能性瘫痪，下肢痿软，足下垂。

刺灸法：直刺 1.5~3 寸。可灸。

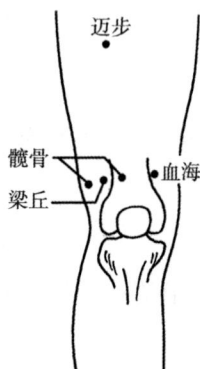

图 3-27 迈步

（三）阳委一

位置：患者仰卧或侧卧，股骨外上髁上方，髌骨外缘水平上 1.5 寸，股二头肌腱与股外侧肌之间凹陷处。左右各一穴（图 3-28）。

主治：外伤性截瘫，功能性瘫痪，中风后遗症。

刺灸法：直刺 3~4 寸，过梁针法。可灸。

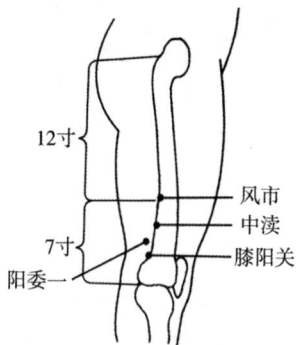

图 3-28 阳委一

（四）膝内廉

位置：平内膝眼水平线，膝下穴内 3 寸，胫侧副韧带上，股骨与胫骨之间的骨缝处。左右各一穴（图 3-29）。

主治：创伤性膝关节痛，膝关节软组织挫伤，退行性膝关节炎，腿膝肿痛。

刺灸法：从前内向后针，与髁状面成 45°角斜刺 0.5～1 寸，或平刺 1 寸。可灸。

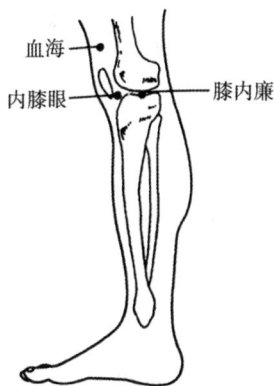

图 3-29　膝内廉

（五）膝外廉

位置：平外膝眼水平线，膝下穴外 3 寸，腓侧副韧带上，股骨与胫骨之间的骨缝处。左右各一穴（图 3-30）。

主治：创伤性膝关节痛，膝关节软组织挫伤，退行性膝关节炎，腿膝肿痛。

刺灸法：由前向后斜刺 0.5～1 寸，或平刺 1 寸。可灸。

（六）膝下

位置：屈膝，在髌骨下方，内外膝眼之间，膑韧带中点。左右各一穴（图 3-31）。

主治：膝关节痛，屈伸不利。

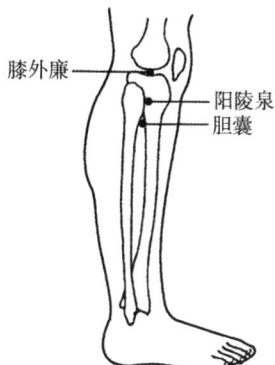

图 3-30　膝外廉

刺灸法：直刺 0.5~0.8 寸。可灸。

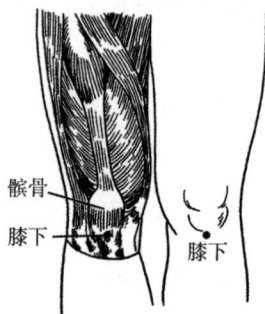

图 3-31　膝下

（七）中验

位置：正坐屈膝或侧卧，于阳陵泉后方，腓骨小头后缘凹陷处。左右各一穴（图 3-32）。

主治：膝胫酸痛，下肢痿，足下垂，足内翻。

刺灸法：直刺 1~1.5 寸。可灸。

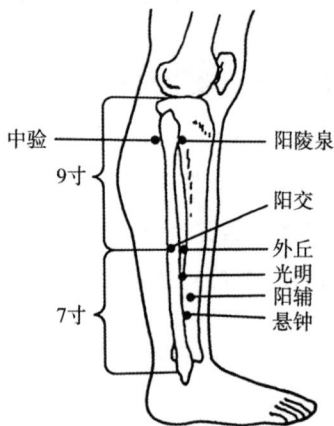

图 3-32　中验

(八) 平顶

位置：外膝眼下 3 寸，胫骨嵴旁开 2 寸。左右各一穴（图 3-33）。

主治：下肢痿软，半身不遂，截瘫，功能性瘫痪。

刺灸法：直刺 1.5~2 寸，或过梁针法。可灸。

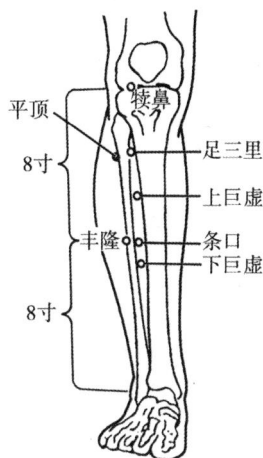

图 3-33　平顶

(九) 跟腱

位置：昆仑与太溪连线上，跟腱之中点。左右各一穴（图 3-34）。

主治：足跟痛，腰腿痛，坐骨神经痛，下肢痿软。

刺灸法：直刺 0.8~1 寸。可灸。

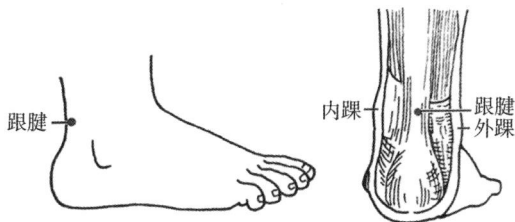

图 3-34　跟腱

（十）肾根

位置：足跟正中前缘，卷足时，在足心后三分之一处。左右各一穴（图3-35）。

主治：足跟痛，下肢瘫痪，腰腿痛，失眠，痴呆。

刺灸法：直刺0.5~0.8寸。可灸。

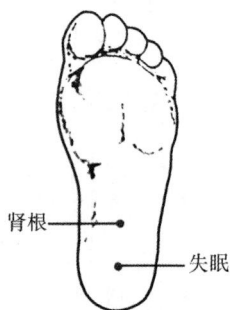

图3-35　肾根

第二节　管氏集合穴

集，即集中；合，即联合，故"集合"是指集中联合使用之意。集合穴是指对某些病证或特定部位的疾病，有特殊疗效的几个穴位的组合。管氏集合穴中，有双穴集合，如攒眉穴；有三穴集合，如飞翅三穴；有六穴集合，如阴阳六合穴；有九穴集合，如脊椎九宫穴等。其中，六穴集合穴，因与天干相应，故又称为"天干集合穴"。现分别叙述如下。

一、攒眉穴

主治：呃逆，郁证，头痛。

位置：眉毛之内侧端，眶上切迹处，为穴位之内起点，眉中间眶上裂为穴位之中心。眉头与眉中部位统称攒眉穴。

刺法：选用28号或30号1.5寸毫针，先从攒竹穴部位进针，针尖到达眉中眶上裂，左手拇指按压针尖，使针身紧贴眼眶，右手持针捻转36次，为一度手法。再从阳白穴进一针，使针尖向下刺到眉中眶上裂，与第一针尖相会，左手拇指按压针尖，使针尖紧贴眶上裂，右手持针捻转36次，为一度手法。留针20分钟，其间两针再各行一度手法，即可出针。此穴针感强烈，行针时，患者易流泪；中风后不能言语的患者会有摇头、蹙眉、挤眼等动作。

二、飞翅三穴

组成：上飞翅、下飞翅、翅根。

主治：颈项强痛，肩胛痛，肩臂痛，肩背拘急；胃痛，食道炎，胆囊炎；失眠多梦，乳汁分泌不足，咽痛，目赤肿痛等。

位置：上飞翅在肩胛冈内端上边缘，平第二胸椎棘突，距背正中线3.2寸。下飞翅在肩胛冈内侧缘，平肩胛骨下角，第七胸椎棘突下旁开4寸。翅根在肩胛冈内侧边缘，平第四、五胸椎棘突之间，距离背正中线3寸。

刺法：患者伏案正坐，两手抱肘，横平放案上，使肩胛骨外开，肩胛冈突起。先针上飞翅，选用28号2寸针灸毫针，左手拇、食两指将上飞翅部位的皮肤捏起，右手持针从捏起的上端刺入，针柄与脊柱平行，缓慢由皮下由上向下透刺，进针时需随时探查针尖位置，勿使针尖偏向胸腔方向针刺过深。次取下飞翅，用28号2寸针由下向上沿皮透刺，使之与上飞翅穴针尖相对。最后再针翅根穴，左手指按其穴位，右手持针着穴上，向外横刺1～1.2寸，针达肩胛骨下。进针到达应针深度后，嘱患者缓慢地做深呼吸，患者吸气时，拇指向后单向捻转，当针捻到捻不动时（针身被肌纤维缠住），紧捏针柄，有节律地摇摆针尾；患者缓缓呼气时，拇指向前单向捻转，当针捻不动时，紧捏针柄，有节律地摇摆针尾。配合患者深呼吸，捻转行针36次为一度手法。留针20分钟，共行三度手法。亦可在留针期间，用电针机加电刺激，一般选用可调波，频率以60～80次/分为宜。

三、眼病六明穴

组成：上睛明、下睛明、鱼腰、球后、内明、外明。

主治：眼部各种疾患。

位置与刺灸法

（1）上睛明：目内眦上方0.3寸。

刺灸法：嘱患者闭目，左手将眼球推向外侧固定，针沿眼眶外缘缓缓刺入0.5～0.8寸，不宜做大幅度提插、捻转。禁灸。

（2）下睛明：目内眦外下方0.3寸。

刺灸法：同上睛明。

（3）鱼腰：在眉中间，直对瞳孔，眶上裂中。

刺灸法：平刺0.3～0.5寸。禁灸。

（4）球后：眶下缘外1/4与内3/4交界处。目平视，于目眶下缘外1/4处折点取穴。

刺灸法：嘱患者正常仰靠或平卧，轻轻闭目，针尖沿眶下缘从外下向内上，朝视神经孔方向刺0.5～1寸。禁灸。

（5）内明：眶上缘内上角凹陷处，内上角内上方约0.6寸。

刺灸法：嘱患者眼睛向下看，沿眶上缘向眶尖方向刺0.8～1.2寸。禁灸。

（6）外明：眼外眦角上0.3寸，眶上缘内方。

刺灸法：嘱患者眼睛向下看，术者左手指将眼球推向内下方固定，沿眶上缘内眦尖方向刺入 0.8~1.2 寸。禁灸。

四、耳病六聪穴

组成：翳聪、耳灵、听会、角孙、翳风、听宫。

主治：耳部各种疾患。

位置与刺灸法

（1）翳聪：翳风穴后下方 1.5 寸，翳风穴与风池穴连线中点下 0.5 寸。

刺灸法：直刺 0.8~1.2 寸；或针尖朝耳道方向，略向上方刺 1.2 寸。可灸。

（2）耳灵：在耳郭与乳突交界凹陷处，前对听宫穴。

刺灸法：直刺 0.5~1 寸；可灸。

（3）听会：耳前陷中，耳屏间切迹前，下颌骨髁状突后缘，张口有空处取穴。

刺灸法：直刺 0.8~1.2 寸。可灸。

（4）角孙：耳郭上方，折耳在耳尖上端，颞颥部入发际处取穴。

刺灸法：向后平刺 0.8~1.2 寸。可灸。

（5）翳风：耳垂后方，下颌角与乳突之间凹陷中。

刺灸法：直刺 0.8~1.2 寸。可灸。

（6）听宫：耳屏与下颌关节之间，微张口呈凹陷处。

刺灸法：直刺 0.8~1 寸；可灸。

五、肩臂六灵穴

组成：臂宁、望泉、承肩、顺臂、肩髃、肩髎。

主治：肩臂疼痛，上肢痿痹麻木，手臂颤抖。

位置与刺灸法

（1）臂宁：手指触头仰掌，腋窝前端，胸大肌停止部，胸臂腔隙凹陷为上臂宁；上臂宁斜下1寸，肌腱下方为下臂宁，两穴合称臂宁穴。

刺灸法：直刺0.5~0.8寸。可灸。

（2）望泉：曲肘，手掌按于后枕，在腋窝正中后方0.5寸，腋动脉跳动处后缘。

刺灸法：避开动脉，直刺0.3~1.3寸。可灸。

（3）承肩：肩关节后下方，当上臂内收时，腋后纹头上2寸处取穴。

刺灸法：直刺1.2~1.5寸。可灸。

（4）肩髃：在肩峰前下方，肩峰与肱骨大结节之间，当上臂平举时，肩部出现两个凹陷处，前方凹陷处是穴。

刺灸法：直刺1.2~1.5寸。可灸。

（5）肩髎：在肩峰后下方，上臂外展平举，于肩髃穴后寸许之凹陷中取穴。

刺灸法：直刺1.2~1.5寸。可灸。

（6）顺臂：肩关节前下方，垂臂，腋前皱襞上2寸处取穴。

刺灸法：直刺0.8~1寸。可灸。

六、拇指六通穴

组成：大骨空、后骨空、虎口、鱼际、地神、凤眼透明眼。

主治：拇指关节炎，拇指伸肌、屈肌腱鞘炎。

位置与刺灸法

（1）大骨空：在手大拇指第二节尖上，拇指背侧指骨关节横纹中点取穴。

刺灸法：针尖朝掌指关节方向平刺 0.5~0.8 寸。可灸。

（2）后骨空：拇指背侧第一掌指尖上取穴。

刺灸法：向腕部平刺 0.5~0.8 寸。可灸。

（3）虎口：拇指、食指之指蹼中点上方赤白肉际处取穴。

刺灸法：斜刺 0.5~0.8 寸，可灸。

（4）鱼际：仰掌，在第一掌指关节后，掌骨中点，赤白肉际处取穴。

刺灸法：直刺 0.5~0.8 寸。可灸。

（5）地神：位于手拇指与掌交界之横纹中点。

刺灸法：直刺 0.3~0.5 寸，或向掌中平刺 0.5~0.8 寸。可灸。

（6）凤眼透明眼：拇指关节横纹桡侧端是凤眼穴；拇指关节横纹尺侧端是明眼穴。

刺灸法：屈指，从凤眼穴进针透至明眼穴。可灸。

七、定喘六安穴

组成：定喘、风门透肺俞、肾俞、天突、膻中、丰隆。

主治：支气管哮喘，喘息性支气管炎，慢性支气管炎合并肺气肿。

位置

（1）定喘：位于第七颈椎棘突下旁开 0.5 寸，即大椎穴旁开 0.5 寸。

（2）风门：位于第二胸椎棘突下旁开 1.5 寸。

（3）肾俞：位于第二腰椎棘突下旁开 1.5 寸。

（4）天突：胸骨上窝正中。

（5）膻中：位于胸骨中线上，平第四肋间隙处。

（6）丰隆：位于外踝尖上8寸，胫骨嵴旁开2寸，即条口穴外1寸处。

刺灸法：本组穴位中，背部的定喘、风门透肺俞、肾俞3穴采用穴位埋线法，即在穴位处常规消毒后，左手捏起穴位处皮肤，右手持针芯内已装有3毫米0号医用羊肠线的9号注射用针头，快速刺入皮肤，并进针至穴位，定喘、肾俞向下斜刺0.5寸，风门向下平刺透至肺俞，用2寸28号毫针插入针芯，将肠线植入穴位内，缓慢退出针头，用消毒干棉球按压针孔。天突、膻中、丰隆予毫针刺。以上穴位均可灸。

八、阴阳六合穴

组成：阴阳合、阳顶、阴山、金根、玉门、会阴。

主治：前阴诸疾，泌尿生殖系统疾患。

位置与刺灸法

（1）阴阳合：耻骨联合下缘。男性在阴茎根部上缘正中；女性在大阴唇顶端边缘处。

刺灸法：直刺0.8~1.2寸。可灸。

（2）阳顶：男性在阴茎根部左侧中央边缘；女性在阴蒂水平方向左侧大阴唇边缘。

刺灸法：直刺0.8~1.2寸。可灸。

（3）阴山：男性在阴茎根部右侧中央边缘；女性在阴蒂水平方向右侧大阴唇边缘。

刺灸法：直刺0.8~1.2寸。可灸。

（4）金根：男性平阴茎下边缘，左侧阴囊根部与腹股沟交界处；女性平阴道口，左侧大阴唇边缘。

刺灸法：直刺 0.8~1.2 寸。可灸。

（5）玉门：男性平阴茎下边缘，右侧阴囊根部与腹股沟交界处；女性平阴道口，右侧大阴唇边缘。

刺灸法：直刺 0.8~1.2 寸。可灸。

（6）会阴：截石位，男性于肛门与阴囊根部连线之中点；女性为大阴唇后联合与肛门连线中点。

刺灸法：直刺 0.5~1 寸，孕妇禁刺。可灸。

九、膝痛六宁穴

组成：阳陵泉、阴陵泉、膝内廉、膝外廉、膝下、髌骨。

主治：膝肿痛，屈伸不利，下肢痿痹。

位置与刺灸法

（1）阳陵泉：腓骨小头前下方凹陷中，左右各一穴。

刺灸法：直刺 1~1.5 寸。可灸。

（2）阴陵泉：胫骨内侧髁下缘凹陷处，左右各一穴。

刺灸法：直刺 1~1.2 寸。可灸。

（3）膝内廉：平内膝眼水平线，胫骨副韧带上，股骨与胫骨之间的骨缝处。

刺灸法：平刺或斜刺 0.5~1 寸。可灸。

（4）膝外廉：平外膝眼水平线，腓侧副韧带上，股骨与腓骨之间骨缝处。

刺灸法：平刺或斜刺 0.5~1 寸。可灸。

（5）膝下：内外膝眼连线上，髌韧带中点是穴。

刺灸法：直刺 0.5~0.8 寸。可灸。

（6）髌骨：膑骨外缘上 2 寸，梁丘穴两侧各旁开 1.5 寸，左右各一对。

刺灸法：直刺 1.5~2 寸，可灸。

十、足痛六平穴

组成：跟腱、女膝、失眠、肾根、照海、申脉。

主治：跖筋膜劳损，跟骨骨刺，足跟疼痛，腿挛踝肿。

位置与刺灸法

（1）跟腱：昆仑穴与太溪穴连线上跟腱之中点，左右各一穴。

刺灸法：直刺 0.8~1 寸。可灸。

（2）女膝：足后跟正中线，跟骨中点，左右各一穴。

刺灸法：直刺 1~2 分。可灸。

（3）失眠：足跖后跟部正中点，左右各一穴。

刺灸法：直刺 1~3 分。可灸。

（4）肾根：足跟正中前缘，卷足时，在足心后三分之一处，左右各一穴。

刺灸法：直刺 0.5~0.8 寸。可灸。

（5）照海：在内踝正下缘之凹陷中，左右各一穴。

刺灸法：直刺 0.5~0.8 寸。可灸。

（6）申脉：在外踝正下缘之凹陷中，左右各一穴。

刺灸法：直刺 0.2~0.3。可灸。

十一、治瘫六验穴

组成：起步、下灵、中验、阳委一、平顶、肾根。

主治：外伤性截瘫，功能性瘫痪。

位置与刺灸法

（1）起步：俯卧，第三腰椎棘突下，旁开 3.5 寸，左右各一穴。

刺灸法：略斜向椎体，进针 3~3.5 寸。可灸。

（2）下灵：俯卧，骶管裂孔水平线，旁开 4.5 寸为内下灵，再外开 3.5 寸为外下灵。

刺灸法：先针内下灵，再针外下灵，傍针刺法，进针 3~4.5 寸，针感传到足趾，或下肢肌肉抽搐。可灸。

（3）中验：腓骨小头后缘凹陷处，左右各一穴。

刺灸法：向阴陵泉方向，透刺至对侧皮下。可灸。

（4）阳委一：仰卧或侧卧，股骨外上髁上方，髌骨上缘水平上 1.5 寸，股二头肌腱与股外侧肌之间凹陷处。

刺灸法：管氏过梁针法，进针刺到对侧皮下。可灸。

（5）平顶：外膝眼下 3 寸，胫骨前嵴外 2 寸。

刺灸法：过梁针法，进针刺到对侧皮下。可灸。

（6）肾根：足底后三分之一，足跟正中前缘。

刺灸法：直刺或斜向前刺 1.5~2 寸。可灸。

十二、脊椎九宫穴

组成：中宫、乾宫、坤宫、巽宫、兑宫、坎宫、离宫、艮宫、震宫。

主治：各种脊柱病变，如颈椎病、腰椎间盘突出症、脊柱退行性骨关节病等。

位置与刺法：位于脊柱及脊柱旁。沿脊椎自上而下寻找最明显的压痛点，确定病变椎节，以压痛最明显的病变椎节棘突间为中宫，沿督脉在中宫上下棘突间各定一穴，分别称为乾宫、坤宫，然后夹乾宫、中宫、坤宫旁开 0.5~0.8 寸，依次取巽、兑、坎、离、艮、震六宫穴。进针时采用俯卧位，使椎间隙加大。进针顺序：先针中宫，次针乾宫、坤宫，直刺或略向上斜刺 0.8~1.2 寸，然后按巽、兑、坎、离、艮、震六宫依次进针，针尖斜向椎体，进针 1.5~2 寸，获得针感后，行捻转补泻手法。脊椎九宫穴的行针顺序与次数，按洛书九宫数施行，即"戴九履一，左三右七，二四为肩，六八为足，而五居中"。

十三、益脑十六穴

组成：囟门前三针、枕骨后三针、头颞左三针、头颞右三针、颠顶四神针。

主治：小儿脑瘫，大脑发育不全，智力低下，小儿麻痹后遗症，老年性痴呆。

位置与刺法

（1）囟门前三针：前发际上1寸，水平旁开1.5寸，计三穴。

刺法：向下平刺0.5~0.8寸。

（2）枕骨后三针：后发际上2寸，脑户穴下0.5寸，水平旁开1.5寸，计三穴。

刺法：向下平刺0.5~0.8寸。

（3）头颞左三针：头左侧，角孙上2寸，水平旁开1.5寸，计三穴。

刺法：向下平刺0.5~0.8寸。

（4）头颞右三针，头右侧，角孙上2寸，水平旁开1.5寸，计三穴。

刺法：向下平刺0.5~0.8寸。

（5）颠顶四神针：百会前后左右各1.5寸，计四穴。

刺法：向百会方向平刺0.5~0.8寸。

第三节 管氏九宫穴

一、颈椎九宫穴

组成：颈中宫、颈乾宫、颈坤宫、颈巽宫、颈兑宫、颈坎宫、颈离宫、颈艮宫、颈震宫。

主治：颈椎病变，如颈椎病、痉挛性斜颈、颈部肌筋膜炎、颈椎退行性骨关节病等。

位置与刺法：位于颈椎及颈椎旁。第四颈椎棘突下凹陷正中为颈中宫，沿督脉在中宫上下棘突间各定一穴，第三颈椎棘突下凹陷正中为颈乾宫，第五颈椎棘突下凹陷正中为颈坤宫，然后夹颈乾宫旁开 1.3 寸，分别取颈巽宫、颈兑宫，夹颈中宫旁开 1.5 寸，取颈坎宫、颈离宫，夹颈坤宫旁开 1.3 寸，取颈艮宫、颈震宫。进针时采用正坐位或俯卧位，使椎间隙加大。进针顺序：先针颈中宫，次针颈乾宫、颈坤宫，直刺 0.5~0.8 寸，然后按巽、兑、坎、离、艮、震六宫依次进针，直刺进针 0.5~1 寸，获得针感后，行捻转补泻手法。颈椎九宫穴的行针顺序与次数，按洛书九宫数施行，即"戴九履一，左三右七，二四为肩，六八为足，而五居中"。

【案一】

患者，女，45 岁，2016 年 3 月 14 日初诊。

主诉：颈项部疼痛、转侧不利，伴左手臂酸痛、左手指麻木 5 个月。

现病史：患者于 2015 年 10 月因工作过度劳累，致视力急剧下

83

降、颈项部疼痛、转侧不利，左手臂酸痛、左手指麻木，伴有头昏、眼花、耳鸣、失眠，闭经。2016 年 2 月 18 日，患者在某医院查磁共振成像（MRI），结果提示：C2/C3、C3/C4、C4/C5 椎间盘突出压迫硬膜囊，颈椎退行性改变。患者住院治疗 12 天，症状减轻出院。出院后，患者经服药及推拿按摩后项背部疼痛加重，左手臂酸痛，左手指麻木，夜不能寐。查体见 C2～C6 压痛，头项转侧活动受限，斜方肌、胸锁乳突肌板滞压痛，头半棘肌、头夹肌、颈夹肌、小菱形肌、大菱形肌压痛，三角肌、肱二头肌、肱桡肌压痛，左手指麻木，尤以食指、无名指为甚，臂丛牵拉试验（+），椎间孔挤压试验（+），脉细涩，舌暗红夹瘀，苔薄黄。

诊断：混合型颈椎病（以神经根型为主，伴有颈型、椎动脉型、交感神经型的部分症状）

辨证：气滞血瘀，脉络痹阻。

经络辨证：督脉、足太阳经、手太阳经、手少阳经证。

针刺治疗：主穴取颈椎九宫穴，配穴取风池、大椎、大杼、压肩、肩中俞、肩外俞、肩髃、臑会、曲池、手三里、外关、落枕、中渚。补泻手法因穴而异，或平补平泻，或用泻法。隔日 1 次，12 次为 1 个疗程。

治疗 1 个疗程后，患者颈项、手臂部疼痛明显减轻，每晚可入睡 5～6 小时。治疗两个疗程后，患者项背疼痛、手臂疼痛、手指麻木症状基本消失，头昏、眼花症状明显好转，可入睡 6～7 小时。治疗 3 个疗程后，患者颈背疼痛、手指麻木症状消失。2016 年 6 月 28 日，患者月经再次来潮，头昏、眼花、耳鸣、失眠等症状痊愈。

按语：本案患者颈项部脉络痹阻，气滞血瘀，经筋失荣，故发为疼痛、转侧不利，伴见头昏、眼花、耳鸣、失眠诸症，因颈项部为督脉、足太阳经、手太阳经、手少阳经循行部位，故主穴取颈椎九宫穴，配穴取风池、大椎、大杼等以活血祛瘀、通络止痛。

【案二】

患者，男，20岁，2017年5月8日初诊。

主诉：颈项扭转痉挛伴躯干扭转7个月。

现病史：患者于2016年10月中旬出现颈部不自主痉挛扭转，间断性发作，逐渐加重，发作时躯干伴随扭转，严重影响学习生活，在云南省某医院诊断为扭转痉挛、焦虑状态，经中西医治疗病情无改善。查体见头颈极度扭转，躯干偏斜，脊柱侧弯，无头晕头痛，无耳鸣，无恶心呕吐，无肢体抽搐、肢体麻木症状，脉浮紧，舌暗红，苔白根腻。

西医诊断：痉挛性斜颈。

中医诊断：痉证。

辨证：邪壅经络。

经络辨证：督脉、足太阳经、手太阳经、手少阳经、足少阳经、足厥阴经证。

针刺治疗：主穴取颈椎九宫穴，配穴取风池、大椎、大杼、天容、压肩、天髎、扶突、百会、四神聪。针刺行捻转泻法、凤凰展翅手法。隔日1次。

治疗15次后，患者颈项扭转痉挛症状呈间断发作，静止时头颈躯干可以短时转正。治疗30次后，患者颈项扭转痉挛症状明显好转，生活可以自理，可散步和看电视。治疗40次后，患者头项及躯干扭转痉挛症状完全消失，后在家人陪同下前往外地旅游1周。巩固治疗5次后，患者痊愈，返校复课。

按语：本案患者为风寒湿邪壅滞脉络，导致气血运行不利，经脉拘急，经筋痉挛而致病。诚如《金匮要略方论本义·痉病总论》

云：“脉者人之正气、正血所行之道路也，杂错乎邪风、邪湿、邪寒，则脉行之道路必阻塞壅滞，而拘急跷挛之证见矣。”故针灸治疗以祛湿散寒、祛风止痉为主，主穴取颈椎九宫穴，采用捻转泻法、凤凰展翅手法以疏经通络、行气活血。

二、脊椎九宫穴

组成：中宫、乾宫、坤宫、巽宫、兑宫、坎宫、离宫、艮宫、震宫。

主治：各种脊柱病变，如颈椎病、腰椎间盘突出症、脊柱退行性骨关节病等。

位置与刺法：位于脊柱及脊柱旁。沿脊椎自上而下寻找最明显的压痛点，确定病变椎节，以压痛最明显的病变椎节棘突间为中宫，沿督脉在中宫上下棘突间各定一穴，分别称为乾宫、坤宫，然后夹乾宫、中宫、坤宫旁开 0.5~0.8 寸，依次取巽、兑、坎、离、艮、震六宫穴。进针时采用俯卧位，使椎间隙加大。进针顺序：先针中宫，次针乾宫、坤宫，直刺或略向上斜刺 0.8~1.2 寸，然后按巽、兑、坎、离、艮、震六宫依次进针，针尖斜向椎体，进针 1.5~2 寸，获得针感后，行捻转补泻手法。脊椎九宫穴的行针顺序与次数，按洛书九宫数施行。

【病案】

患者，女，45 岁，1989 年 2 月 21 日初诊。

主诉：反复腰骶疼痛 6 年，伴左下肢放射性剧痛两个月。

现病史：患者于 1983 年 1 月提物上车时扭伤腰部，出现腰痛，活动受限，经外敷、内服中药治疗后症状缓解，但遇劳累仍反复发作。1989 年 1 月，患者因劳累诱发腰骶及左下肢剧烈疼痛，不能站立、行走及下蹲，咳嗽及排便时左下肢放射性剧痛。查体见腰椎左侧弯，L4~S1 压痛，左侧腰肌压痛，左环跳、承扶、阳陵泉、承山等穴压痛，左下肢直腿抬高试验（+），颏胸试验（+），左跟腱反射消失，左小腿外后侧及足跗部皮肤麻木，触、痛觉减退，舌淡红夹瘀，苔薄白，脉细涩。计算机体层扫描（CT）结果显示：L5~S1 椎间盘向左后脱出约 1.1cm，压迫硬膜囊及左侧神经根；L4~L5 腰椎间盘轻度膨出。

诊断：腰椎间盘突出症。

辨证：气滞血瘀，脉络瘀阻。

针刺治疗：采用热针脊椎九宫穴治疗，以 L5~S1 棘突间为中宫，依次取九宫穴。每日 1 次。

治疗 30 次后，患者腰腿疼痛消失，腰部俯仰活动自如，全部症状及阳性体征消失，恢复工作能力。

按语：本案采用热针脊椎九宫穴治疗，直接作用于棘上韧带、棘间韧带和黄韧带，增强了韧带的修复能力，起到保护脊椎过度前屈和使脊椎复位的作用，有利于髓核回纳和破裂纤维环修复。此外，热针在体内的热效应，可加速局部蛋白质分解和椎间盘变性，促使突出组织萎缩变小，减轻或消除对脊髓硬膜和神经根的压迫刺激。

三、补肾九宫穴

组成：命门、肾俞、腰阳关、腰眼、肾原、次髎。

主治：头晕、耳鸣、耳聋、腰酸等肾虚病证，慢性肾衰竭；遗尿、遗精、阳痿、早泄、不育等生殖泌尿系疾患。

位置与刺法：位于脊柱及脊柱旁。先针中宫（腰阳关，后正中线上，第 4 腰椎棘突下凹陷中，约与髂嵴相平），次针乾宫（命门，后正中线上，第 2 腰椎棘突下凹陷中），再针坤宫（肾原，第 2 骶椎棘突下凹陷中，约当次髎穴之间的后正中线上），然后依次取坎宫（左腰眼）、离宫（右腰眼），巽宫（左肾俞）、兑宫（右肾俞），艮宫（左次髎）、震宫（右次髎）。获得针感后，行捻转补泻手法。补肾九宫穴的行针顺序与次数，按洛书九宫数施行。

【病案】

患者，女，64 岁，2005 年 1 月 16 日初诊。

主诉：水肿反复发作 30 余年。

现病史：患者于 1968 年出现水肿，在当地医院诊断为肾盂肾炎。30 余年来，患者下肢水肿时轻时重，1992 年经检查发现左肾萎缩（8.1cm×3.7cm×1.9cm），1993 年发现右肾萎缩（7.4cm×3.9cm×1.1cm）。查体见下肢凹陷性水肿，面色萎黄，乏力，纳差，脉沉细，舌质紫暗、苔滑根腻。2005 年 1 月 11 日化验结果：肌酐 214μmol/L，尿素氮 11.2mmol/L，尿酸 444μmol/L。

西医诊断：慢性肾衰竭（失代偿期）。

中医诊断：水肿，虚劳。

辨证：脾肾阳虚，水湿停聚。

治疗方案：以针刺补肾九宫穴治疗为主，行捻转提插补法。配合艾灸（肾俞、水分、关元）、中药方剂（实脾饮、大补元煎加减化裁）、小剂量穴位注射（灯盏花粉剂 10mg，维生素 B_{12} 0.5mg，主穴为肾俞、脾俞、章门、京门）治疗。每日 1 次。

治疗 1 个月后，患者水肿完全消失，精神明显好转，饮食正常。2005 年 2 月 17 日化验结果：肌酐 164μmol/L，尿素氮 9.5mmol/L，尿酸 465μmol/L。继续巩固治疗 1 个多月，患者全部症状消失，临床治愈。

按语：本案以针刺补肾九宫穴为主，配合艾灸以益肾补气、温阳利水；中药方剂选用实脾饮、大补元煎加减化裁，功能健脾益肾、气血双补；加用灯盏花粉剂、维生素 B_{12} 小剂量穴位注射以补肾健脾、疏经通络。

四、培元九宫穴

组成：气海、关元、中极、大巨、胞门、子户、子宫。

主治：月经不调，带下病，多囊卵巢综合征，不孕症等妇科疾病；头晕，耳鸣，耳聋，遗尿，遗精，阳痿，腰酸等肾虚病证。

位置与刺法：位于任脉及任脉旁。先针中宫（关元，前正中线上，脐下 3 寸），次针乾宫（气海，前正中线上，脐下 1.5 寸），再针坤宫（中极，前正中线上，脐下 4 寸），然后依次取坎宫、离宫（左为胞门，右为子户，脐下 3 寸，旁开 2 寸），巽宫、兑宫（左、右大巨，脐下 2 寸，旁开 2 寸），艮宫、震宫（左、右子宫，脐下 4 寸，旁开 2 寸）。获得针感后，行捻转补泻手法。培元九宫穴的行针顺序与次数，按洛书九宫数施行。

【病案】

患者，女，31 岁，2010 年 5 月 10 初诊。

主诉：月经不调 1 年半余。

现病史：患者于 2008 年 10 月流产后，出现月经不调，月经量少，淡红，夹有血块，经期延长，2~3 个月行经 1 次，最长 4 个月行经 1 次，接受药物等治疗 1 年余，无效。2010 年 3 月 24 日实验室检查：人绒毛膜促性腺激素（HCG，-），黄体生成素（LH）/促卵泡激素（FSH）= 3.35，孕酮 0.53ng/mL，催乳素（PRL）75.87ng/mL，雌二醇（E_2）45pg/mL。B 超检查：后位子宫（6.86cm×5.13cm×6.32cm），子宫内膜（EM）0.4cm，左卵巢（LOV）28.3mm×16.4mm，右卵巢（ROV）40.3×32.2mm，双侧卵巢可见 12 个囊性暗区，最大者位于右侧卵巢，直径为 1.42cm。脉沉细，舌暗红夹瘀，少苔。

西医诊断：多囊卵巢综合征。

中医诊断：月经不调。

辨证：肝肾不足，气血失和。

针刺治疗：主穴取培元九宫穴、补肾九宫穴，交替取穴；配穴取筑宾、三阴交、血海、地机、太溪、太冲。补泻手法因穴而异，或平补平泻，或用泻法。

治疗 1 个月后，患者月经来潮，量少，色暗红，无血块。治疗 8 个月后，患者月经基本正常，月经周期 27～28 天，量中，色暗红，无血块。患者自觉已恢复到患病前水平。2012 年 5 月 16 日实验室检查：LH/FSH＝0.45，孕酮 0.1ng/mL，PRL 22.85ng/mL，E_2 385pg/mL。B 超检查：后位子宫（4.3cm×4.1cm×3.8cm），EM 1.68cm，LOV 36.5mm×13mm，ROV 38mm×22.5mm。随访 6 个月，患者月经周期 26～28 天，行经 5～6 天，色暗红，无血块。

按语：多囊卵巢综合征可归属中医"不孕症""闭经""月经不调""崩漏""肥胖""癥瘕"等范畴。《难经·六十六难》曰："脐下肾间动气者，人之生命也，十二经之根本也，故名曰原。三焦者，原气之别使也，主通行三气，经历于五脏六腑。原者，三焦之尊号也，故所止辄为原。五脏六腑之有病者，皆取其原也。"本案患者肝肾不足，气血失和，经络阻滞，气滞血瘀，冲任失调，瘀阻胞宫，故取培元九宫穴、补肾九宫穴为主穴，配取太溪、太冲等穴，旨在补益肝肾，调和气血，疏通冲任，活血化瘀，疏经通络，温补胞宫。

五、髀枢九宫穴

组成：髀中宫、髀乾宫、髀坤宫、髀巽宫、髀兑宫、髀坎宫、髀离宫、髀艮宫、髀震宫。

主治：髋关节病、股骨头坏死、腰胯疼痛、下肢痿痹、腰腿退行性骨关节病等。

位置与刺法：患者左侧卧位，股骨大转子最高点为髀中宫；向带脉方向，髀中宫直上 3 寸为髀乾宫；向风市方向，髀中宫直下 3 寸为髀坤宫；向髀关方向，髀中宫旁开 3 寸为髀坎宫；向腰俞方向，髀中宫旁开 3 寸为髀离宫；向五枢方向，髀中宫斜行 3 寸为髀巽宫；向先天八卦东南方位，髀中宫斜行 3 寸为髀兑宫；向先天八卦西北方位，髀中宫斜行 3 寸为髀艮宫；向先天八卦东北方位，髀中宫斜行 3 寸为髀震宫。进针顺序：先针髀中宫，次针髀乾宫、髀坤宫，直刺 0.8~1.2 寸，然后按巽、兑、坎、离、艮、震六宫依次进针，针尖斜向中宫，进针 1.5~2 寸，获得针感后，行捻转补泻手法。髀枢九宫穴的行针顺序与次数，按洛书九宫数施行。

六、髀枢菊池六穴（两仪穴）

组成：菊池、子菊、丑菊、寅菊、卯菊、辰菊。

主治：髋关节病、股骨头坏死、腰胯疼痛、下肢痿痹、腰腿退行性骨关节病等。

位置与刺法：患者左侧卧位，股骨大转子最高点为菊池。以菊池为中心画一个半径 2 寸的圆，环周共五穴。其中，菊池向五枢方向斜行 2 寸为子菊。再按顺时针方向，每间隔 72°定一穴，依次定丑菊、寅菊、卯菊、辰菊。进针顺序：先针菊池，进针 1.5~2 寸，获得针感后，行凤凰展翅手法 6 次；按顺时针方向依次取子菊、丑菊、

寅菊、卯菊、辰菊，行苍龟探穴手法。隔日1次，或每周2次，15次为1个疗程。

【病案】

患者，男，50岁，2008年5月22日初诊。

主诉：右髋关节、膝关节疼痛5年余。

现病史：患者5年前打篮球时右髋关节受伤，髋膝酸痛，活动时疼痛加剧，休息后好转。近年来，患者出现髋关节、腹股沟区域及膝关节内侧疼痛，症状逐渐加重，出现髋关节活动受限，下蹲困难，髋关节外展、内外旋受限，影响正常行走，需要拄拐或坐轮椅活动。舌紫暗有瘀点，苔薄黄，脉弦涩。X线片显示右侧股骨头关节面下及右侧髋臼可见多发小囊状透光区，边缘硬化，右侧股骨头部分密度增高，右侧股骨头软骨面变扁，新月征（+）；左侧髋臼可见少许囊状透亮区。

西医诊断：右侧股骨头坏死；国际分期标准ARCO Ⅲ期。

中医诊断：骨痹，骨蚀。

辨证：血瘀气滞，脉络痹阻。

治疗方案：①针刺治疗。主穴取髀枢九宫穴、髀枢菊池六穴，配穴取环跳、居髎、跳跃、阳陵泉、悬钟、秩边、承扶、殷门、委中。针刺行凤凰展翅手法。隔日1次或每周2次，15次为1个疗程，休息1周再行下一疗程治疗。②方药治疗。管氏复元活血汤加减（黄芪、桃仁、红花、当归、川芎、赤芍、柴胡、虎杖、天花粉、骨碎补、续断、怀牛膝、甘草）内服，配合管氏强筋壮骨方外用。

治疗8个月后，患者髋关节疼痛消失，可弃拐跛行。治疗18个月后，患者活动基本自如，可弃拐正常行走，生活可以完全自理。2009年12月25日X线片显示：新月征长度缩短，股骨头受累明显

92

改善，股骨头硬化灶部分被新生骨替代。会诊专家综合疗效评定为临床治愈。

　　按语：《易经·系辞上》曰："易有大极，是生两仪，两仪生四象。"管氏针灸学术流派的两仪穴，是指同一部位采用阴阳取穴方法或阴阳针灸法的两组（个）穴位，如阳陵泉-阴陵泉、支沟-间使、髀枢九宫穴、髀枢菊池六穴等。管氏医家临床治疗股骨头坏死以针刺为主，配合中药内服外用，临床每获良效。

第四节　管氏针灸配穴处方概论

　　腧穴是脏腑经络气血输注于躯体外部的特殊部位，也是疾病的反应点和针灸等治法的刺激点。《千金翼方》指出："凡诸孔穴，名不徒设，皆有深意。""凡孔穴者，是经络所行往来处，引气远入抽病也。"故针灸临床辨证取穴、配穴处方的得当与否，是决定针灸疗效优劣的关键要素。管氏针灸配穴处方有其特色与经验，现介绍如下。

一、针灸施治法则

　　针灸补泻的法则以《黄帝内经》为依据。

　　1. 针治准则　实则泻之，虚则补之，热则疾之，寒则留之，菀陈则除之；不盛不虚，以经取之。

　　2. 灸治准则　寒则温之，虚则补之，陷下则灸之。

二、针灸处方原则

　　针灸临床取穴处方，一般应遵循以下六条原则。

1. 病在上者取之下，病在下者高取之。如高血压头晕刺涌泉；牙痛刺内庭；下肢痿痹取秩边；脱肛灸百会。

2. 病在左者取之右，病在右者取之左。如邪客于厥阴之络，令人卒疝暴痛，当刺肝经之井穴大敦，左取右，右取左，男子立已，女子有顷已，即缪刺。又如中风，左侧上下肢不遂，当刺右侧肩髃、曲池、合谷、环跳、阳陵泉、悬钟，即巨刺。

3. 五脏有疾，当取之十二原；荥输治外经，合治内腑。如不寐、癫痫等心与神志病证取神门；取二间、三间治疗齿痛等五官疾患；胃痛、呕吐取足三里。

4. 病在局部者取阿是。如背、腰痛，以压痛点或病变局部针灸施术。

5. 病在胸腹者取四肢。如胸闷、呃逆，取内关、足三里。

6. 病属急性实者，宜多刺四肢部孔穴；病属慢性虚寒者，宜多灸背部俞穴。如偏头痛取外关，牙痛取合谷；慢性腹泻灸脾俞，遗尿灸肾俞、膀胱俞。

三、针灸取穴三要

（一）要熟悉经脉的循行及病候

"经脉所过，主治所及"，这是经络辨证施治的基本准则，是针灸临床取穴处方要遵循的基本原则。《灵枢·经脉》所载的十二正经"是动所生"病候，是按十二经脉分经归纳的症候群，是经络辨证的重要依据，也是针灸配穴处方的基础理论。

（二）要熟悉人体各部经穴的作用

四肢末梢部孔穴知觉敏锐，刺之对意识昏迷的暴病疗效较佳，如十二井、十宣、十王穴等。背部两侧腧穴接近内脏，对内脏慢性疾患作用强，如膏肓、四花（膈俞、胆俞）、精宫（志室）等。少腹中行穴位，对全身衰弱有振奋作用。如神阙、气海、关元等。四肢孔穴，各有不同的作用，如合谷、复溜解肌；内关、足三里镇吐；三阴交、阴陵泉利尿；合谷、足三里、大敦定痛；合谷、太冲镇痉；神门、大陵安神。

（三）要取穴端正

《标幽赋》云："取五穴用一穴而必端，取三经用一经而可正。"取穴时，必须前后左右全面考虑，力求取穴准确无误。"胸背薄如饼，腹部深似井。"穴位进针的深浅，要心若明镜，谨防差错事故。

四、管氏针灸常用配穴法

（一）三部配穴法

所谓三部，指局部、邻部、远部三处取穴配穴。

1. 局部取穴法　依发病位置或脏腑体表部位取穴，如胃病取中脘、腹痛取天枢等。

2. 邻部取穴法　在接近发病位置选穴配穴，以加强疗效。如鼻病取上星，手腕病取间使、会宗等。

3. 远部取穴法　循经或在相关的经脉远端取穴配穴。如眼病配光明、耳病配中渚、牙痛配合谷等。

局部、邻部、远部三部配穴法，在临证时可以单独使用，也可配合使用，例如胃痛，局部用中脘，邻近取章门，远道取内关、足三里。三部取穴，应遵循按循经、表里经、子母经、同名经等相关经脉取穴；遵循"宁失其穴，勿失其经"的原则配穴处方。

（二）俞募配穴法

俞穴是脏腑经气所输转的部位。募穴是脏腑经气汇聚的部位。

因为俞募穴均与脏腑有密切的联系，所以五脏六腑发生病变时，可采用俞募配穴治疗。如肺俞配中府，主治肺病、咳嗽、哮喘、咯血等。脾俞配章门，主治脾病、腹胀、水肿、胁痛、肠鸣、泻痢、黄疸等。俞募穴的配合应用，除了能直接治疗脏腑本身的疾病，还可以间接治疗在病理上与内脏器官相关联的疾患。例如，肝开窍于目，治目疾可以取肝俞；肾开窍于耳，治肾虚耳聋可以取肾俞等。

（三）前后配穴法

分头部、胸背部、腹腰部、四肢部的前后配穴法。此法是在人体的各部，用人体前侧的腧穴配合后侧的腧穴治病的一种方法。如头部，哑门配廉泉，治喑哑；风池配太阳，治头风。胸背部，膻中配膈俞，治胸膈气闷；巨阙配心俞，治心腹疼痛。腹腰部，关元配命门，治遗精、阳痿；水道、归来配八髎，治妇女月经不调。四肢部，三间配后溪，治五指麻木；髀关配承扶，治股关节痛。

（四）十二经表里配穴法

《灵枢·经脉》记载十二经脉流注的次序，是从手太阴经注入手阳明经，如此一脏一腑，一里一表，循序传注，成为一个经络的循环。十二经表里关系为肺与大肠相表里，胃与脾相表里，心与小肠相表里，膀胱与肾相表里，心包与三焦相表里，胆与肝相表里。在临诊时，遇到里经有病，可配表经穴同治；表经有病，可配里经穴同治。如肺经太渊配大肠经合谷治疗外感风寒，胃经足三里配脾经公孙治疗胃痛等。

（五）阴阳配穴法

即阴经配阴经、阳经配阳经、阴经配阳经的配穴法。如取阴经的腧穴与阴经的腧穴相配，公孙配内关，主治胸腹疼痛；神门配三阴交，主治失眠、遗精。取阳经的腧穴与阳经的腧穴相配，曲池配足三里，主治肠胃病、发热病；支沟配阳陵泉，主治肋胁痛、肝胆病。取阴经的腧穴与阳经的腧穴相配，足三里配内关，主治肠胃病；合谷配复溜，主治外感身热无汗等。

（六）接经配穴法

接经配穴法，即先通过经络辨证确定出属何经的病证，然后取其经脉相连的经穴，或手足同名经脉适宜的腧穴，配穴针灸治疗的方法。如足阳明胃经下接足太阴脾经，胃痛取梁门配公孙；手少阴心经上接足太阴脾经，失眠取神门配三阴交。手足同名经腧穴相配，如喉痹取手、足阳明经的合谷配内庭，侧胸部疼痛取手、足少阳经的支沟配足临泣等。

（七）主客原络配穴法

原穴即十二经脉分布于手足腕踝部位的十二个原穴。《灵枢·九针十二原》云："五脏有六腑，六腑有十二原，十二原出于四关，四关主治五脏，五脏有疾，当取之十二原。"络穴即十五络脉分布于四肢、腹腰等处的十五个穴位，对于十二经脉的阴经与阳经起着联络的作用。主客原络配穴法是以原发疾病的经脉的原穴为主，以相为表里的经脉的络穴为客的配穴法。如鼻塞不闻香臭，鼻为肺窍、手阳明经脉之所过，故取手阳明之原穴合谷为主，配手太阴之络穴列缺为客。又如流感咳嗽、胸痛、喉痛，其病在肺，取手太阴之原穴太渊为主，配手阳明之络穴偏历为客。再如太冲配光明，主治肝胆火邪上炎、目赤生翳等。

（八）郄会配穴法

郄穴是经络气血积聚的间郄，急病重病时，气血凝滞，宜取此穴，故郄穴是治疗急性疼痛疾患的要穴。十二经脉及阴维脉、阳维脉、阴跷脉、阳跷脉，均有郄穴，共16穴。会穴即脏会章门，腑会中脘，气会膻中，血会膈俞，筋会阳陵泉，髓会悬钟，骨会大杼，脉会太渊，谓之八会。郄会配穴法常用于治疗急性疼痛的病证，如胃经郄穴梁丘配腑会中脘，治疗胃痛吐酸；心包经郄穴郄门配血会膈俞，治疗真心痛等。

（九）刚柔配穴法（又名夫妻配穴法）

五运六气学说以十天干的甲与己配为土运，乙与庚配为金运，丙与辛配为水运，丁与壬配为木运，戊与癸配为火运。天干有阴阳的分别，以阳为夫为刚，以阴为妻为柔，按十干相合与其所代表的经穴，就是所谓夫妻刚柔的由来依据。如《玉龙赋》言："阴陵、阳陵，除膝肿之难熬。"即是己脾与甲胆相配的刚柔配穴法。再如《席弘赋》言："手连肩脊痛难忍，合谷针时要太冲。"即是乙肝配取庚大肠的夫妻配穴法的应用。

（十）九宫配穴法

辨证取穴是指在既定部位，按伏羲八卦方位取穴，依据洛书九宫数行针施术的针灸配穴法。如脊椎九宫穴，主治腰椎间盘突出症、脊椎退行性骨关节病；培元九宫穴，主治遗尿、阳痿、月经不调、不孕等病证；补肾九宫穴，主治头晕、腰酸等肾虚病证，多囊卵巢综合征等妇科病证。

（十一）上下配穴法

1. 上病取下法　即上部发生病变，用下部穴位治疗。如目痛，取足临泣、光明；腰背病，取委中配昆仑。

2. 下病取上法　即下部发生病变，用上部穴位治疗。如鼻塞衄血，取上星、通天；下肢瘫痪，取肾俞、腰阳关、环跳。

3. 上下并用法　即在病证的上下部取穴施治。如闪挫腰痛，取人中配长强；脱肛、内痔，取百会配长强。

（十二）五行俞配穴法

五行俞是指十二经脉在四肢肘膝关节以下的井、荥、输、原、经、合六十六个腧穴。它的含义是：所出为井，所溜为荥，所注为输，所行为经，所入为合。因各穴与五行相配，故名五行俞。这种配穴方法是按照五行生克的道理，依次配属腧穴，并结合"虚则补其母，实则泻其子"的原则进行配穴。例如肺实证，咳喘胸满，则泻本经的合穴尺泽（水）。因为肺本属金，尺泽属水，金能生水，水为金子，这是实则泻其子的方法。又如肺虚证，多汗少气，则补本经的输穴太渊（土）。因为太渊属土，土能生金，土为金母，这是虚则补其母的意思。《难经·六十八难》说："井主心下满，荥主身热，输主体重节痛，经主喘咳寒热，合主逆气而泄。此五脏六腑井荥输经合所主病也。"如患者脉浮、喘咳、寒热、胸满，这是肺经疾病。若见心下满，就取肺经的井穴少商，若身热，就取肺经的荥穴鱼际，若体重节痛，就取肺经的输穴太渊，若喘咳寒热，就取肺经的经穴经渠，逆气而泄，就取肺经的合穴尺泽。又如患者脉浮缓，腹胀满，食不消化，体重节痛，嗜卧，当脐有气动，按之有轻痛，这是足太阴脾经疾病。若见心下满，就用脾经的井穴隐白，若身热，就用脾经的荥穴大都，若体重节痛明显，就用脾经的输穴太白，若喘咳寒热，就用脾经的经穴商丘，若逆气而泄，就用脾经的合穴阴陵泉。按虚则补其母，实则泻其子的治疗规律，由于井穴感觉异常敏锐，适用于闭郁急症，迅速刺血之用（如咽喉闭证刺少商，商阳出血，时疫急症先刺十二井等），故称为急救穴，不适用复杂的补泻手法。所以遇到应在井穴补泻的时候，需要改用"泻井当泻荥""补井当补合"的变通办法，如心经补少海，心包经补曲泽，膀胱经补委中，肾经泻然谷，胃经泻内庭。井（母）能生荥（子），泻荥就是泻井，实则泻其子。合（母）能生井（子），补合就是补井，虚则补其母。

（十三）肢末配穴法

即上下肢及其末梢部的腧穴相互配穴使用。此法适用于全身症状和脏腑疾病。如四弯穴为委中配曲泽，主治高热、胸腹绞痛、四肢拘挛；四关穴为合谷配太冲，主治身热头痛、手足疼痛；八邪配八风，主治四肢水肿、手足麻木；手十二井配足十二井，主治五心烦热、高热昏迷等。

（十四）本经配穴法

凡是本经内脏发生病变，可采用本经的腧穴治疗。《难经·六十九难》曰："不虚不实，以经取之者，是正经自生病，不中他邪也，当自取其经。"如肺经病证咳喘、咯血，取太渊、列缺、鱼际、尺泽、中府。脾经病证泄泻、下痢、腹痛、腹满，取公孙、大横、腹哀、三阴交。任脉病证七疝、白带、癥瘕，取曲骨、中极、关元、气海。督脉病证脊强、反折，取大椎、腰阳关、筋缩、命门。

（十五）一经连用或数经互用配穴法

一经连用配穴法是在同一经脉的上下连续取穴。此法多用于四肢痿痹等病。如治上肢痿痹，取肩髃、曲池、合谷、肩髎、天井、外关。治下肢痿痹，取环跳、阳陵泉、悬钟、髀关、阴市、足三里。

数经互用配穴法是在同一部位采用数经的穴位进行治疗。如治疗漏肩风，取肩髃、肩髎、臑俞、肩前。治疗膝关节痹痛，取血海、梁丘、膝眼、曲泉、阳关、阳陵泉、阴陵泉。

五、管氏针灸配穴处方特点

管氏针灸配穴处方特点可概括为："根据易经学说，参照脏腑理论，遵循经络辨证，注重腧穴特性。"管氏针灸配穴处方，主要根据易理、中医理论，因时、因地、因人制宜，辨证取穴配穴。

（一）按经络辨证配穴处方

如三部配穴法、十二经表里配穴法、主客原络配穴法、本经配穴法、接经配穴法、一经连用或数经互用配穴法等。

（二）按脏腑辨证配穴处方

如俞募配穴法、前后配穴法等。

（三）从特定穴位出发配穴处方

如郄会配穴法、五行俞配穴法、肢末配穴法等。

（四）按《易经》理论配穴处方

五运学说的刚柔配穴法、八卦理论的上下配穴法、阴阳配穴法、九宫配穴法等。

第五节　管氏集合穴的临床运用

一、音亮穴治疗癔症性失语及慢性喉炎

针刺音亮穴治疗癔症性失语36例，治愈33例（其中，针刺1次而愈31例、针刺两次而愈2例），显效3例；针刺音亮穴治疗慢性喉炎32例，治愈21例，好转8例，无效3例。

【典型病例】杨某，女，19岁，1964年10月18日初诊。

主诉：病哑7天。

现病史：患者于1964年10月11日在云南省原河口市施工，因中午酷热，喝山中溪水一碗，下午即出现声音嘶哑，发音困难，夜晚则完全不能发音，送当地医院治疗（取溪水送检，未发现毒性物质）。患者经针灸、口服复方润喉片及中药数剂无效，转我院求治。

检查：咽部略充血。喉镜下声带无病变，仅闭合稍差。神经系

统检查无异常发现。

西医诊断：癔症性失语。

中医诊断：暴喑。

治疗经过：取音亮穴进行针刺，先进针一寸左右，患者出现不自主咳嗽，此时提针约三分，待其咳嗽稍停，再进入五分，并行捻转，患者猛咳、面色涨红、声泪俱下，随即出针。出针后，患者发音基本如常（仅声音略低），遂破涕为笑。一针而愈。

二、飞翅三穴治疗肩背部软组织挫伤、风湿性肌纤维组织炎、肩周炎

针刺飞翅三穴治疗肩背部软组织挫伤、风湿性肌纤维组织炎、肩周炎 105 例，治愈 79 例，好转 24 例，无效 2 例。

【典型病例】李某，男，36 岁，1977 年 1 月 12 日初诊。

主诉：右肩背部酸痛、乏力两年，加重两天。

现病史：患者两年前参加工地劳动时挑物过重，其后出现右肩背部（肩胛骨及肩关节周围）酸痛、乏力，活动时伴有关节弹响。两天前，患者起床后感右肩背部酸痛加重，经外用药酒按摩后疼痛更剧，颈项、肩臂及右肩胛部完全不能活动，不敢做深呼吸，遂来医院就诊。

检查：右肩背部广泛性压痛，右斜方肌、肩胛冈内侧肌群板滞，尤以飞翅穴部位压痛明显。局部无红肿。舌淡红夹瘀、苔白，脉紧。

西医诊断：肩胛冈内侧肌群、斜方肌痉挛。

中医诊断：肩背部伤筋。

辨证：经筋久伤，气滞血瘀。

治疗经过：取飞翅三穴，进针后行捻转泻法。针刺后，患者连称"舒服、痛快"。再行电针治疗，20 分钟后取针，患者病痛全消。

随访 1 个月，患者症状未再复发。两年痼疾，针刺 1 次而愈。

三、治瘫六验穴治疗外伤性截瘫及功能性瘫痪

针刺治瘫六验穴治疗外伤性截瘫 64 例，显效 30 例，好转 26 例，无效 8 例，总有效率为 87.5%；针刺治瘫六验穴治疗功能性瘫痪 59 例，治愈 53 例，好转 5 例，无效 1 例，总有效率为 98.3%。

【典型病例】刘某，男，20 岁，1991 年 5 月 18 日初诊。

主诉：双下肢瘫痪 5 个月。

现病史：患者于 1990 年 12 月 21 日在空中作业时，从 7 米高的建筑物上跌下，腰背着地，昏迷约 6 小时。X 线片显示 T11~L1 压缩性骨折。某军区医院对患者进行急救后，行椎板减压、椎体复位及脊椎鲁克器械固定术。术后患者后遗双下肢瘫痪，大小便失禁，现要求接受针灸治疗。

检查：双下肢痉挛性瘫痪，肌肉萎缩，肌张力增高。左下肢肌力 0 级，右下肢肌力 I 级。膝反射、踝反射亢进。下腹壁反射消失，提睾反射消失。股上部及腹股沟触觉、痛觉减退，双膝以下皮温下降，温觉、触觉基本消失。舌淡夹瘀，苔薄黄，脉细涩。

诊断：外伤性截瘫（脊髓损伤，T11~L1 压缩性骨折）。

中医诊断：体惰（痿躄）。

辨证：骨断筋伤，督脉受损，瘀血凝滞，经筋失养。

治疗：取治瘫六验穴，交替取穴，隔日 1 次，15 次为 1 个疗程。

治疗 1 个疗程后，患者左下肢肌力增至 II 级，右下肢肌力增至 II~III 级，间歇性尿失禁。治疗两个疗程后，患者大小便已可控制，下肢针刺时挛缩症状明显减轻，可在人搀扶下站立。治疗 4 个疗程后，患者可拄双拐慢行。1 年后随访，患者可扶杖慢行，二便正常。

四、膝痛六宁穴治疗膝部退行性骨关节病

针刺膝痛六灵穴治疗膝部退行性骨关节病38例，治愈12例，好转25例，无效1例，总有效率为97.4%。

【典型病例】张某，女，45岁，1996年11月11日初诊。

主诉：双膝关节疼痛5年余，加重两个月。

现病史：患者从事运动及体育教学10余年，膝部曾多次受伤。近5年来，患者双膝关节疼痛反复发作，遇寒加剧，得热痛减，近两个月症状加重，行走或上下楼时疼痛更甚。

检查：双膝关节无红肿及屈伸不利，关节活动时可扪及膝关节骨摩擦感。红细胞沉降率、抗链球菌溶血素"O"、类风湿因子正常。X线片提示双膝关节骨质增生，韧带钙化。脉细紧，舌质暗淡夹瘀，苔薄白。

诊断：双膝退行性骨关节病。

治疗：主穴膝痛六宁穴，配穴取足三里、膝阳关、阴市、委中、委阳、血海。每次取3~4穴，隔日治疗1次，加用电针，留针30分钟。

治疗1次后，患者膝痛即感减轻。治疗5次后，患者膝关节活动基本自如。共治疗15次，患者症状完全消失，膝关节活动自如。随访1年，疗效巩固。

五、定喘六安穴治疗支气管哮喘

针刺定喘六安穴治疗支气管哮喘50例，治愈25例，好转21例，无效4例，总有效率为92.0%。

【典型病例】王某，女，48岁，1996年10月12日初诊。

主诉：阵发性呼吸困难20余年，加重1周。

现病史：患者既往有支气管哮喘病史 20 年，近 1 周因受凉，哮喘急性发作，症见气喘，喉间哮鸣，不能平卧，口服氨茶碱、头孢氨苄、青霉素后症状无明显改善。

检查：呼吸困难，喉中有哮鸣音，口唇青紫发绀，舌质暗淡，苔白腻，脉弦滑。X 线片提示双肺纹理粗。白细胞计数 $11.5\times10^9/L$，中性粒细胞百分比 85%，淋巴细胞百分比 15%。

诊断：支气管哮喘。

辨证：痰饮伏肺，肺失宣降。

治疗：①穴位埋线。选用定喘、风门、肺俞。②穴位注射。取核酪注射液 4mL，选用天突、膻中、丰隆（双）。隔日 1 次，共治疗 12 次。

治疗 12 次后，患者喘息止，哮鸣音消失，口唇红润，理化检查正常，病情痊愈。1 年后随访，患者未再复发，疗效稳定。

六、眼病六明穴治疗外展神经麻痹及动眼神经瘫痪

（一）眼病六明穴治疗外展神经麻痹

赵某，女，10 岁，1995 年 4 月 12 日初诊。

主诉：左眼内斜视 1 月余。

现病史：患儿因车祸致头部外伤，出现短暂昏迷，后遗左眼内斜视，经头颅 CT 检查未见颅内出血。

检查：左眼视力下降，复视。左眼球内斜视，外展活动受限。

诊断：左外展神经麻痹。

治疗：主穴取眼病六明穴，配穴取光明、太冲、养老。每次选取主穴 3~4 穴，配穴 1 穴。行平补平泻手法，留针 20 分钟。隔日治疗 1 次。

治疗 16 次后，患儿左眼活动自如，视力恢复正常。随访 1 年，患儿无恙。

（二）眼病六明穴治疗动眼神经瘫痪

肖某，男，29 岁，1997 年 10 月 14 日初诊。

主诉：右眼外斜视并复视 1 个月。

现病史：患者劳动时被钝物击伤右额顶部，当即昏迷，经当地医院抢救治疗月余，后遗右眼外斜视，双眼复视。头颅 CT 检查提示：右侧大脑额顶叶挫裂伤。

检查：右眼睑下垂。双眼注视 1 米以内的物体时，两眼不集合伴有复视。双眼球不能向下和稍向内转，右眼球不能向内、向上运动。

诊断：脑外伤后遗症；右动眼神经不完全性瘫痪。

治疗：主穴取上睛明、下睛明，或内明、外明，两组穴交替选用；配穴取阳陵泉、太冲，或养老、光明，两组穴交替选用。平补平泻，留针 30 分钟，隔日治疗 1 次。

治疗 15 次后，患者诸症消失，视力恢复正常。

七、耳病六聪穴治疗耳鸣耳聋

方某，男，42 岁，1993 年 8 月 16 日初诊。

主诉：耳聋、耳鸣两周。

现病史：患者因出差劳累，加之与人口角时盛怒，突发双耳聋、耳鸣，经某医院诊断为感音性耳聋。住院治疗 10 天后，患者左耳听力有进步，仍感右耳聋、耳鸣，转诊针灸科治疗。

诊断：感音性耳聋。

治疗：主穴取耳病六聪穴，配穴取外关、阳池、中诸、阳陵泉、大冲、足临泣。每次取主穴 3~4 穴，配穴 2 穴。泻法，留针 30 分钟。每日治疗 1 次。

治疗 10 次后，患者左耳听力基本恢复，右耳听力改善，电测听较治疗前提高 30 分贝，仍感耳鸣、烦躁。治疗 25 次后，患者听力基本恢复正常。随访两年，患者听力正常。

八、拇指六通穴治疗拇指屈、伸肌腱鞘炎

【典型病例】杨某，女，51 岁，1996 年 3 月 10 日初诊。

主诉：右手拇指关节疼痛、不能屈伸活动 10 天。

现病史：患者于两周前因搬家劳累，渐感右手拇指关节疼痛、不能用力，伸展屈曲活动受限。

检查：右手拇指呈内屈状态，关节不能伸直，被动上翘时有弹响，向桡腕部放射疼痛。右手拇指掌指关节内侧压痛明显，可触及豆状结节；掌指关节背侧及桡骨茎突部亦有压痛。诊断：右拇指屈肌腱鞘炎。

治疗：主穴取拇指六通穴，配穴取合谷、列缺、阳溪。隔日治疗 1 次。

治疗 1 次后，患者疼痛明显减轻。治疗 3 次后，患者拇指活动基本自如。共治疗 5 次，患者症状全部消失。随访 1 年，疗效巩固。

九、阴阳六合穴治疗阴痛及前列腺炎

（一）阴阳六合穴治疗阴痛

王某，女，32 岁，1994 年 8 月 15 日初诊。

主诉：右腹股沟及外阴疼痛 20 余天。

现病史：3 周前，患者在雨天骑车时跌入沟中，右臂、右腿及外

阴跌伤。经住院对症治疗 10 余天后，患者后遗右腹股沟及外阴疼痛，行走、下蹲时会阴部掣痛。

诊断：外阴及右腹股沟软组织挫伤。

治疗：主穴取阴阳六合穴，配穴取阳陵泉、太冲、足三里、三阴交。

治疗 3 次后，患者疼痛明显减轻。治疗 6 次后，患者疼痛完全消失，行走、下蹲活动自如。

（二）阴阳六合穴治疗前列腺炎

彭某，男，77 岁，1998 年 2 月 12 日初诊。

主诉：小便刺痛伴少腹、会阴部胀痛 10 余日。

现病史：患者于 10 天前因进食香燥之品，诱发小便刺痛，伴少腹、会阴部胀痛，口干，无小便频急。

检查：前列腺液检查提示卵磷脂小体（+），白细胞 6~7 个/高倍镜视野，红细胞 0 个/高倍镜视野。血常规及尿常规正常。

诊断：前列腺炎。

治疗：主穴取阴阳六合穴，配穴取中极、水道、三阴交（双）。每周两次。

治疗两次后，患者小便刺痛明显减轻，少腹、会阴部胀痛减轻。前列腺液常规复查提示病情好转。卵磷脂小体（+）、白细胞 2~4 个/高倍镜视野，余（−）。治疗 6 次后，患者诸症消失，前列腺液检查正常，疾病痊愈。

十、肩臂六灵穴治疗神经性颤抖

杨某，女，34 岁，1996 年 5 月 9 日初诊。

主诉：右手臂不自主颤抖 30 余年。

现病史：患者自幼右手臂不自主颤抖，每遇劳累及情绪激动时抖动幅度增大，影响工作与生活，经颅脑 MRI 检查未见异常，诊断为神经性颤抖。因服中、西药物治疗无效，转针灸科诊治。

诊断：神经性颤抖。

处方：主穴肩臂六灵穴，配穴取少海、支正、劳宫、后溪。每次选取主穴 3 穴，配穴 2 穴。泻法，留针 30 分钟。隔日治疗 1 次。

治疗 5 次后，患者右手臂颤抖明显减轻。因患者自觉取"臂宁、望泉、顺臂、少海、劳宫"穴组疗效显著，故后期以取本穴组治疗为主。治疗 30 次后，患者右手臂颤抖基本消失。其后患者病情虽曾有反复，但经针灸治疗后，症状很快得到控制。随访两年，疗效基本巩固。

第四章

管氏针灸常见病诊疗规范

第一节　腰腿痹（腰椎间盘突出症）

一、诊断标准

（一）疾病诊断

1. 有腰部外伤、慢性劳损或感受寒湿史。大部分患者在发病前有慢性腰痛史。

2. 常发生于青壮年。

3. 腰痛向臀部及下肢放射，腹压增加（如咳嗽、喷嚏）时疼痛加重。

4. 脊柱侧弯，腰椎生理弧度消失，病变部位椎旁有压痛，并向下肢放射，腰部活动受限。

5. 下肢受累神经支配区有感觉过敏或迟钝，病程长者可出现肌肉萎缩。直腿抬高试验或加强试验阳性，膝、跟腱反射减弱或消失，拇趾背伸力减弱。

6. X 线片、CT 及 MRI 检查可见脊柱侧弯，腰部生理前凸消失，病变椎间隙可能变窄，或相邻椎体边缘有骨赘增生。CT、MRI 检查可显示椎间盘突出的部位及程度。

（二）疾病分期

1. 发作期　有明显外伤史，腰腿疼痛剧烈，活动受限明显，肌肉痉挛。

2. 缓解期　腰腿疼痛缓解，活动受限好转，但仍有疼痛，不耐劳。

3. 恢复期　腰腿疼痛症状基本消失，但有腰腿乏力。

（三）证候诊断

1. 气滞血瘀证　腰腿痛如刺，痛有定处，日轻夜重，腰部板硬，仰俯旋转受限，痛处拒按，舌质暗紫，或有瘀斑，脉弦紧或涩。

2. 寒湿凝滞证　腰腿冷痛，转侧不利，静卧痛不减，受寒及阴雨天加重，肢体发凉，舌质淡，苔白或腻，脉沉紧或濡缓。

3. 肝肾亏虚证　腰酸痛，腰膝乏力，伴头昏耳鸣，劳累更甚，倦怠乏力，卧则减轻，舌淡，脉沉细。

4. 气虚血瘀证　腰部疼痛，呈酸胀、刺痛，腰部板硬，仰俯旋转受限，腿软无力，或伴头昏耳鸣、劳累更甚，倦怠乏力，卧则减轻，舌暗淡夹瘀，脉弦细或沉细。

二、治疗方案

（一）气滞血瘀证

治法：行气活血，疏经通络。

针灸取穴：根据经络辨证法，循经选取足太阳膀胱经、足少阳胆经及其他相应经穴。主穴取脊椎九宫穴、秩边、殷门、委中、环跳、阳陵泉、悬钟。配穴取肾俞、大肠俞、次髎。管氏经验穴取中验、跟腱、肾根，根据病情适当加减。

手法：凤凰展翅、赤凤迎源为主，兼平补平泻。留针30分钟。辨证选用热针脊椎九宫穴（中宫 L3～S1，坎、离宫热针），隔日1次。

方药：活血舒筋汤加减。组成：虎杖、乳香、炙没药、郁金、炙香附、丹参、川芎、续断、杜仲、怀牛膝等。

（二）寒湿凝滞证

治法：祛湿散寒，疏经通络。

针灸取穴：同上，根据病情辨证加减。

手法：凤凰展翅、青龙摆尾、苍龟探穴，虚寒证选用烧山火手法。留针 30 分钟。辨证选用热针脊椎九宫穴（中宫 L3～S1，坎、离宫热针），隔日 1 次。

方药：蠲痹汤加减。组成：附子、肉桂、威灵仙、防风、制没药、郁金、炙香附、续断、杜仲、怀牛膝等。

（三）肝肾亏虚证

治法：补益肝肾，濡养经脉。

针灸取穴：同上，根据病情辨证加减。

手法：凤凰展翅、青龙摆尾、苍龟探穴，兼虚寒证选用烧山火手法。留针 30 分钟。辨证选用热针脊椎九宫穴（中宫 L3～S1，坎、离宫热针），隔日 1 次。

方药：独活寄生汤加减。组成：狗脊、续断、肉苁蓉、补骨脂、巴戟天、仙茅、狗脊、墨旱莲、延胡索等。

（四）气虚血瘀证

治法：益气活血，疏经通络。

针灸取穴：同上，根据病情辨证加减。

手法：凤凰展翅、赤凤迎源、阳中隐阴手法。留针 30 分钟。辨证选用热针九宫穴（中宫 L3～S1，坎、离宫热针），隔日 1 次。

方药：三痹汤加减。组成：桃仁、红花、川牛膝、乳香、没药、鹿角胶、狗脊、血竭等。

三、疗效评定

1. **治愈**　腰腿痛消失，直腿抬高 70°以上，能恢复原工作。

2. **好转**　腰腿痛减轻，腰部活动功能改善。

3. 未愈　症状、体征无改变。

第二节　项臂痹（颈椎病）

一、诊断标准

（一）疾病诊断

1. 中医诊断标准

（1）发病特点：急性或缓慢起病，有渐进发展过程，病前多有颈肩部酸痛、头晕头痛、一侧颈项不适等先兆。好发年龄多在 40 岁以上。

（2）诱因：发病多有诱因，每因劳倦、感寒而诱发。

（3）临床表现特点：以颈部出现疼痛、酸胀，可向上肢或背部放射，活动不利，活动时伤侧加重，严重者使头部歪向病侧等为主症。

（4）病因病机特点：由于感受风寒湿邪，或年老体衰、劳倦内伤等多种原因，导致经络阻滞，气血不通，经络不通，不通则痛，发为项臂痹。急症期以风、寒、湿等标实症状突出。

（5）实验室检查：X 线片、CT 或 MRI 检查可见颈椎生理曲度改变或椎间隙狭窄，骨赘形成等影像学改变。

2. 西医诊断标准

（1）颈型颈椎病：颈项部疼痛，活动受限，颈肌僵硬，头项限制在一定位置，颈部两侧压痛明显，X 线片显示颈椎生理弧度改变。

（2）神经根型颈椎病：

①颈肩部疼痛，可沿受压的神经分布区放射，手指呈神经根性分布的麻木及疼痛，握力减弱。

②颈部僵直，活动受限，颈棘突旁常有压痛。颈神经牵拉试验阳性，椎间孔挤压试验可能阳性。

③受累神经支配区皮肤痛觉迟钝或消失，某些上肢肌力减弱，肌肉萎缩，肌腱反射减弱或消失。

④X线片见颈椎生理曲度消失，椎间隙狭窄，椎间孔变形，后缘骨质增生，钩椎关节骨赘形成。CT和MRI更有助于诊断。

（3）脊髓型颈椎病：

①颈肩疼痛伴四肢麻木，疼痛僵硬，发抖无力，行走不稳，似踩棉花状，步态笨拙。

②痛觉减弱或消失，严重者四肢瘫痪，小便潴留或失禁。手部肌张力增高，腱反射亢进。

③常可引出病理反射，如霍夫曼征、巴宾斯基征阳性，踝阵挛和髌阵挛阳性。

④具有典型的X线片征象，即在椎间隙部位呈"L"或"U"状梗阻，侧位片可见相应部位的充盈缺损。

（4）椎动脉型颈椎病：

①症状的出现常与头、颈的转动有关，表现为头晕、恶心、呕吐、四肢麻木等。

②颈椎棘突部常有压痛，椎间孔挤压试验阳性，屈颈或转颈试验阳性。

③脑血流图检查可见左右椎动脉不对称，尤其在转头时患侧波幅明显下降。

④X线片检查显示钩锥关节骨质增生，向侧方隆突，椎间孔变小。

（5）交感型颈椎病：

①患者常有头痛、枕部痛、头晕、头胀、视物模糊、手麻木发凉、心律不齐、心动过速等交感神经功能紊乱的临床表现。

②本型常不单独出现，多与其他型合并存在。

（6）混合型颈椎病：根据以上 5 型表现，如出现两型以上症状患者，可诊断此型。

（二）证候诊断

1. 寒湿凝滞型　颈、肩、上肢窜痛麻木，以痛为主，头有沉重感，颈部僵硬，活动不利，畏风寒。舌淡红，苔淡白，脉弦紧。

2. 气滞血瘀型　颈肩部及上肢刺痛，痛处固定，伴有肢体麻木。舌质暗，脉弦。

3. 痰湿阻络型　头晕目眩，头痛如裹，四肢麻木不仁，舌暗红，苔厚腻，脉弦滑。

4. 肝肾不足型　眩晕头痛，耳鸣耳聋，失眠多梦，肢体麻木，面红目赤。舌红少津，脉弦。

5. 气虚血瘀型　头痛如刺，夜间痛甚，头晕目眩，面色苍白，心悸气短，四肢麻木，倦怠乏力。舌淡暗，苔少，脉细涩。

三、治疗方案

（一）寒湿凝滞型

治法：散寒除湿，温经通络。

针灸取穴：主穴取管氏颈椎九宫穴。配穴取大椎、大杼、压肩、曲池、会宗、落枕。辨证选取。

手法：洛书九宫数行针法，凤凰展翅，平补平泻手法，留针 30 分钟。

方药：三痹汤加减。组成：鹿衔草、葛根、羌活、姜黄、桑枝、海风藤、松节、乳香、没药、乌梢蛇等。

（二）气滞血瘀型

治法：行气活血，疏经通络。

针灸取穴：主穴取管氏颈椎九宫穴。配穴取大椎、大杼、压肩、曲池、会宗、落枕。辨证选取。

手法：洛书九宫数行针法，凤凰展翅，平补平泻手法，留针 30 分钟。

方药：桃红四物汤加减。组成：鹿衔草、葛根、桂枝、虎杖、乳香、没药、骨碎补、刘寄奴、土鳖虫等。

（三）痰湿阻络型

治法：化痰开窍，祛湿通络。

针灸取穴：主穴取管氏颈椎九宫穴。配穴取大椎、大杼、压肩、曲池、丰隆、落枕。辨证选取。

手法：洛书九宫数行针法，凤凰展翅，平补平泻手法，留针 30 分钟。

方药：半夏白术天麻汤加减。组成：鹿衔草、葛根、桂枝、虎杖、制天南星、枳实、旋覆花、佩兰、姜黄等。

（四）肝肾不足型

治法：滋补肝肾，通络活络。

针灸取穴：主穴取管氏颈椎九宫穴。配穴取大椎、大杼、压肩、落枕、培元九宫穴、补肾九宫穴。辨证选取。

手法：洛书九宫数行针法，凤凰展翅，补法，留针 30 分钟。

方药：右归丸加减。组成：桑寄生、怀牛膝、续断、千年健、五加皮、狗脊、巴戟天、肉苁蓉等。

（五）气虚血瘀型

治法：补气活血，通经活络。

针灸取穴：主穴取管氏颈椎九宫穴。配穴取大椎、大杼、压肩、曲池、足三里、落枕、培元九宫穴、补肾九宫穴。辨证选取。

手法：洛书九宫数行针法，凤凰展翅，阳中隐阴，平补平泻手法，留针 30 分钟。

方药：补阳还五汤加减。组成：人参、党参、鸡血藤、土鳖虫、延胡索、蒲黄、三七、乳香、没药等。

四、疗效评定

1. 治愈　原有各型病证消失，肌力正常，颈、肢体功能恢复正常，能参加正常劳动和工作。

2. 好转　原有各型症状减轻，颈、肩背疼痛减轻，颈、肢体功能改善。

3. 未愈　症状无改善。

第三节　肩凝症（肩关节周围炎）

一、诊断标准

（一）疾病诊断

1. 中医诊断标准

（1）50 岁左右发病，女性发病率高于男性，右肩多于左肩，多见于体力劳动者，多为慢性发病。

（2）肩周疼痛，以夜间为甚，常因天气变化及劳累而诱发，肩关节活动功能障碍。

（3）肩部肌肉萎缩，肩前、后、外侧均有压痛，出现典型的"扛肩"现象。

（4）X 线片检查多为阴性，病程久者可见骨质疏松。

2. 西医诊断标准

（1）症状与体征：该病呈慢性发病，多数无外伤史，少数仅有轻微外伤史。主要症状是逐渐加重的肩部疼痛及肩关节活动障碍。

①疼痛位于肩前外侧，有时可放射至肘、手及肩胛区，但无感觉障碍。夜间疼痛加重，影响睡眠，不敢采取患侧卧位。持续疼痛可引起肌肉痉挛和肌肉萎缩。肩前后方、肩峰下、三角肌止点处有压痛，而肱二头肌长头腱压痛最明显，当上臂外展、外旋、后伸时疼痛加剧。

②早期肩关节活动仅对内、外旋有轻度影响，检查时应固定肩胛骨，两侧比较。晚期上臂处于内旋位，各个方向活动均受限，但以外展、内外旋受限明显，前后方向的活动一般是存在的。此时肩部肌肉明显萎缩，有时因并发血管痉挛而发生上肢血循环障碍，出现前臂及手部肿胀、发凉及手指活动疼痛等症状。

（2）X线片检查：可无明显异常。肩关节造影则有肩关节囊收缩、关节囊下部皱褶消失，肩周炎后期可出现严重的骨质疏松改变，特别是肱骨近端，重者有类似"溶骨性"破坏的表现，但通过病史及局部查体很容易与骨肿瘤鉴别诊断。

（二）疾病分期

1. 粘连前期　主要表现为肩周部疼痛，夜间加重，甚至影响睡眠，肩关节功能活动正常或轻度受限。

2. 粘连期　肩痛较为减轻，但疼痛酸重不适，肩关节功能活动受限严重，各方向的活动范围明显缩小，甚至影响日常生活。

3. 恢复期　疼痛改善，肩关节功能活动改善。

（三）证候诊断

1. 风寒湿型　肩部窜痛，遇风寒痛增，得温痛缓，畏风恶寒，或肩部有沉重感。舌淡，舌苔薄白或腻，脉弦滑或弦紧。

2. 瘀滞型　肩部肿胀，疼痛拒按，以夜间为甚。舌暗或有瘀斑，舌苔白或薄黄，脉弦或细涩。

3. 气血虚型　肩部酸痛，劳累后疼痛加重，伴头晕目眩，气短懒言，心悸失眠，四肢乏力。舌淡，少苔或舌苔白，脉细弱或沉。

二、治疗方案

（一）针灸疗法

主穴：肩髎、肩髃、承肩、顺臂、臂宁、望泉。

配穴：若风寒重，可加用风门、风池；若湿重，可加用曲池、阴陵泉；若有瘀滞，可加用肩贞、阳陵泉、条口；气血虚加足三里、气海、血海。

手法：虚则补之，实则泻之。选用凤凰展翅、苍龟探穴、龙虎交战手法。

（二）口服中药汤剂

1. 风寒湿痹型

治法：祛风散寒，利湿通络。

处方：蠲痹汤加减。组成：独活 15g，羌活 15g，秦艽 12g，桂枝 15g，桑枝 15g，当归 15g，川芎 15g，海风藤 15g，木香 10g，乳香 10g，炙甘草 6g。

2. 气滞血瘀型

治法：行气活血，舒筋通络。

处方：桃红四物汤加减。组成：桃仁 10g，红花 6g，熟地黄 15g，当归 15g，白芍 15g，川芎 12g，羌活 15g，桂枝 10g，姜黄 14g，延胡索 15g，伸筋草 10g。

3. 气血亏虚型

治法：补气养血，通络止痛。

处方：独活寄生汤加减。组成：独活 15g，桑寄生 15g，党参 15g，桂枝 10g，当归 15g，川芎 12g，熟地黄 15g，白芍 15g，细辛 5g，秦艽 19g，防风 10g，茯苓 15g，杜仲 15g，怀牛膝 15g，炙甘草 6g。

三、疗效评定

1. 治愈　肩部疼痛消失，肩关节功能完全或基本恢复正常。
2. 好转　肩部疼痛减轻，活动功能改善。
3. 未愈　症状无改善。

第四节　中风（脑梗死）

一、诊断标准

（一）疾病诊断

1. 中医诊断标准

（1）主要症状：偏瘫、神识昏蒙，言语謇涩或不语，偏身感觉异常，口舌㖞斜。

（2）次要症状：头痛，眩晕，瞳神变化，饮水发呛，目偏不瞬，共济失调。

（3）急性起病，发病前多有诱因，常有先兆症状。

（4）发病年龄多在 40 岁以上。

具备 2 个主症以上，或 1 个主症、2 个次症，结合起病、诱因、先兆症状、年龄等，即可确诊；不具备上述条件，结合影像学检查结果亦可确诊。

2. 西医诊断标准

（1）急性起病。

（2）局灶性神经功能缺损，少数为全面神经功能缺损。

（3）症状和体征持续数小时以上。

（4）脑 CT 或 MRI 排除脑出血和其他病变。

（5）脑 CT 或 MRI 有梗死病灶。

（二）疾病分期

1. 急性期　发病 2 周以内，中脏腑最长至 1 个月。

2. 恢复期　发病 2 周至 6 个月。

3. 后遗症期　发病 6 个月以后。

（三）证候诊断

1. 肝阳暴亢证　半身不遂，口舌㖞斜，舌强言謇，眩晕头痛，面红目赤，心烦易怒，口苦咽干，便秘，尿黄。舌红或绛，苔黄或燥，脉弦有力。

2. 风痰阻络证　半身不遂，口舌㖞斜，舌强言謇，肢体麻木或手足拘急，头晕目眩。舌苔白腻或黄腻，脉弦滑。

3. 痰热腑实证　半身不遂，舌强不语，口舌㖞斜，口黏痰多，腹胀便秘，午后面红烦热。舌红苔黄腻或灰黑，脉弦滑大。

4. 气虚血瘀证　半身不遂，肢体软弱，偏身麻木，舌㖞语謇，手足肿胀，面色淡白，气短乏力，心悸自汗。舌质暗淡，苔薄白或白腻，脉细缓或细涩。

5. 阴虚风动证　半身不遂，肢体麻木，言强语謇，心烦失眠，眩晕耳鸣，手足拘挛或蠕动。舌红或暗淡，苔少或光剥，脉细弦或数。

二、治疗方案

（一）肝阳暴亢证

治法：平肝潜阳，息风通络。

针灸治疗：子午流注纳甲法开穴，配合补缓泻急取穴法。主穴取管氏益脑十六穴、曲池、合谷、足三里、三阴交、太冲、太溪，根据病情辨证加减。

手法：凤凰展翅、苍龟探穴，留针30分钟。

方药：天麻钩藤饮加减。组成：天麻、钩藤、石决明、栀子、黄芩、川牛膝、杜仲、益母草、桑寄生、夜交藤、朱茯神等。

（二）风痰阻络证

治法：祛风蠲痰，活血通络。

针灸治疗：以子午流注针法开穴，配合补缓泻急取穴法。主穴取管氏益脑十六穴、风池、丰隆、曲池、合谷、足三里、三阴交、太冲、太溪，根据病情辨证加减。

手法：凤凰展翅、苍龟探穴，留针30分钟。

方药：半夏白术天麻汤加减。组成：禹白附、胆南星、石菖蒲、全蝎、蜈蚣、地龙、竹茹、生姜汁。

（三）痰热腑实证

治法：清热化痰，息风通腑。

针灸治疗：以子午流注针法开穴，配合补缓泻急取穴法。主穴取管氏益脑十六穴、风池、丰隆、曲池、合谷、足三里、三阴交、太冲、行间、太溪，根据病情辨证加减。

手法：凤凰展翅、阴中隐阳、苍龟探穴，留针30分钟。

方药：导痰汤合大承气汤加减。组成：半夏、陈皮、茯苓、枳实、胆南星、甘草、生姜、大黄、厚朴、芒硝、地龙、浙贝母、竹沥等。

（四）气虚血瘀证

治法：补气活血，通经活络。

针灸治疗：以子午流注针法开穴，配合补缓泻急取穴法。主穴取管氏益脑十六穴、风池、肩髃、曲池、合谷、足三里、三阴交、阳陵泉、悬钟、太冲、太溪，根据病情辨证加减。

手法：凤凰展翅、阳中隐阴、苍龟探穴，留针30分钟。

方药：补阳还五汤加减。组成：黄芪、当归尾、赤芍、地龙、川芎、红花、桃仁、乌梢蛇、金钱白花蛇、紫丹参等。

（五）阴虚风动证

治法：滋阴潜阳，息风通络。

针灸治疗：以子午流注针法开穴，配合补缓泻急取穴法。主穴取管氏益脑十六穴、风池、肩髃、曲池、合谷、足三里、三阴交、阳陵泉、悬钟、太冲、太溪，根据病情辨证加减。

手法：凤凰展翅、阳中隐阴、苍龟探穴，留针30分钟。

方药：镇肝熄风汤加减。组成：生地黄、山茱萸、枸杞子、女贞子、墨旱莲、鳖甲、菊花、蒺藜、夏枯草、龙胆、栀子、决明子、珍珠母、龙骨、牡蛎、磁石、代赭石。

三、疗效评定

1. 治愈　症状及体征消失，基本能独立生活。
2. 好转　症状及体征好转，能扶杖行动，或基本生活能自理。
3. 未愈　症状及体征无变化。

第五节　眩晕（内耳性眩晕）

一、诊断

（一）疾病诊断

1. 头晕目眩，视物旋转，轻者闭目即止，重者如坐车船，甚者仆倒。头痛且胀。

2. 可伴恶心呕吐、眼球震颤、耳鸣耳聋、汗出、面色苍白等。

3. 慢性起病，逐渐加重，或急性起病，或反复发作。

4. 测血压，查血色素、红细胞计数，以及心电图、电测听、脑干诱发电位、眼震电图及颈椎 X 线片、经颅多普勒超声等有助明确诊断。有条件应做 CT、MRI。

应注意排除肿瘤、严重血液病等。

（二）证候诊断

1. 风阳上扰型　眩晕耳鸣，头痛且胀，易怒，性情暴躁，失眠多梦，或面部烘热，面红目赤，口苦，咽干，舌质红，苔薄黄，脉弦细或弦滑。

2. 痰浊上蒙型　头重如裹，发作性眩晕，视物旋转，站立不稳，睁眼则眩晕加重，胸闷作恶，面色苍白，冷汗，恶心，呕吐痰涎，耳鸣。伴纳谷不馨，口渴不欲饮。苔白腻，脉弦滑。

3. 气血亏虚型　素体不足或年老体衰，或大病之后，头晕目眩，耳鸣耳聋，面色淡白，身倦乏力，气短乏力，心悸少寐，口唇无华，纳减便溏。舌质淡胖，舌边有齿印，苔薄白，脉细或弱。

三、治疗方案

(一) 风阳上扰型

治法：镇肝息风，滋阴潜阳。

针灸取穴：主穴取管氏益脑十六穴、百会、风池。配穴取翳风、听会、肝俞、期门、太溪、太冲。辨证选取。

手法：凤凰展翅、白虎摇头、阴中隐阳手法，留针 30 分钟。

方药：镇肝熄风汤加减。组成：天麻、钩藤、菊花、羚羊角、蒺藜、蜈蚣、蝉蜕、磁石、龙骨等。

(二) 痰浊上蒙型

治法：健脾化痰，息风开窍。

针灸取穴：主穴取管氏益脑十六穴、百会、风池。配穴取翳风、听会、脾俞、章门、足三里、丰隆、太溪、太冲。辨证选取。

手法：凤凰展翅、白虎摇头、阳中隐阴手法，留针 30 分钟。

方药：半夏白术天麻汤加减。组成：藿香、佩兰、薏苡仁、草豆蔻、姜厚朴、苍术、磁石、龙骨等。

(三) 气血亏虚型

治法：益气养血，定晕通窍。

针灸取穴：主穴取管氏益脑十六穴、百会、风池。配穴取翳风、听会、膈俞、血海、足三里、太溪、太冲。辨证选取。

手法：凤凰展翅、青龙摆尾、烧山火手法，留针 30 分钟。

方药：八珍汤加减。组成：蜜黄芪、制首乌、龙眼、人参、太子参、天麻、合欢花、磁石、龙骨等。

四、疗效评定

1. 治愈　症状、体征及有关实验室检查基本正常。

2. 好转　症状及体征减轻，实验室检查有改善。

3. 未愈　症状无改善。

第六节　面瘫（周围性面神经麻痹）

一、诊断标准

（一）疾病诊断

1. 病史　起病急骤，常有受凉吹风史，或有病毒感染史。

2. 表现　一侧面部肌肉板滞、麻木、表情肌瘫痪，病侧额纹消失，眼裂变大，露睛流泪，眼睑不能闭合，鼻唇沟变浅，口角下垂歪向健侧，不能皱眉、蹙额、闭目、露齿、鼓颊，食物易滞留于病侧齿颊间，可伴病侧舌前 2/3 味觉丧失，听觉过敏等症。

3. 脑 CT、MRI 检查正常。

（二）疾病分期

1. 急性期　发病 15 天以内。

2. 恢复期　发病 16 天至 3 个月。

3. 联动期和痉挛期　发病 3 个月以上。

（三）证候诊断

1. 风寒袭络，经筋失养证　突然口眼㖞斜，眼睑闭合不全，兼见面部有受寒史。舌淡苔薄白，脉濡。

2. 风热袭络，经筋失荣证　突然口眼㖞斜，眼睑闭合不全，继发于感冒发热，或有咽部感染史。舌红苔黄腻，脉浮数。

3. 疫毒侵袭，经筋受损证　耳内及乳突部疼痛，耳内或耳后出现疱疹，伴有口眼㖞斜，眼睑闭合不全，鼻唇沟变浅，口角下垂歪向健侧，不能皱眉、蹙额、闭目、露齿、鼓颊，食物易滞留于病侧齿颊间，可伴病侧舌前 2/3 味觉丧失，听觉过敏等症。脉浮紧，舌质红绛，苔黄。

4. 气虚血瘀，经筋失养证　口眼㖞斜，眼睑闭合不全，日久不愈，面肌时有抽搐。舌淡紫，苔薄白，脉细涩或细弱。

二、治疗方案

（一）风寒袭络，经筋失养证

治法：祛风散寒，温经通络。

针灸取穴：主穴取双侧太阳、下关、迎香、风池、阳白、四白、合谷。配穴取上睛明、下睛明、颧髎、人中、承浆，根据病情辨证加减。

手法：平补平泻，补法。

方药：管氏牵正汤加减。组成：黄芪、桂枝、全蝎、蜈蚣、细辛、荆芥、紫苏叶等。

（二）风热袭络，经筋失荣证

治法：祛风清热，活血通络。

针灸取穴：主穴同上。配穴取外关、大椎、曲池，根据病情辨证选取。

手法：平补平泻，泻法。

方药：管氏牵正汤加减。组成：桑叶、连翘、金银花、薄荷、竹叶、牛蒡子、浮萍等。

（三）疫毒侵袭，经筋受损证

治法：祛毒清热，濡养经筋。

针灸取穴：主穴同上。配穴取翳风、完骨、听会、合谷、曲池、

足三里，根据病情辨证选取。管氏舌针取心穴、肺穴、胃穴、肝穴、
胆穴、额穴、金津、玉液。

手法：平补平泻，泻法。

方药：管氏牵正汤加减。组成：金银花、射干、虎杖、紫花地
丁、马齿苋、赤芍、黄精、蜈蚣等。

（四）气虚血瘀，经筋失养证

治法：益气活血，通络止痉。

针灸取穴：主穴同上。配穴取培元九宫穴、颊内，根据病情辨
证选取。管氏舌针取脾穴、胃穴、肺穴、额穴、目穴、耳穴。

手法：平补平泻，补法。

中药处方：管氏牵正汤加减。组成：太子参、黄芪、天麻、合
欢花、茯神、炙远志、地龙等。

三、疗效评定

1. 治愈　症状及体征消失，面部功能正常。
2. 好转　症状及体征改善，面部功能部分恢复。
3. 未愈　症状及体征无明显改善。

第五章

管氏针灸临床验案二十则

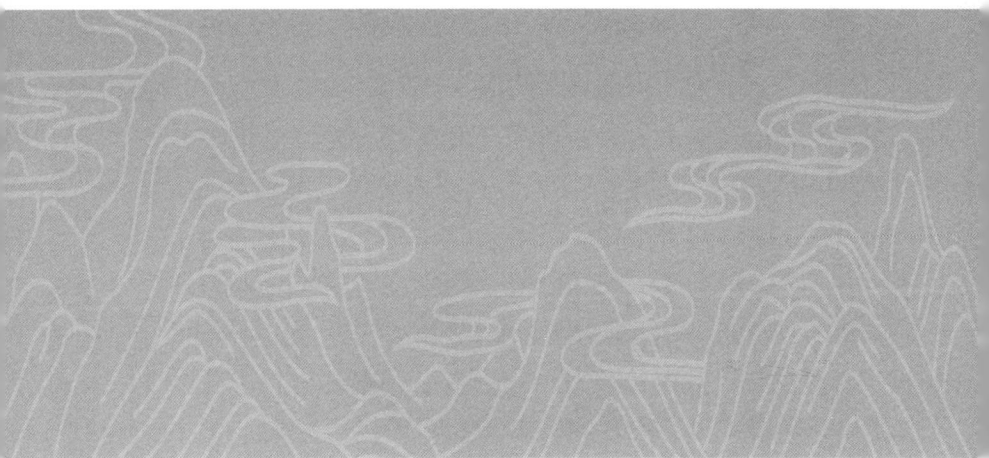

案一 颞颌关节功能紊乱综合征

患者，女，32 岁，2018 年 5 月 14 日初诊。

患者左耳前及头颞部酸胀疼痛 1 个月，张口及咀嚼时疼痛加重。查体见左侧颞下颌关节区无红肿，左侧下关穴部位明显压痛，左侧头颞部太阳穴部位轻度压痛，颞下颌关节轻度弹响，张口疼痛明显，牙及牙龈无急性炎症。脉浮紧，舌淡夹青，苔薄白。

西医诊断：左颞颌关节功能紊乱综合征。

中医诊断：面痛；痹证。

辨证：气血凝滞，脉络痹阻。

经络辨证：足阳明经证。

治法：行气活血，疏经通络。

治疗：取下关、太阳、颊车，用齐刺法；配取合谷、足三里，行平补平泻手法，得气后加电 20 分钟。取针后艾灸 15 分钟。

患者治疗 2 次后症状明显减轻，4 次后痊愈。随访 1 年，疗效巩固。

按语：《灵枢·经脉》言"胃足阳明之脉……却循颐后下廉，出大迎，循颊车，上耳前，过客主人，循发际，至额颅"。本案患者左耳前及头颞部酸胀疼痛，颞下颌关节轻度弹响，张口疼痛明显，说明病位在足阳明经。《灵枢·官针》言："齐刺者，直入一，傍入二，以治寒气小深者。"循经取下关、太阳、颊车三穴，施以齐刺法，配取合谷、足三里以行气活血、清利关节、疏经通络。

案二 慢性胃肠炎

患者，男，53 岁，2019 年 9 月 19 日初诊。

患者胃脘隐痛不适，大便溏薄3年，1周前饮用果汁后出现胃部胀满、疼痛、腹泻，在昆明某医院行胃镜检查，诊断为急性胃肠炎。现症见胃脘疼痛，大便稀薄，每日3~4次，泛吐清水，喜按喜暖，得热痛减，神疲肢软，手足不温，舌淡红，苔薄白，脉细弱。

西医诊断：慢性胃肠炎。

中医诊断：胃脘痛；泄泻。

辨证：脾胃虚寒。

经络辨证：足太阴、足阳明经证。

治法：健脾和胃，温中散寒。

治疗：取中脘、章门、足三里、阴陵泉、三阴交、内关、公孙、脾俞、胃俞。针刺用补法，同时施以灸法。

针灸24次、调治3个多月后，患者胃痛消失，大便正常，疾病渐愈。

按语：本案患者脾胃虚寒则运化迟缓，胃气阻滞，故胃脘疼痛；脾虚中寒，运化失司，故大便稀薄；水不得运化而上逆，故泛吐清水；寒得温而散，故得热痛减；脾主四肢，脾阳不振则神疲肢软，手足不温；苔薄白，脉细弱，为脾胃虚寒之征象。足阳明胃经"下膈，属胃，络脾"，脾胃在生理、病理上密切联系。针刺取脾俞与章门、胃俞与中脘，用俞募配穴法，以健脾和胃、温中散寒；足三里是胃经合穴，阴陵泉是脾经合穴，《灵枢·邪气脏腑病形》言："合治内腑。"《灵枢·顺气一日分为四时》言："病在胃及以饮食不节得病者，取之合。"三阴交为交会穴。公孙是脾经络穴，通任脉，配手厥阴经络穴内关，通阴维脉，属八脉交会穴，有健脾和胃、益气养血的功用。

案三 急性乳腺炎

患者，女，30岁，1959年8月2日初诊。

患者产后8天，乳汁壅滞不下，右乳房上方肿胀疼痛，按之坚硬如鸡蛋大，壮热（体温39.6℃），烦躁，面热焮红，大便二日未行。舌质红，苔黄，脉洪紧。

西医诊断：急性乳腺炎。

中医诊断：乳痈。

辨证：阳明热结，乳汁瘀阻。

经络辨证：足阳明经证。

治法：清热散结，疏经通络。

治疗：取厉兑（刺出血）、内庭（泻）、足三里（泻）、尺泽（泻）。

治疗2次后，患者肿痛大减，身热亦退。又治疗2次，并予中药外敷，患者乳汁得下，结块渐消，共治疗6次而愈。

按语：《灵枢·经脉》云"胃足阳明之脉……其直者，从缺盆下乳内廉"。阳明热结，经脉阻滞。《难经·六十九难》曰："实者泻其子。"故泻胃经子穴厉兑及子经（肺经）子穴尺泽。因足阳明胃经多气多血，厉兑为其井穴，井为脉气所出，故刺血以泄热；泻足阳明胃经合穴足三里，以疏其流而清热源。尺泽为肺之合穴，泻尺泽有清气分、泄经满之效。内庭为足阳明胃经荥穴，《难经》云："荥主身热。"故泻内庭以泄热通络。

案四 肌纤维组织炎、附睾炎

患者，男，46岁，2005年11月17日初诊。

患者于2005年10月21日到山区进行矿源勘查鉴定工作，淋雨受寒后出现头痛、咳嗽、四肢发凉、高热，在昆明某医院治疗，3 天后热退，头痛、咳嗽减轻，出现腰痛、腹泻，腰以下发凉，夜间下肢抽筋（肌肉痉挛），治疗 1 周后转院继续治疗。查体见患者形态虚怯蜷缩，腰痛，不能俯仰转侧，双下肢皮温较低，膝以下发凉，足趾紫暗。足大指挛缩。大便溏薄，每日 4~6 次。少腹胀痛，阴囊收缩，阵发性抽痛。舌滑润，苔白，脉沉迟。

西医诊断：肌纤维组织炎；急性肠炎；附睾炎。

中医诊断：痹证（寒痹）；泄泻；寒疝。

辨证：寒滞肝脉，经络痹阻。

经络辨证：足厥阴肝经证。

治法：温经暖肝，舒筋通络。

治疗：子午流注开穴太冲、阳陵泉；配足三里、三阴交、天枢、气海、归来。针刺手法用龙虎升降、凤凰展翅，配合热针疗法。每日治疗 1 次，10 次为 1 个疗程。

治疗 1 个月后，患者痊愈。

按语：足厥阴肝经"起于大指丛毛之际，上循足跗上廉，去内踝一寸，上踝八寸，交出太阴之后，上腘内廉，循股阴，入毛中，环阴器，抵小腹，夹胃，属肝，络胆"。病证方面，"是动则病，腰痛不可以俯仰，丈夫㿗疝，妇人少腹肿，甚则嗌干，面尘，脱色。是主肝所生病者，胸满，呕逆，飧泄，狐疝，遗溺，闭癃。"本案患者舌滑润，苔白，脉沉迟，为寒湿凝滞足厥阴肝经，故形态虚怯蜷缩，腰痛不可以俯仰，少腹胀痛，阴囊收缩，阵发性抽痛，大便溏薄。治疗方面，本案按子午流注针法，未时开足厥阴肝经原穴太冲，辰时开表里经足少阳胆经合穴阳陵泉，采用管氏两仪生化六法中的龙虎升降、凤凰展翅手法，配合热针疗法以温经暖肝、舒筋通络，故收到较好疗效，体现了管氏针灸学术流派学术思想和临床经络辨证的学术特点。

案五 肩关节周围炎

患者，女，48 岁，2019 年 11 月 4 日初诊。

患者左肩臂及左肩胛部疼痛两月余，肩臂呈持续性钝痛，肩关节活动受限；肱二头肌长头肌腱沟、肩峰下滑囊、肩胛冈、冈上肌附着点等处压痛；遇寒或劳累后疼痛加重。苔薄白，脉弦紧。

西医诊断：肩关节周围炎。

中医诊断：漏肩风；寒痹。

辨证：寒湿凝滞，经络痹阻。

治法：祛风散寒，通经活血。

治疗：针刺取肩髃、肩髎、天宗、承肩、顺臂。天宗、肩髎用烧山火手法。

治疗后，患者自觉肩臂、肩胛及胸部均有热感。治疗 3 次后，患者疼痛消失，肩关节活动自如。

按语：循经辨证，手阳明经证以肩前区疼痛为主，后伸疼痛加剧；手少阳经证以肩外侧疼痛为主，外展疼痛加剧；手太阳经证以肩后侧疼痛为主，肩内收时疼痛加剧；手太阴经证以肩前近腋部疼痛为主，且压痛明显。

管氏烧山火手法，趁患者呼气时进针；入皮后，行降阴法，缓慢分三度捻进，先浅后深，徐内疾出；行针时，慢提紧按，行九阳数；捻针时，拇指向前用力重而急，拇指向后用力轻而缓，按九阳数反复行之，即产生热的感觉；行震刮术；随而济之，顺经脉循行方向补其经气；趁患者吸气时出针，出针时快而轻；出针后揉按针孔。对于虚寒病证，如能灵活运用烧山火手法，疗效自然显著。

案六　乳腺小叶增生症

患者，女，39 岁。2016 年 3 月 11 日初诊。

患者两年前在某医院诊断为双侧乳腺增生症，服药治疗收效不明显。查体见患者左乳外上方（1 点钟位置）有 2cm×2cm 的肿块，内上方（10 点钟位置）有 2cm×1.5cm 的肿块；右乳外侧（9~10 点钟位置）有 4cm×3cm 的肿块。肿块规则，能活动，有触痛。脉弦滑，舌暗红，苔薄黄根腻。

西医诊断：乳腺小叶增生症。

中医诊断：乳癖。

辨证：肝郁痰凝，冲任失调。

经络辨证：足阳明经证。

治疗：取屋翳、灵墟、天溪、膻中、乳根、天宗、肝俞、足三里、合谷。每次选用 4~5 穴。针刺手法用青龙摆尾、赤凤迎源手法。隔日 1 次，15 次为 1 个疗程。

治疗 1 个疗程后，患者乳房部位有热流感，肿块缩小。治疗两个疗程后，患者自觉症状基本消失，肿块明显缩小，仅存两个直径 1cm×0.5cm 的小结节。1 年后随访，患者乳房症状消失，月经正常。

按语：本案患者病在乳房，与胃、肝、脾三经关系密切，故采取三部配穴法、前后配穴法，针灸手法采用管氏飞经走气四法中的青龙摆尾、赤凤迎源手法。

案七　支气管哮喘

患者，男，50 岁，2013 年 10 月 14 日初诊。

患者 10 年前因受凉感冒而引发胸闷气喘，经治疗后病情缓解，

其后每遇感冒、闻及异味，胸闷气喘症状即发作，在某医院被诊断
为支气管哮喘。患者平素服用氨茶碱、泼尼松、止咳定喘丸等药物，
虽可暂缓症状，但不能控制哮喘反复发作。患者现咳嗽、哮喘发作 1
个多月，口服西药及输液治疗后症状无缓解。查体见患者呼吸急促，
喘息抬肩，喉中痰鸣，痰稠色黄，咯吐不利，舌绛，苔黄根腻，脉
滑数。

西医诊断：支气管哮喘。

中医诊断：喘病。

辨证：风热犯肺，肺失宣降，热盛气壅，痰浊阻肺。

经络辨证：手太阴肺经证。

治法：宣肺清热，祛痰平喘。

治疗：取大椎、风门透肺俞、膻中、丰隆、内关。风门透肺俞、
玉堂透膻中、丰隆用白虎摇头手法，大椎、内关用凤凰展翅手法。

针刺后，患者胸闷、气喘症状大减，治疗 6 次后，患者喘平，
哮鸣音消失。治疗 30 次后，患者诸症消失。为巩固疗效，患者连续
3 年每至三伏天接受针灸治疗 15 次。随访 6 年，患者哮喘未再发作。

按语：喘病多因痰饮伏肺，阻塞气道，肺气宣降失常而发，因
此病位在肺，与肾、心、脾等密切相关。白虎摇头手法具有行气泻
实、祛风清热功效，适用于高热烦躁、神昏癫狂、痉挛项强、痰热
壅盛等病证。操作时注意进针至穴位深层（地部），针体保持直立。
插针时拇指向前用力，左转一呼一摇；提针时拇指向后用力，右转
一吸一摇。向内进针时，用力较轻，进针快而摇动小；向外退针则
用力较重，退针慢而摇动大。一般左右摇针 6 次或 18 次，实热重者，
操作摇针 36 次。

案八 多发性脑梗死恢复期

患者，男，48 岁，2018 年 6 月 20 日初诊。

患者左侧半身不遂、语言不清月余，2018 年 5 月 12 日晨起突觉左侧半身不遂，头晕，语言不清。昆明某医院 CT 检查结果显示：急性多发性脑梗死。患者住院 12 天，病情稳定后出院。刻下症：患者神志清楚，言语謇涩，左上肢肩关节能微动，肘关节和腕关节只可略活动，拇指、无名指能微动，肌力 1 级；左下肢痿软无力，足下垂内翻，肌力 3 级；肱二、三头肌腱反射（+），膝反射（+），巴宾斯基征（+）。血压 150/105mmHg。舌质紫红，苔黄腻，脉弦滑。

西医诊断：多发性脑梗死恢复期。

中医诊断：中风（中经络）。

辨证：脾失健运，肝阳上亢，风痰瘀血，痹阻脉络。

治疗：取益脑十六穴、风池、廉泉、曲池、髀关、足三里、太冲、太溪。针刺手法选用白虎摇头、赤凤迎源手法。

二诊：治疗两次后，患者血压降至 130/90mmHg。加取肩髃、手三里、合谷、八邪、环跳、阳陵泉、三阴交，行苍龟探穴、赤凤迎源手法。加用管氏舌针，每次选用 8~10 穴。隔日 1 次，15 次为 1 个疗程。

治疗两个疗程后，患者言语流利，肌力 5 级，上下肢功能基本恢复正常。

按语：本案患者神志清楚，左侧半身不遂，头晕，语言不清，辨为中风-中经络。取主穴管氏益脑十六穴，配取管氏舌针；针灸手法采用管氏飞经走气四法中的白虎摇头、苍龟探穴、赤凤迎源手法。

案九　梨状肌综合征

患者，男，36 岁，2015 年 8 月 10 日初诊。

患者两周前从 2 米高的梯架上滑下，跌伤臀部，2 天后臀部疼痛且向右侧下肢后侧、后外侧放射，经推拿理疗治疗后，感右腿疼痛剧烈，出现疼痛性跛行及行走困难。CT 检查提示腰椎无骨折，腰椎间盘未见明显病变。查体见患者腰骶部及右侧臀部压痛明显，尤以梨状肌部位为甚，臀中肌、梨状肌位置可以摸到索状硬块。直腿抬高试验（+），屈曲内旋时疼痛加重。舌暗红，苔薄白，脉滑紧。

西医诊断：梨状肌综合征。

中医诊断：腰腿痹。

辨证：气滞血瘀，脉络痹阻。

经络辨证：足太阳经、足少阳经证。

治疗：取次髎、右秩边、殷门、委中，或取右居髎、环跳、风市、阳陵泉、悬钟。两组腧穴交替选用，行赤凤迎源手法。

治疗两次后，患者疼痛明显减轻，6 次后疼痛消失，腰腿活动自如。

按语：足太阳经证疼痛沿腰或臀、大腿后侧、小腿后侧及足外侧放射；足少阳经证疼痛沿臀、大腿、小腿外侧至足外侧放射，故本案患者经络辨证属足太阳经、足少阳经证。根据三部配穴法，针灸手法采用管氏飞经走气四法中的赤凤迎源手法。赤凤迎源手法的主要操作特点是拇指向前、向上捻转，配合四指飞法，犹如向上飞翔的仪态，具有行气活血、通关过节的治疗作用。

案十　急性胃肠炎

患者，男，34 岁，2015 年 8 月 3 日初诊。

患者 8 天前晚餐时过食生冷油腻，复受寒邪，遂感胃脘胀满，腹泻肠鸣。某医诊为伤食泄泻，投以攻消药物。患者服药后大便稀薄，四肢发冷，腹泻，日行 3~4 次；又服用附子、桂枝及收涩药物，自感胃脘灼痛，仍大便溏薄，喜按恶凉，神疲倦怠，面色㿠白，双手发凉，舌质淡红，苔白根腻。

西医诊断：急性胃肠炎。

中医诊断：泄泻。

辨证：饮食不节，复感寒邪，脾胃阳虚，传导失司。

治疗：取建里、天枢、气海、大肠俞、脾俞、足三里、公孙。针刺手法采用阳中隐阴、凤凰展翅手法。

治疗 4 次后，患者胃腹舒适，大便已成形，日行 1~2 次。又治疗两次，患者腹泻痊愈。

按语：本案患者为脾失健运，脾虚湿盛，肠道分清泌浊、传化功能失常，发为本病。其病位在肠，与脾、胃、肝、肾等脏密切相关，故采用俞募配穴法、十二经表里配穴法取穴，针刺采用阳中隐阴、凤凰展翅手法。

案十一 痛风性关节炎

患者，男，54 岁，2018 年 10 月 11 日初诊。

患者 4 天前吃羊肉火锅、饮啤酒后，当晚左足大拇指关节红肿、灼热发胀，疼痛难眠，次日膝、踝关节出现红肿疼痛。2018 年 10 月 9 日化验检查结果显示：血尿酸 680.20μmol/L，某医院诊断为痛风。患者服药后胃疼、腹泻，足大拇指关节红肿疼痛减轻，膝、踝关节疼痛不减。查体见患者左足跖趾关节红肿、有压痛，左踝关节、膝关节红肿疼痛，不能触及。舌红绛，苔薄黄，脉滑紧。

西医诊断：痛风性关节炎。

中医诊断：热痹。

辨证：湿热内蕴，脉络痹阻。

治法：清热利湿，疏经通络。

治疗：取阳陵泉、阴陵泉、足三里、悬钟、三阴交、太冲。针刺手法用阴中隐阳手法。

治疗 1 次后，患者关节红肿疼痛减轻，胃腹疼痛渐消，腹泻已止。治疗 3 次后，患者膝踝关节红肿疼痛基本消退。2018 年 10 月 16 日化验检查结果显示：血尿酸 410.50μmol/L。又治疗两次后，患者痊愈。

按语：本案患者为湿热之邪痹阻关节、肌肉、经络，导致气血运行不畅，发为本病，故采用阴中隐阳手法。操作时，令患者自然地口吸鼻呼，随其吸气，用舒张押手法，缓慢地将针进至地部，在地部 1 分上下的范围内，拇指向后捻针，慢按紧提六阴之数（6 次、18 次、36 次），如有凉感，稍停片刻，候凉感消失。然后嘱患者改为鼻吸口呼的呼吸，医生改为单指押手法，将针退至人部，在人部上下 1 分左右，拇指向前捻针，紧按慢提九阳之数（9 次、27 次、81 次），待热感产生，留针 3~5 分钟后将针拔出，轻压针孔。

案十二　牙周炎

患者，女，39 岁，2016 年 6 月 16 日初诊。

患者 8 年前因流产后过食热补药物和食物，导致牙龈肿痛、出血，口气热臭，小便黄赤，大便秘结，睡眠不宁，烦躁易怒。查体见齿龈红肿，口出臭秽气。舌红苔黄腻，脉滑数。

西医诊断：牙周炎。

中医诊断：牙宣。

辨证：阳明热结，胃火炽盛。

治法：疏泄阳明，清热泻火。

治疗：取下关、天容、二间、内庭、曲池、足三里。其中，下关、天容、曲池、足三里行龙虎交战手法，二间、内庭行捻转泻法。

治疗 6 次后，患者牙龈肿痛已减轻，苔腻渐化，大便畅通，口臭明显好转。治疗 15 次后，患者牙龈基本恢复正常，腑气通，口臭除。

按语：本案患者牙痛甚烈，兼有口臭、便秘等症状，为阳明火盛之胃火牙痛，故选穴主要采用五行俞配穴法，手法采用龙虎交战手法，以发挥疏通经络、行气止痛功效。

案十三　右输尿管结石并肾盂积液

患者，女，51 岁，2016 年 3 月 14 日初诊。

患者 2 个月前无明显诱因突感右侧腰骶部及少腹绞痛，在某医院诊断为右输尿管结石。对症治疗后，患者现感右侧腰骶及右少腹隐痛，有下坠发胀感，尿频，尿急不爽，偶有绞痛，呈阵发性发作。查体见患者面色少华，口苦，纳差，舌质暗红，苔黄根腻，脉细弦。腹部 B 超结果显示：右输尿管上段结石并肾盂积水。腹部 X 线片结果显示：右输尿管上段有约 9mm×6mm 结石并肾盂积液。

西医诊断：右输尿管结石并肾盂积液。

中医诊断：石淋。

经络辨证：足太阳、足少阴、足少阳、足厥阴经证。

治疗：取肾俞、膀胱俞、京门、带脉、委阳，或取志室、气海俞、带脉、维道、足三里，或取气海、关元、水道、五枢、三阴交、太冲。三组腧穴交替选用。针刺手法采用子午捣臼、凤凰展翅手法。

治疗 3 天后，患者腰腹隐痛、下坠感及尿频、尿急等症消失。治疗 12 次后，患者于晨起约 6 时许排便时，自觉右腹和髂前部有瞬间刺痛和小便停顿，随即排出结石，小便通畅。当日腹部 X 线片检查结果显示：输尿管结石阴影消失。次日腹部 B 超检查结果显示：右输尿管结石及肾盂积水均消失。随访 3 年，患者健康无恙。

按语：本案患者湿热内蕴，炼液成石，结石内阻，加之肾气虚弱，脉络闭阻，通降失利，水道不通而发为本病。其病位在足太阳、足少阴、足少阳、足厥阴经。本案主要采用循经取穴、阴阳配穴法选穴，手法采用子午捣臼、凤凰展翅手法，以发挥导引阴阳、壮阳制水、补阳泻阴、消肿利水功效。

案十四　急性脑梗死

患者，男，54 岁，2018 年 4 月 26 日初诊。

患者两个月前自觉舌体发僵，讲话声音变低、嘶哑，近两周感觉舌体发木，饮水呛咳，讲话费力，吐字不清，在当地某医院诊断为脑梗死、假性延髓麻痹，经输液及口服药物治疗后，收效不显。查体见患者舌左偏，发"啊"时悬雍垂位置偏左。舌质暗红夹瘀，苔薄黄，脉弦滑。

西医诊断：急性脑梗死；假性延髓麻痹。

中医诊断：中风（中经络）。

辨证：风痰瘀血，闭阻脉络。

治法：祛风化痰，活血化瘀，疏经活络，醒脑开窍。

治疗：取风池、廉泉、天容，采用龙虎升降手法；取通里，采用平补平泻手法。取心穴、脾穴、肝穴、肾穴、舌柱、中矩、金津、玉液，采用管氏舌针。每次选用 4~5 穴，泻法。15 次为 1 个疗程。

治疗两个疗程后，患者吞咽功能好转，饮水呛咳减轻。治疗 4 个疗程后，患者吐字较前清楚，仍音低声小。治疗 7 个月后，患者自觉症状基本消失，语言较流利。

147

按语：本案患者神志清楚，舌体发木，饮水呛咳，讲话费力，吐字不清，辨为中风-中经络。治疗主要采用循经取穴、阴阳配穴法取穴，配合管氏舌针，针刺采用龙虎升降手法，发挥调和阴阳、疏通经气功效。

案十五　腰椎间盘突出症

患者，男，45岁，2015年11月2日初诊。

患者4个月前因搬家劳累，出现腰部疼痛并牵及右下肢，3天前挫伤腰部诱发右下肢疼痛加重，站立及行走困难，咳嗽、喷嚏时疼痛沿右下肢后外侧向下放射。某医院CT检查结果提示：L5~S1椎间盘向右后脱出，压迫硬膜囊及右侧神经根。脉细紧，舌暗红夹瘀，苔薄白。

西医诊断：腰椎间盘突出症。

中医诊断：腰腿痹。

辨证：气滞血瘀，脉络痹阻。

治疗：取脊椎九宫穴，以及右侧环跳、阳陵泉、悬钟、秩边、殷门、委中、昆仑。针刺手法采用凤凰展翅手法。

治疗23次后，患者腰腿疼痛消失，右下肢直腿抬高试验（-），颏胸试验（-），颈静脉压迫试验（-），仰卧挺腹试验（-）。临床治愈。2016年5月26日CT检查结果显示：突出的椎间盘组织缩小，对硬膜囊的压迫程度明显减轻。随访1年，疗效巩固。

按语：足太阳经证疼痛沿腰或臀、大腿后侧、小腿后侧及足外侧放射，足少阳经证疼痛沿臀、大腿、小腿外侧至足外侧放射。本案根据循经取穴、一经连用和数经互用配穴法，主要选取脊椎九宫穴及足太阳经、足少阳经穴，并采用凤凰展翅手法，发挥疏经活络、行气守气功效。

案十六　中枢性呃逆

患者，男，64 岁，1982 年 8 月 12 日初诊。

患者 5 天前午休后突然头晕，旋即跌倒，口角流涎，发音困难，左侧上下肢不能动弹，随即被送往医院，被诊断为脑梗死。入院第 2 天，患者出现呃逆，每分钟 8 ~ 10 次，持续不间断，因呃逆 4 天不止，要求针灸治疗。查体见患者神志清楚，言语謇涩，左侧偏瘫，肌力Ⅱ级，左侧肱二头肌反射、膝反射亢进，巴宾斯基征弱阳性，霍夫曼征阴性。脉弦，舌暗淡夹瘀，苔薄黄。

西医诊断：中枢性呃逆；脑梗死。

中医诊断：呃逆；中风（中经络）。

辨证：肝脾失和，胃气上逆；风痰瘀血，痹阻脉络。

经络辨证：足阳明经证。

治疗：取攒眉穴，加用电针 20 分钟。

行针后，患者呃逆渐平，电针治疗后呃逆全止。随访 6 个月，患者未再出现呃逆。

按语：攒眉穴是管氏经验集合穴之一，是治疗呃逆的特效穴，为眉头与眉中区域的统称。操作时，选用 28 号或 30 号 1.5 寸毫针，先从攒竹部位进针，针尖到达眉中眶上裂，左手拇指按压针尖，使针身紧贴眼眶，右手持针捻转 36 次，为一度手法；再从阳白穴进一针，使针尖向下刺到眉中眶上裂，与第一针尖相会，左手拇指按压针尖，使针尖紧贴眶上裂，右手持针捻转 36 次，为一度手法。留针 20 分钟。其间两针再各行一度手法，即可出针。

案十七　动眼神经瘫痪

患者，男，29 岁，1997 年 10 月 14 日初诊。

患者 1 个月前劳动时被钝物击伤右额顶部，当即昏迷，经当地医院抢救治疗后脱离危险，后遗留右眼外斜视、双眼复视。头颅 CT 检查结果显示：右侧大脑额顶叶挫裂伤。查体见患者右眼睑下垂，双眼注视 1 米以内的物体时两眼不集合并有复视，双眼球不能向下和稍向内转，右眼球不能向内、向上运动。脉弱，舌淡，苔薄白。

西医诊断：右动眼神经不完全性瘫痪；脑外伤后遗症。

中医诊断：睢目。

辨证：髓海受损，目系损伤。

治疗：主穴取上睛明、下睛明，或取内明、外明，两组穴位交替选用；配穴取阳陵泉、太冲，或取养老、光明，两组穴位交替选用。针刺手法为平补平泻、凤凰展翅手法。留针 30 分钟，隔日 1 次。

治疗 15 次后，患者诸症消失，视力恢复正常。

按语：本案患者为颅脑损伤，后遗右眼外斜视、双眼复视，病位在脑、眼。本案取穴以管氏集合穴"眼病六明穴"为主，配合十二经表里配穴法、阴阳配穴法，同时采用平补平泻及凤凰展翅手法。

案十八　睡眠增多症

患者，男，48 岁，1962 年 3 月 19 日初诊。

患者于 1961 年 10 月出差途中翻车受伤，经某军区医院诊断为右下肢软组织挫伤、轻度脑震荡，服用甲丙氨酯镇静治疗。患者次日感昏昏欲睡，虽未再服用镇静安眠类药物，但嗜睡症状日益加重。半个月后，患者每日睡 18～20 小时，仍感疲乏欲眠，经多方治疗及疗养数月，病证如故。脉细弱，舌质淡，苔白润。

西医诊断：睡眠增多症。

中医诊断：嗜睡症。

辨证：跷脉失调，髓海失养。

治法：泻阴跷脉，补阳跷脉，调和阴阳，濡养清窍。

治疗：取穴以照海、交信、申脉、跗阳、风池、睛明、前顶、后顶、本神为主。其中，照海、交信用泻法，申脉、跗阳用补法，风池、睛明、前顶、后顶、本神用平补平泻。

治疗 7 次后，患者每日睡眠减至 10～12 小时，可阅览文件、书报，并称数月来走路时即感右外踝牵引右膝酸痛的症状亦完全消失。治疗 21 次后，患者每日睡眠 8 小时左右，头脑清醒，恢复工作。

按语：本案患者每日睡 18～20 小时仍感疲乏欲眠，系阴跷脉盛，阳跷脉虚，阴盛而阳微所致。《灵枢·大惑论》云："阴气盛则阴跷满，不得入于阳则阳气虚，故目闭也。"照海、交信是阴跷脉所属腧穴，申脉、跗阳是阳跷脉所属腧穴，故针刺泻照海、交信，补申脉、跗阳，使阴阳跷脉调和，阴平阳秘，精神乃治。

案十九 外伤性截瘫

患者，男，38 岁，1984 年 9 月 10 日初诊。

患者 5 个月前因盖房时屋梁倒塌，压伤左肩背部，当即昏迷，不省人事，经某医院急救后复苏，随即发现左上肢不能活动，双下肢弛缓性瘫痪、反射消失。X 线片检查结果提示：左锁骨骨折；T12～L1 错位；L1～L2 压缩性骨折。患者经住院治疗后，锁骨骨折愈合，后遗双下肢瘫痪，大便 3～5 日一行，间歇性尿失禁。查体见双下肢痉挛性瘫痪，肌肉萎缩，肌张力增高。左下肢肌力Ⅰ级，右下肢肌力Ⅱ级。双下肢膝反射、踝反射亢进。下腹壁反射消失，提睾反射消失，股上部及腹股沟触觉、痛觉减退，双膝以下皮温下降。舌淡夹青，苔薄黄，脉细涩。

西医诊断：外伤性截瘫（L1～L2 压缩性骨折，脊髓损伤）。

中医诊断：体堕。

辨证：骨断筋伤，督脉受损，瘀血凝滞，经筋失养。

治法：强筋壮骨，疏调督脉，行气活血，濡养经筋。

治疗：主穴取脊椎九宫穴（中宫为 T12~L1 或 L1~L2，轮换取穴），坎、离宫用热针疗法（GZH 型热针仪）。配穴取秩边、殷门、承山、跟腱、环跳、阳陵泉、绝骨、太冲、髀关、伏兔、足三里、三阴交、涌泉，针刺手法用深刺或透刺法，加用电针。循经选取华佗夹脊穴（T11~L3），行穴位注射（氢溴酸加兰他敏 1mg、维生素 B_1 100mg、维生素 B_{12} 0.25mg、2% 普鲁卡因 2mL）治疗。每次选用 2~3 穴，每穴 0.5mL。隔日 1 次，15 次为 1 个疗程。嘱患者每日进行自主床上锻炼和被动地上锻炼。

第 1 个疗程期间，患者接受下肢针刺和电针时，下肢出现屈曲或痉挛，并时有尿失禁。治疗 1 个疗程后，患者左下肢肌力 Ⅱ 级，右下肢肌力 Ⅲ~Ⅳ 级，可在他人搀扶下站立。治疗两个疗程后，患者大小便已可控制，下肢针刺时的挛缩症状明显减轻。治疗 4 个疗程后，患者可扶杖慢行。1 年后随访，患者扶杖跛行，生活基本能自理。

按语：督脉总督一身之阳气，为阳经经气之海。本案患者因事故骨断筋伤，血离脉络，瘀血凝聚，压迫脊髓，督脉传导失常，故运动功能丧失。治疗以热针九宫穴疏调督脉、振奋阳气；配取足三阳经穴以行气活血、濡养经筋；辅以华佗夹脊穴穴位注射，帮助督脉功能的修复。本案患者遵医行为良好，坚持锻炼，亦有助于其功能恢复。

案二十　胃排空障碍

患者，男，61 岁，2012 年 2 月 28 日初诊。

患者半年前因上腹隐痛伴呕吐入住云南省某医院普外科，经检

152

查诊断为胃癌，于 2011 年 12 月 30 日在全身麻醉下行远端胃癌根治术。患者术后第 3 天排气通便，术后第 6 天进食流质，术后第 8 天出现呃逆、发热症状，无腹痛、腹胀。CT 检查结果显示：肺部感染；双肺不张；胃潴留。上消化道造影显示：胃排空障碍。医院考虑患者发热由肺部感染所致，加强抗感染治疗，并给予肠外营养支持、促进胃动力等治疗。术后第 18 天，患者体温下降，但胃肠功能恢复欠佳，进食后呕吐，其间患者每天均有排气或排便。2012 年 2 月 9 日，患者接受胃镜下空肠营养管置入术。术后患者每天仍有低热，伴呕吐胃液数次，量 700~900mL/天，故重新留置胃管，予胃肠减压。目前治疗上已停用抗生素，予全胃肠内营养支持。为解决营养供给，逐渐过渡至肠内营养，遂请中医科会诊。

西医诊断：胃癌术后；胃排空障碍；腹腔残余感染。

中医诊断：鼓胀，呕吐。

辨证：胃癌术后，胃腑受纳传导功能失司。

经络辨证：足阳明、足太阴、手阳明经证。

治法：健脾和胃，理气散结。

治疗：按子午流注纳子法，取大都、太白，用补法；取足三里，平补平泻；取中脘、下脘、天枢，用电针（疏密波，30Hz），留针 20 分钟。

治疗两次后，患者胃液减少，出现胃蠕动。治疗 6 次后，患者已基本恢复胃蠕动、胃排空功能，拔除胃管，可进流质、半流质饮食。治疗 10 次后，患者胃肠功能基本恢复，出院调养。

按语：《灵枢·四时气》云"饮食不下，膈塞不通，邪在胃脘"。本案患者为胃癌术后，胃腑受纳传导功能失司，故采用子午流注纳子法治疗。因初诊在 2012 年 2 月 28 日上午 10 时，属壬辰年癸卯月己未日己巳时。《十二经纳地支歌》言："肺寅大卯胃辰宫，脾巳心午小未中，申膀酉肾心包戌，亥焦子胆丑肝通。"巳时是脾经气血流注旺盛之时，按"虚则补其母"的原则，取脾经母穴大都、原穴太白，针刺用补法。同时，选用中脘（腑会、胃募穴）、下脘、天枢（大肠募穴），加以电针疏密波，以加强胃腑收缩蠕动，故患者胃肠功能得以较快恢复。

第六章

管氏针灸配穴经验发挥

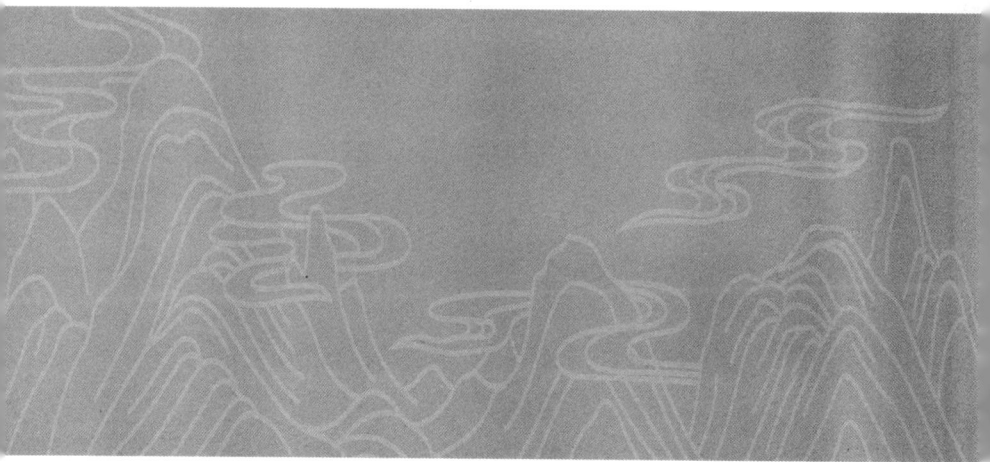

第一节　孙思邈十三鬼穴新悟

唐代孙思邈《备急千金要方》卷十四、《千金翼方》卷二十七记载了治疗癫狂病的十三鬼穴。明代徐凤《针灸大全》记载了"孙思邈先生针十三鬼穴歌"。成书于明嘉靖八年（1529年）的《针灸聚英》记述有"孙真人十三鬼穴歌"。明代杨继洲于明万历二十九年（1601年）刊印《针灸大成》，整理记述了"孙真人针十三鬼穴歌"，现摘录如下。

> 百病癫狂所为病，针有十三穴须认。
> 凡针之体先鬼宫，次针鬼信无不应。
> 一一从头逐一求，男从左起女从右。
> 一针人中鬼宫停，左边下针右出针。
> 第二手大指甲下，名鬼信刺三分深。
> 三针足大指甲下，名曰鬼垒入二分。
> 四针掌后大陵穴，入针五分为鬼心。
> 五针申脉为鬼路，火针三下七锃锃。
> 第六却寻大椎上，入发一寸名鬼枕。
> 七刺耳垂下五分，名曰鬼床针要温。
> 八针承浆名鬼市，从左出右君须记。
> 九针间使为鬼窟，十针上星名鬼堂。
> 十一阴下缝三壮，女玉门头为鬼藏。
> 十二曲池名鬼臣，火针仍要七锃锃。
> 十三舌头当舌中，此穴须名是鬼封。
> 手足两边相对刺，若逢孤穴只单通。
> 此是先师真妙诀，狂猖恶鬼走无踪。

释义如下：一针鬼宫，即人中，入三分；二针鬼信，即少商，入三分；三针鬼垒，即隐白，入二分；四针鬼心，即大陵，入五分；五针鬼路，即申脉，火针三下；六针鬼枕，即风府，入二分；七针鬼床，即颊车，入五分；八针鬼市，即承浆，入三分；九针鬼窟，即间使，入二分；十针鬼堂，即上星，入二分；十一针鬼藏，男即会阴，女即玉门头，入三分；十二针鬼臣，即曲池，火针入五分；十三针鬼封，在舌下中缝，刺出血，仍横安针一枚，就两口吻，令舌不动，此法甚效。男子先针左起，女子先针右起。单日为阳，双日为阴。阳日、阳时针右转，阴日、阴时针左转。

一、孙思邈十三鬼穴探讨分析

（一）十三鬼穴的分布与穴性特点

1. 四肢部腧穴　6个，即少商、隐白、大陵、申脉、间使、曲池。其中，井穴2个，即手太阴肺经井穴少商、足太阴脾经井穴隐白；原穴1个，即手厥阴心包经原穴大陵；经穴1个，即手厥阴心包经经穴间使；合穴1个，即手阳明大肠经合穴曲池；八脉交会穴1个，即足太阳膀胱经腧穴申脉，通于阳跷脉。

2. 头面部腧穴　6个，即人中、风府、颊车、承浆、上星、舌下中缝。其中，督脉穴3个，即督脉、手足阳明经交会穴人中，督脉、足太阳膀胱经、阳维脉交会穴风府及督脉腧穴上星；任脉穴1个，即任脉、督脉、手足阳明经交会穴承浆；足阳明胃经腧穴1个，即颊车；经外奇穴1个，即舌下中缝，相当于海泉。《针灸大全》言："海泉一穴，在舌理中。"

3. 下腹部腧穴　1个，即会阴（玉门）。本穴为任、督、冲三脉之会，位于前、后阴之间，故名会阴。

（二）十三鬼穴的主治病证

《备急千金要方》卷十四、《千金翼方》卷二十七记载十三鬼穴的主治病证："凡诸百邪之病，源起多途，其有种种形相示表癫邪之端，而见其病，或有默默而不声；或复多言而谩说；或歌或哭，或吟或笑；或眠坐沟渠，啖食粪秽；或裸形露体；或昼夜游走；或嗔骂无度；或是蜚蛊精灵，手乱目急。如斯种类癫狂之人，今针灸与方药并主治之……百邪所病者，针有十三穴也。"故孙思邈十三鬼穴主治各类癫狂病证。

（三）癫狂病的病因病机

《素问·病能论》言："有病怒狂者，此病安生？岐伯曰：生于阳也。阳气者，因暴折而难决，故善怒也。"《难经·五十九难》言："癫疾始发，意不乐，僵仆直视。"《难经·二十二难》言："重阳者狂，重阴者癫。"

癫狂病病位在心、脑，与督脉、任脉、阳跷脉、手太阴肺经、手阳明大肠经、足阳明胃经、足太阴脾经、手厥阴心包经、足厥阴肝经关系密切。癫证多由脾虚肝郁，痰浊内生，气滞痰结，蒙蔽心窍，阴阳不调，神明失常所致；狂证多由思虑伤脾，心虚神耗，心神失养；肝郁气滞，痰热互结，火痰上扰，气并于阳，扰动心神所致。

（四）十三鬼穴处方释义新悟

孙思邈治疗癫狂病取用十三鬼穴，配穴精妙，寓意深邃。

1. 人中　人中为督脉、手足阳明经交会穴，位于人中沟上 1/3 与中 1/3 交点处。督脉统摄全身阳气，维系人体元阳。手足阳明经为多气多血之经。

针刺人中具有清神志、开关窍、苏厥逆、通经气功效，主治癫狂、昏迷、晕厥、中风、口噤等神志病证，故"一针人中鬼宫停"。

2. 少商　少商为手太阴肺经井穴，位于拇指桡侧指甲根角旁0.1寸。《灵枢·九针十二原》言："所出为井。"《灵枢·本输》言："肺出于少商。"肺主气，《素问·五脏生成》言："诸气者，皆属于肺。"《诸病源候论·风狂病候》言："气并于阳则为狂发。"

针刺少商具有清肺利咽、苏厥开窍、安神宁志功效，主治咽喉肿痛、癫狂、昏迷等神志病证，故"第二手大指甲下，名鬼信刺三分深"。

3. 隐白　隐白为足太阴脾经井穴，位于足大趾内侧趾甲根角旁0.1寸。《素问·阴阳应象大论》言："在志为思，思伤脾。"思虑过度，损伤心脾，心神失养；或脾胃伤阴，胃热炽盛，肝火上扰，神明逆乱而为癫狂。

针刺隐白具有补脾摄血、苏厥通经、安神定志功效，主治月经过多、崩漏、癫狂、多梦等神志病证，故"三针足大指甲下，名曰鬼垒入二分"。

4. 大陵　大陵为手厥阴心包经原穴，位于前臂掌侧，腕横纹中点，掌长肌腱与桡侧腕屈肌腱之间。《灵枢·邪客》言："心者……精神之所舍也。"心藏神，心包代心受邪。《灵枢·邪客》言："诸邪之在于心者，皆在于心之包络。"《灵枢·经脉》言："心主手厥阴心包络之脉……甚则胸胁支满，心中憺憺大动，面赤，目黄，喜笑不休。"《灵枢·九针十二原》言："五脏有疾也，当取之十二原。"

针刺大陵具有安神宁心、行气活血、调和阴阳、疏通经络的功效，主治喜笑悲恐、癫狂等神志病证，故"四针掌后大陵穴，入针五分为鬼心"。

5. 申脉　申脉为足太阳膀胱经、阳跷脉交会穴，位于外踝尖直下 5 分，外踝下缘与跟骨之间凹陷中。《灵枢·大惑论》言："病而不得卧者，何气使然？卫气不得入于阴，常留于阳，留于阳则阳气满，阳气满则阳跷盛，不得入于阴则阴气虚，故目不瞑矣。"

针刺申脉具有调和阴阳、醒脑明目、安神宁志功效，主治癫狂、瘈疭、拘挛、厥逆等神志病证，故"五针申脉为鬼路，火针三下七锃锃"。

6. 风府　风府为督脉、足太阳膀胱经、阳维脉交会穴，位于头后正中线上，后发际上 1 寸，枕外隆凸直下，两侧斜方肌之间凹陷中。脑为元神之府，督脉通髓上脑。《素问·五脏生成》言："诸髓者，皆属于脑。"

针刺风府具有醒神清脑、息风开窍、安神定志功效，主治癫狂、中风、瘛症等神志病证，故"第六却寻大椎上，入发一寸名鬼枕"。

7. 颊车　颊车为足阳明胃经腧穴，位于下颌角前上方一横指，按之凹陷处，当咀嚼时咬肌隆起最高点处。《灵枢·经脉》言："胃足阳明之脉……是动则病洒洒振寒，善伸，数欠，颜黑，病至则恶人与火，闻木声则惕然而惊，心欲动，独闭户塞牖而处，甚则欲上高而歌，弃衣而走，贲响腹胀，是为骭厥。是主血所生病者，狂，疟。"

针刺颊车具有祛风豁痰、开机启关、醒脑宁神功效，主治口眼㖞斜、牙关紧闭、口噤不语、心悸、癫狂等病证，故"七刺耳垂下五分，名曰鬼床针要温"。

8. 承浆　承浆为任脉、督脉、手足阳明经交会穴，位于颏唇沟的正中凹陷处。任脉总任一身之阴经，为阴脉之海。《难经·二十九难》言："督之为病，脊强而厥。"足阳明胃经"是动、所生病"中有癫狂病证。

承浆具有祛风通络、滋阴消渴、安神定志功效，主治口㖞流涎、暴喑、癫狂等病证，故"八针承浆名鬼市，从左出右君须记"。

9. 间使　间使为手厥阴心包经经穴，位于腕横纹上 3 寸，掌长肌腱与桡侧腕屈肌腱之间。《灵枢·经脉》言："心主手厥阴心包络之脉……甚则胸胁支满，心中憺憺大动，面赤，目黄，喜笑不休。"

针刺间使具有补益心气、安神定志、调和肠胃、疏经活血功效，主治心痛、心悸、癫狂、痫证、中风、惊厥等病证，故"九针间使为鬼窟"。

10. 上星　上星为督脉腧穴，位于前发际正中直上 1 寸。《难经·二十八难》言："督脉者，起于下极之俞，并于脊里，上至风府，入属于脑。"《灵枢·海论》言："脑为髓之海。"

针刺上星具有清脑明目、安神定志功效，主治癫狂、热病、头痛、脑疾等头面神志病证，故"十针上星名鬼堂"。

11. 会阴　会阴属任脉，为任、督、冲三脉之会，男性在阴囊部与肛门连线之中点；女性在大阴唇后联合与肛门连线的中点。任、督、冲三脉均起于胞中，一源而三歧。督脉统摄全身阳气，维系人体元阳；任脉总调人身之阴气，为生养之本；冲脉密切联系先天、后天之气，积聚人身之真气。

针刺会阴具有醒脑开窍、安神定志、苏厥回阳、通利下焦功效，主治溺水窒息、昏迷、癫狂等心神危急病证，小便不利、阴痛阴痒、脱肛痔疮等前后二阴疾患，月经不调、子宫脱垂等生殖系统病证，故"十一阴下缝三壮，女玉门头为鬼藏"。

12. 曲池　曲池为手阳明大肠经合穴，位于肘弯横纹尽头处，肘横纹外侧端与肱骨外上髁连线中点。《灵枢·顺气一日分四时》言："经满而血者，病在胃及以饮食不节而得病者，取之合。"《灵枢·邪气脏腑病形》言："荥输治外经，合治内腑。"手阳明经与足阳明经脉气相连，足阳明经"是动、所生病"中有癫狂病证。

针刺曲池具有祛风清热、调气和血、降逆活络、安神定志功效，主治癫狂、善惊、热病、眩晕、肝阳上亢、上肢不遂等病证，故"十二曲池名鬼臣，火针仍要七锃锃"。

13. 舌下中缝　《备急千金要方》言："第十三针舌头一寸，当舌中下缝，刺贯出舌上，名鬼封。"本穴相当于经外奇穴海泉，在舌下中央脉上（《针灸大成》）。舌为心之苗，又为脾之外候。心为五脏六腑之大主，脾为后天之本，故舌与全身脏腑经脉都有直接或间接的联系。《灵枢·邪气脏腑病形》言："十二经脉，三百六十五络，其血气皆上于面而走空窍……其浊气出于胃，走唇舌而为味。"舌与脑功效密切，足太阳经"从颠入络脑"；足厥阴经"循喉咙之后，上入颃颡，连目系，上出额，与督脉会于颠"。

针刺舌下中缝具有调和阴阳、疏经活络、滋阴降火、宁心安神功效，主治癫狂、舌强、消渴、呃逆等病证，故"十三舌头当舌中，此穴须名是鬼封"。

（五）十三鬼穴针刺深度与手法新悟

关于十三鬼穴的针刺深度，《备急千金要方》《千金翼方》《针灸大全》《针灸聚英》《针灸大成》的表述基本一致。其中，颊车、曲池两穴针刺 5 分，人中、少商、承浆、会阴四穴针刺 3 分，隐白、风府、间使、上星四穴针刺 2 分，申脉、曲池两穴用火针，舌下中缝刺出血。

《灵枢·官针》言："始刺浅之，以逐邪气，而来血气；后深刺之，以致阴气之邪；最后刺极深之，以下谷气。"根据上述内容，针刺开始时浅刺皮肤，可祛除浅表的邪气，使血气流通；此后刺入较深处，可以宣散阴分的邪气；最后刺到极深处，可以通导谷气，从而达到补虚泻实的目的。

由此可知，上述十三鬼穴的针刺深度，并非治疗所需要的深度。

因为入针 2~3 分，很难实施"阳日、阳时针右转，阴日、阴时针左转"的补泻手法。因此，临床应用孙思邈十三鬼穴，需要因人、因病、因穴、因时制宜，灵活掌握穴位针刺深度，恰当选用补泻手法。

二、孙思邈治疗癫狂病学术思想新悟

孙思邈治疗癫狂病的主要原则是治神守神、宁心安神、醒脑定志。现就以上三个方面，对孙思邈治疗癫狂病的学术思想和针灸治疗原则做初步探讨。

(一) 治神守神

《素问·宝命全形论》言："凡刺之真，必先治神。"《灵枢·本神》言："凡刺之法，先必本于神。"《灵枢·九针十二原》言："粗守形，上守神。"神乃精气所化，不仅是人体生命活动的外在表象，而且具有主宰、调节人体各种功能活动及意识思维活动的重要作用，派生出魂、魄、意、志、思、虑、智。

孙思邈指出："凡大医治病，必当安神定志……省病诊疾，至意深心；详察形候，纤毫勿失；处判针药，无得参差。"强调医者首先要聚精会神，才能专心治病，从而治患者之神。《灵枢·师传》言："告之以其败，语之以其善，导之以其便，开之以其苦。"强调要为患者树立治病信心。孙思邈于十三鬼穴治疗癫狂病之前载有一段符咒，也体现出孙思邈的治神守神理念。

(二) 宁心安神

《灵枢·邪客》言："心者，五脏六腑之大主也，精神之所舍也。"广义的神，是指整个人体生命活动的外在表现；狭义的神，是指心所主的神志，即人的精神、思维活动，故称心为"五脏六腑之大主"。《灵枢·本神》言："心藏脉，脉舍神。"心主宰着人体周身血脉的运行，而代表一切思维活动的神就寄附在血脉之中。

宁心安神是孙思邈治疗癫狂病的治则之一。十三鬼穴中，大陵、间使是手厥阴心包经的原穴、经穴。心主神明，心包代心受邪，故大陵、间使有宁心安神之效。颊车是足阳明胃经腧穴，足阳明经"是动、所生病"中有癫狂病证，故颊车有宁心安神效用。少商是手太阴肺经井穴，隐白是足太阴脾经井穴，《难经·六十八难》言："井主心下满。"少商、隐白有开窍、宁心安神之效。曲池是手阳明大肠经合穴，合治内腑，阳明又为多气多血之经，故曲池有祛风清热、调和营血、降逆活络、宁心安神功效。取穴大陵、间使、颊车、少商、隐白、曲池，即是宁心安神治法。

（三）醒脑定志

醒脑定志是孙思邈治疗癫狂病的另一治则。脑为奇恒之腑，位于颅内，由髓汇集而成，为元神之府。故《灵枢·海论》说："脑为髓之海。"《灵枢·大惑论》把视觉的生理功能、病理变化与脑相联系。《灵枢·海论》言："髓海不足，则脑转耳鸣。"汪昂在《本草备要》中提出："人之记性，皆在脑中。"

十三鬼穴中，风府、上星、人中均为督脉腧穴，居头面部。督脉有统摄全身阳气、维系人体元阳的作用，且"入属于脑"，故风府、上星、人中具有醒脑定志、益脑明目、苏厥开窍、安神宁心功效。申脉为足太阳膀胱经、阳跷脉交会穴。阳跷脉主司阳气调节，足太阳经"从颠入络脑"，故申脉具有调和阴阳、醒脑定志、安神宁心之功。会阴、承浆均属任脉腧穴，任脉为阴脉之海，总调人身之阴气；舌下中缝位于舌部，心开窍于舌，舌又上通于脑，故会阴、承浆、舌下中缝具有醒脑定志、调和阴阳、疏经活络、宁心安神功效。取穴风府、上星、人中、申脉、会阴、承浆、舌下中缝，即是醒脑定志治法。

第二节　管氏"门"名穴临床应用经验

腧穴是人体脏腑经络之气输注于体表的特殊部位。《黄帝内经》论及的腧穴约 160 个，晋代皇甫谧所著《针灸甲乙经》记载经穴 349 个，北宋王唯一《铜人腧穴针灸图经》、元代滑伯仁《十四经发挥》记载经穴均为 354 个，明代杨继洲《针灸大成》记载经穴 359 个，清代李学川《针灸逢源》记载经穴 361 个。1991 年 1 月 1 日在全国实施的第一个针灸学科国家标准《经穴部位》（GB 12346-1990）确定了十四经穴名 361 个和经外穴名 48 个。

一、腧穴的命名

腧穴的名称均有一定的含义。《素问·阴阳应象大论》曰："气穴所发，各有处名。"孙思邈《千金翼方》指出："凡诸孔穴，名不徒设，皆有深意。"腧穴命名规律主要根据：①中医针灸学理论，如心俞、膀胱俞、申脉、血海。②自然界天体地貌，如日月、承山、太溪、小海。③所在部位，如乳根、耳门、腕骨、颧髎。④治疗作用，如睛明、光明、神门、水分。⑤动植物形象，如伏兔、鱼际、禾髎、攒竹。⑥建筑物形态，如库房、屋翳、天窗、梁门。⑦八卦算数，如兑端、厉兑、二间、三间等。

腧穴是人体经络脏腑之气输出而聚集于体表的部位。《灵枢·九针十二原》曰："欲以微针通其经脉，调其血气，营其逆顺出入之会。"说明针刺腧穴可以通过疏通经脉、调和血气，使气血在经脉中逆顺出入的会合循行无阻，达到治疗疾病的目的。

二、二十二门穴

在现行国家标准《经穴名称与定位》（GB 12346-2021）确定的361个十四经穴中，含"门"的穴名有云门、梁门、关门、滑肉门、箕门、冲门、神门、风门、魂门、肓门、殷门、金门、幽门、郄门、液门、耳门、京门、章门、期门、命门、哑门、石门22穴，分属十二条经脉。

门为房屋等物的出入口，亦有门径、诀窍之意，还具开通、透彻之意。含有"门"的腧穴名喻有脏腑经络脉气开阖出纳之重要径路的含义。

（一）云门

云，山川气也。云出天气，天气通于肺，肺者气之本。本穴为手太阴脉气所发，为手太阴肺经脉气所出之门户，喻气出如云，故谓之云门。

功效：具有清肺理气、泄四肢热功用。

主治：咳嗽、气喘、胸痛等肺部病证；肩背痛等。

（二）梁门

横木为梁，"心之积曰伏梁"，含有横亘之意。梁，指膏粱谷物，喻穴为津梁关要，是胃气出入之重要门户，故名梁门。

功效：具有健脾和胃、消积化滞功用。

主治：纳少、胃痛、呕吐、腹胀等胃腑病证。

（三）关门

古称要会者为关梁。关门者，胃气出入食下关，胆汁入胃助消化而润肠之门，为胃气出入之重要门户，故名关门。

功效：具有调理肠胃、通利水道功用。

主治：腹胀、腹痛、肠鸣、腹泻等胃肠病证。

（四）滑肉门

滑，利也；肉，指肌肉。脾生肉，阳明主肉。本穴主脾胃之疾，为通利脾胃之门，故名滑肉门。

功效：具有健胃止呕、镇惊化痰功用。

主治：胃痛、呕吐、癫狂、舌炎等。

（五）箕门

箕，为扬末去糠之具。本穴在鱼腹上越两筋间阴股内廉，屈膝展足如箕。箕，星名，在南天，凡四星，列如簸箕之形。本穴为脾气所出之门，故名箕门。

功效：具有调和营血、通利小便功用。

主治：小便不利、遗尿、腹股沟肿痛、阴囊湿疹等病证。

（六）冲门

本穴在腹股沟外端，可扪及动脉之冲动，喻足太阴之气，由此而上冲入腹，故名冲门。

功效：具有通调下焦、理气活血功用。

主治：腹痛、疝气，小便不利；崩漏、带下、胎气上冲等妇科病证。

（七）神门

神，神明之谓也。心藏神。心者，君主之官，神明出焉。本穴为手少阴心经之原穴，为心气出入之门户，故名神门。

功效：具有安神定志、补益心气、通经活络功用。

主治：心痛，心烦，惊悸，怔忡，健忘，失眠，痴呆，癫狂等心与神志病证；高血压病，胸胁痛等病证。

（八）风门

本穴为风邪入侵体内之门户，主风疾，故名风门。

功效：具有益气固表、祛风清热功用。

主治：感冒，咳嗽，发热，头痛等外感病证；项强，胸背痛等病证。

（九）魂门

肝者，罢极之本，魂之居。肝藏魂，本穴为肝魂出入之门户，故名魂门。

功效：具有疏肝理气、和胃调肠功用。

主治：胸胁痛、背痛、呕吐、腹泻、消化不良等病证。

（十）肓门

肓，指肓膜。本穴在三焦俞两旁，三焦为阳气之父，因阳气熏于肓膜。本穴为三焦之气出入之门户，故名肓门。

功效：具有理气和胃、活血通便功用。

主治：腹痛，痞块，便秘等腹部病证；乳疾，腰痛等病证。

（十一）殷门

殷，盛大也。本穴在承扶下六寸处，此处肌肉丰盛阔大，为足太阳膀胱经脉气重要出入处，故名殷门。

功效：具有舒筋通络、壮腰健膝功用。

主治：腰痛、下肢痿痹等病证。

（十二）金门

地支中申属金。足太阳膀胱经气血在申时流注此门户，故名金门。

功效：具有开关通窍、舒筋活络功用。

主治：头痛，腰痛，下肢痿痹，外踝等痛证、痹证；癫痫，小儿惊风等病证。

（十三）幽门

幽，指隐微。足少阴脉气行至本穴以后，即出腹部之阴而达于胸廓之阳。冲脉在本穴与足少阴经交会后即散于胸中，"两阴交尽，故曰幽"。足少阴脉气由此行入胸廓之门，故名幽门。

功效：具有调理胃肠、通乳理气功用。

主治：善哕，呕吐，腹痛，腹胀，腹泻等胃肠病证；乳汁不通，乳痈等病证。

（十四）郄门

郄，通隙。本穴居桡骨与尺骨间隙处，两侧如门，故名郄门，为手厥阴心包经郄穴。

功效：具有宁心安神、清营止血功用。

主治：急性心痛，心悸，心烦，胸痛等心疾；咯血，呕血，衄血等热性出血症；疔疮，癫痫等病证。

（十五）液门

三焦为决渎之官，水道出焉。本穴为手少阳三焦经荥穴，属水；在小指次指间凹陷处，二指分开似门，故名液门。

功效：具有清头明目、通经活络功用。

主治：头痛，目赤，耳鸣，耳聋，喉痹等头面五官热性病证；手臂疼痛，手指拘挛等病证。

（十六）耳门

手少阳穴焦经，"其支者，从耳后入耳中，出走耳前"。本穴在耳屏上切迹前，犹如耳之门户，故名耳门。

功效：具有聪耳开窍、泄热活络功用。

主治：耳聋，耳鸣等耳疾；齿痛，颈颔痛等病证。

（十七）京门

京，指京都，意为重要。本穴为肾之募穴，为经气结聚之所，主治水道不利，为益肾利水要穴，故名京门。

功效：具有益肾利尿、调肠止痛功用。

主治：小便不利，水肿等水液代谢失调的病证；腰痛、胁痛等病证。

（十八）章门

乐竟为一章，竟有尽止之意，故文词意尽语止亦曰章。章，还有彰盛之义。门，指出入要地。本穴为脾之募穴，又为脏会。足厥阴肝经脉行于此，与五脏之气盛会，为脏气出入之门户，故名章门。

功效：具有疏肝健脾、理气散结功用。

主治：腹痛，腹胀，肠鸣，腹泻，呕吐等胃肠病证；胁痛，黄疸，肝脾肿大等肝脾病证。

（十九）期门

期，指周期；门，为脏腑经络脉气开阖出入的重要途径。十二经气血之运行，始出于手太阴肺经云门，终入足厥阴肝经期门，如是循环无端，周而复始，其行各有期限，故名期门。

功效：具有疏肝健脾、理气活血功用。

主治：胸胁胀痛，呕吐，吞酸，呃逆，腹胀，腹泻等肝胃病证；奔豚气；乳痈；心痛，胆囊炎等病证。

（二十）命门

命，指生命；门，指门户。本穴在两肾之间，当肾间动气处，为元气之根本、生命之门户，故名命门。

功效：具有补肾壮阳、调经止带功用。

主治：腰脊强痛，下肢痿痹；月经不调，赤白带下，痛经，经闭，不孕等妇科病证；遗精，阳痿，精冷不育，小便频数等男性肾阳不足病证；

（二十一）哑门

哑，指音哑。本穴联系舌根，针之利于发音，为治疗哑疾之门户，故名哑门。

功效：具有醒神清脑、开窍镇静功用。

主治：暴喑，舌缓不语；癫狂，癔症等神志病证；头痛，颈项强痛，颈椎病等病证。

（二十二）石门

石，含坚硬之意。古书记载妇人禁针，误针本穴"使人绝子"。盖女子不通人道者名石女，亦寓此意。本穴为任脉经气出入之门户，故名石门。

功效：具有温肾散寒、调经止带功用。

主治：腹胀，腹泻，痢疾，绕脐疼痛等肠腑病证；奔豚气，疝气；水肿，小便不利；遗精，阳痿；经闭，带下，崩漏，产后恶露不尽等妇科病证。

三、二十二门穴分布规律探讨

1.22个门穴分布在12条经脉。其中，手太阴肺经1穴，云门；足阳明胃经3穴，梁门、关门、滑肉门；足太阴脾经2穴，箕门、冲门；手少阴心经1穴，神门；足太阳膀胱经5穴，风门、殷门、魂门、肓门、金门；足少阴肾经1穴，幽门；手厥阴心包经1穴，郄门；手少阳三焦经2穴，液门、耳门；足少阳胆经1穴，京门；足厥阴肝经2穴，章门、期门；督脉2穴，命门、哑门；任脉1穴，石门。

2. 22个门穴中，特定穴有14个。原穴1个，手少阴心经原穴神门。郄穴2个，足太阳膀胱经郄穴金门，手厥阴心包经郄穴郄门。募穴4个，足太阴脾经募穴章门，足少阴肾经募穴京门，手少阳三焦经募穴石门，足厥阴肝经募穴期门。八会穴1个，脏会章门。经脉交会穴6个，足太阴脾经腧穴冲门（足太阴、足厥阴之会），足太阳膀胱经腧穴风门（督脉、足太阳之会），足少阴肾经腧穴幽门（冲脉、足少阴之会），足厥阴肝经腧穴章门（足厥阴、足少阳之会）、期门（足太阴、足厥阴、阴维之会），督脉腧穴哑门（督脉、阳维之会）。

四、病案举例

【案一】

患者，女，75岁，2019年12月9日初诊。

患者于2019年5月12日晚突感胸痛，呈压榨样疼痛，疼痛剧烈，与体位变化及呼吸运动无关，伴乏力、出汗等症状，前往某医院急诊科就诊，经心电图、心肌酶、冠状动脉造影等检查诊断为冠心病，接受药物治疗，病情平稳后出院。出院后，患者继续服用利伐沙班片、阿托伐他汀钙片、培哚普利片、苯磺酸氨氯地平片、泮托拉唑钠肠溶胶囊等药物。近1个月，患者血压波动明显，阵发性心慌、心悸。查体见患者面色不华，体型偏瘦，胸闷，气短。舌质紫暗，苔薄白，脉沉细。血压140/90mmHg，心率72次/分。心电图检查报告：窦性心律，ST-T改变，异常心电图。心脏超声检查报告：左心房内径增大，升主动脉内径稍增宽；室间隔基底部增厚，二尖瓣、主动脉瓣、三尖瓣关闭不全；左心室舒张功能降低。

西医诊断：冠心病；高血压病 2 级（极高危）；阵发性心房颤动。

中医诊断：心悸，胸痹。

辨证：胸阳不振，心脉瘀阻。

治法：温阳益气，活血化瘀。

治疗：主穴取郄门、神门。配穴取风门、魂门、命门、心俞、膻中、巨阙。

针刺手法选用青龙摆尾手法、捻转补法。留针 30 分钟。10 次为 1 个疗程。

治疗 1 个疗程后，患者胸闷、气短、心悸症状基本消失，偶发阵发性心慌，血压 117/67mmHg，心率 61 次/分，心电图检查报告：窦性心律，肢导联 QRS 波低电位，非典型心电图。治疗两个疗程后，患者胸闷、气短、心慌、心悸症状消失，正常心电图，可从事轻微劳动。

【案二】

患者，男，48 岁，2018 年 11 月 20 日初诊。

患者于 2018 年 11 月 7 日晚吃羊肉火锅、饮酒，饭后喝冷饮 1 杯，1 小时后出现脘腹痞闷不适，不自主呃逆，气促而短，持续不停，昼夜不止，经口服中、西药及肌内注射地西泮等镇静催眠药、针灸推拿等治疗无效。查体见患者表情痛苦，呃声不断，胸胁脘腹隐痛，夜不能寐，倦怠乏力。舌暗红，苔薄黄，脉滑数。

西医诊断：膈肌痉挛。

中医诊断：呃逆。

辨证：饮食不节，肝胃失和，气机逆乱，胃火上逆。

治法：健脾理气，调和肝胃，清热降逆，通腑止呃。

治疗：针刺取期门、章门、梁门、箕门。箕门行赤凤迎源手法，使针感向上感传。其他穴位行阴中隐阳手法。留针 15 分钟。

留针 15 分钟后，患者呃逆停止。次日复针 1 次，患者病证痊愈。

第三节　十三神灵穴学习心悟

腧穴是人体经络、脏腑之气输注于体表的部位。《灵枢·九针十二原》曰："欲以微针通其经脉，调其血气，营其逆顺出入之会。"说明针刺腧穴可以通过疏通经脉、调和血气，使气血在经脉中循行无阻，达到治疗疾病的目的。腧穴内涵，博大精深，习医甲子，小有感悟，医海拾贝，奉呈同道。

《素问·阴阳应象大论》曰："上古圣人，论理人形，列别脏腑，端络经脉，会通六合，各从其经，气穴所发，各有处名，溪谷属骨，皆有所起，分部逆从，各有条理，四时阴阳，尽有经纪，外内之应，皆有表里。"可见，腧穴的名称是按照腧穴所在人体的部位、经脉、功能和主治特点等命名的，与天之四时阴阳变化，各有经纬纪纲，有其一定规律，外面的环境与人体内部存在表里关联，皆有所应。

一、神的内涵

神，是人体生命活动现象的总称，包括神、魂、魄、意、志、思、虑、智等，是精神意识、感觉和运动的主司，是生命活动的根本。《灵枢·平人绝谷》说："故神者，水谷之精气也。"水谷之精气充足，五脏和调，神的生机才能旺盛。神在人身，居首要地位，神充则身强，神衰则身弱，神存则生，神去则死。神的存在是人产生生命活动的基础。

1. 心藏神　广义的神，是指整个人体生命活动的外在表现；狭义的神，是指心所主的神志，即人的精神、思维活动。故称心为"五脏六腑之大主"。《灵枢·本神》说："心藏脉，脉舍神。"心主宰着人体周身血脉的运行，代表一切思维活动的神就寄附在血脉之中。

2. 脑与神相联　脑为奇恒之腑之一，位于颅内，由髓汇集而成，为元神之府。故《灵枢·海论》说："脑为髓之海。"《灵枢·大惑论》把视觉的生理功能、病理变化与脑相联系。《灵枢·海论》言："髓海不足，则脑转耳鸣。"王清任《医林改错》说："灵机记性在脑者，因饮食生气血，长肌肉，精汁之清者，化而为髓，由脊骨上行入脑，名曰脑髓……两耳通脑，所听之声归于脑……两目系如线，长于脑，所见之物归脑……鼻通于脑，所闻香臭归于脑……人之记性者皆在脑中。"故脑具有反映客观外界事物的功能，与人的精神思维活动密切相关。

3. 针刺之灵魂是治神　《素问·宝命全形论》言："凡刺之真，必先治神。"《灵枢·本神》言："凡刺之法，先必本于神。"《灵枢·九针十二原》言："粗守形，上守神。"神乃精气所化，不仅是人体生命活动的外在表象，而且具有主宰、调节人体各种功能活动及意识思维活动的重要作用。针刺的奥妙，须首先治神，聚精会神，才能专心地治病。针刺的法则，必须从根本上了解患者的精神活动情况。平庸的医生，只是拘谨地观察患者的形体，单从外表上辨别病情。高明的医生，注重观察患者的精神活动及气血盛衰的情况。

二、以"神"命名的腧穴——十三神灵穴

在国家现行标准《经穴名称与定位》（GB/T 12346-2021）确定的 361 个经穴中，有 13 个以"神"命名的腧穴，称为"十三神灵穴"，简称十三神穴。其中，正名中含有"神"的穴位有 9 个，列入

正册，分别为神门、神堂、神封、神藏、本神、神道、神庭、神阙、四神聪；别名中含"神"的穴位有 4 个，列入副册，分别为志室（神关）、辄筋（神光）、脊中（神宗）、会阴（神田）。

（一）正册九穴

1. 神门　手少阴心经腧穴。在腕横纹上，腕掌侧远端横纹尺侧端，尺侧腕屈肌腱桡侧缘。

释义：神，神明之谓也。心者，君主之官，神明出焉。本穴为手少阴心经之输穴，为心气出入之门户，故名神门。

主治：心痛、心烦、惊悸、怔忡、健忘、失眠、高血压病、胸胁痛、痴呆、癫狂等病证。

2. 神堂　足太阳膀胱经腧穴。在第五胸椎棘突下，后正中线旁开 3 寸。

释义：心藏神，心为明堂，经气留住而深居处亦称为堂。本穴为心神留住之处，故名神堂。

主治：心悸怔忡、心痛胸闷、心烦失眠、气逆上攻、咳嗽气喘等病证。

3. 神道　督脉腧穴。在后正中线，第五胸椎棘突下方凹陷处。

释义：本穴平两侧心俞，内应心，心藏神，为心气之通道，故名神道。

主治：惊悸怔忡、失眠健忘、中风不语、癫痫、瘰疬、咳嗽气喘等病证。

4. 神庭　督脉腧穴。在前发际正中直上 0.5 寸。

释义：前额称天庭，庭者，颜也。本穴居前额之上，脑为元神之府，为人神出入处，故名神庭。

主治：癫狂、痫证、角弓反张、头痛、眩晕、目赤肿痛、鼻渊、鼻衄等病证。

5. 本神　足少阳胆经腧穴。在前发际上 0.5 寸，督脉神庭穴旁开 3 寸。

释义：本，指根本。脑者，人之本。头为元神之所在，主神志病，故名本神。

主治：头痛、眩晕、不寐、癫痫、小儿惊风、中风偏瘫等病证。

6. 神封　足少阴肾经腧穴。在第四肋间隙，任脉膻中穴旁开 2 寸。

释义：肾者，封藏之本。《素问·六节藏象论》言："肾者，主蛰，封藏之本，精之处也。"心者，神之变，藏神。本穴临心，故名神封。

主治：胸胁支满、咳嗽气喘、乳痈、呕吐、厌食、心烦、惊悸、郁证等病证。

7. 神藏　足少阴肾经腧穴。在第二肋间隙，任脉紫宫穴旁开 2 寸。

释义：肾者，封藏之本。本穴邻心，心藏神，君主之室，故名神藏。

主治：咳嗽气喘、胸胁痛满、失眠、多梦、郁证、呕吐、厌食等病证。

8. 神阙　任脉腧穴。在脐中央。

释义：阙，宫门之意。"两精相搏，谓之神。"本穴在脐中，喻为元神之阙庭，故名神阙。本穴为灸法要穴，具有回阳固脱、补益下元、调理肠胃、祛湿散寒功效。

主治：中风脱证、不省人事、四肢厥冷、水肿鼓胀、小便失禁、痛经闭经、妇女不孕、泄泻、痢疾、便秘、便血等病证。

9. 四神聪　经外奇穴。在头顶，百会前、后、左、右各旁开 1 寸处。

释义：头为元神之府，诸阳之会；脑为髓之海，主耳聪目明，智慧聪颖；加之本组穴由4穴组成，故名四神聪。

主治：癫狂、痫证、失眠健忘、头痛眩晕、中风瘫痪、大脑发育不全等病证。

（二）副册四穴

1. 志室（神关）　足太阳膀胱经腧穴。在第二腰椎棘突下，督脉命门旁开3寸。

释义：本穴在肾俞两旁，应肾，肾藏志，为肾气留住之处，故名志室；肾藏精，主命门火，生髓通于脑，脑与神相联，故别名神关。

主治：眩晕耳鸣、神疲肢冷、腰膝酸软、腰脊强痛、小便不利、小腹胀满、肠鸣腹胀、便溏便秘等病证。

2. 辄筋（神光）　足少阳胆经腧穴。在腋下3寸，渊腋穴前1寸，第四肋间隙，平乳，当渊腋与天溪（脾经，乳中旁开2寸）之间凹陷处。

释义：两车相倚曰辄，其穴倚于两肋筋间，故名辄筋。本穴近心脏，心藏神；又属胆经腧穴，《素问·灵兰秘典论》言："胆者，中正之官，决断出焉。""凡十一脏，取决于胆也。"本穴喻正大光明之意，故别名神光。

主治：胆怯抑郁、心烦易惊、梦魇失眠、胸满气喘、呕吐胁痛、肩背痛等病证。

3. 脊中（神宗）　督脉腧穴。在后正中线，第十一胸椎棘突下方凹陷处。

释义：脊，指脊椎。本穴正当脊椎二十一节之中部，故名脊中。督脉为病，《灵枢·经脉》言"实则脊强，虚则头重"，《脉经·平奇经八脉病》言"大人癫病，小儿风痫疾"。肾藏精，生髓通于脑，以督脉为通路。脑为元神之府。宗，尊奉也，故本穴别名神宗。

主治：癫痫、眩晕、腰脊强痛、胃疼腹胀、小儿疳积等病证。

4. 会阴（神田）　任脉腧穴。男性在阴囊部与肛门连线中点取穴，女性在大阴唇后联合与肛门连线中点取穴。

释义：本穴为任、督、冲三脉之会，位于前后阴之间，故名会阴。任、督、冲起于胞中，一源而三歧，出于会阴。督脉统摄全身阳气，维系人体元阳；任脉总调人身之阴气，为生养之本；冲脉密切联系先天、后天之气，积聚人身之真气。宗气与原气相结合为真气。《灵枢·刺节真邪》言："真气者，所受于天，与谷气并而充身也。"真气源于先天，通过经脉充养全身，维持生命活动，故喻为田。《灵枢·平人绝谷》言："故神者，水谷之精气也。"故会阴别名神田。

主治：溺水窒息、昏迷、癫狂、小便不利、阴痛、阴痒、脱肛、痔疮、月经不调、子宫脱垂等病证。

十三神灵穴的分布均与心、脑、肾相关联，故十三神灵穴均可治疗心、脑、肾及神志相关的病证。

三、验案举例

【案一】

患者，女，58岁，2018年4月9日初诊。

患者2天前与他人口角，情志不遂，夜不能寐，出现心悸、胸闷、头晕。查体见患者精神紧张，面色青白，血压160/100mmHg，心率150次/分。心电图提示：阵发性心动过速。

西医诊断：阵发性心动过速；神经症。

中医诊断：心悸；郁证。

治法：安神宁心，疏肝理气。

治疗：取四神聪、神庭、本神、神封、神门、太冲。行平补平泻手法。

留针 30 分钟后，查患者心率降至 100 次/分，血压降至 150/90mmHg。治疗 3 次后，患者诸症平复。

【案二】

患者，女，28 岁，2018 年 10 月 17 日初诊。

患者在大学学习期间，有头痛、失眠间歇性发作病史。2 年前，患者因精神受刺激，出现敏感多疑，无故哭啼，时有妄想幻觉，疑虑恐惧，感情不稳，经某精神病院诊断为精神分裂症，经住院治疗月余，病情好转出院，继续服药治疗。1 周前，患者出现失眠，注意力不能集中，烦躁，有幻听。查体见患者面色㿠白，精神倦怠，舌淡胖，苔白腻，脉弦滑。

西医诊断：精神分裂症。

中医诊断：癫证。

辨证：痰瘀互阻，蒙蔽心窍。

治法：豁痰开窍，宁心安神。

治疗：主穴取四神聪、神庭、本神、神封、神藏、神门、神道、神堂、神宗、神关。配穴取安眠、间使、大陵、丰隆、太冲。行平补平泻手法。

治疗 10 次后，患者言语举止、精神状态基本恢复正常，睡眠好转，偶有幻听。治疗 30 次后，患者神情安定，思维正常，恢复工作。

第四节　十八天王穴学习意悟

一、十八天王穴

在国家现行标准《经穴名称与定位》（GB/T 12346-2021）确定的 361 个经穴中，有 18 个穴名中带"天"字，且位于人体天部的腧穴，称为"十八天王穴"，简称"十八天穴"。其中，正名中含有"天"的穴位有 16 个，列入正册，分别为天府、天鼎、天枢、天溪、天宗、天窗、天容、通天、天柱、天池、天泉、天井、天髎、天牖、天冲、天突；别名中含"天"的穴位有 2 个，列入副册，分别为缺盆（天盖）、百会（天满）。

"天"是八经卦中的乾卦。乾为阳气，因阳气属于天；诸阳会于头，头为天；乾为刚健，因天道刚健，运行规律而不息；乾为衣，因衣在人体上部，如天在宇宙上部；乾为金，在脏属肺。

（一）正册十六穴

1. 通天　足太阳膀胱经腧穴。在颠顶部，前发际正中直上 4 寸，旁开 1.5 寸。

释义："通"指通达，"天"指位高。本穴处人体至高之地，脉气通于天，故名通天。

主治：头痛、眩晕、鼻塞、鼻衄、鼻渊、癫痫等病证。

2. 天冲　足少阳胆经腧穴。在耳根后缘直上，入发际 2 寸，率谷穴后 0.5 寸。

释义：冲，作通道解，喻其通行天上，又应天冲星名，故名天冲。（《晋书·天文志》言："岁星之精，流为天棓、天枪、天猾、天冲。”）

主治：偏头痛、癫痫、齿龈肿痛等病证。

以上二穴均位于头部，头为诸阳之会，阳气属于天，故名通天、天冲，主治头脑、神志病证。

3. 天突　任脉腧穴。在前正中线上，胸骨上窝中央。

释义：喻穴处之脉气突起于天部，故名天突。

主治：咳嗽、哮喘、胸痛、咽喉肿痛、暴喑、瘿气、梅核气、噎膈等病证。

4. 天鼎　手阳明大肠经腧穴。在颈部，胸锁乳突肌后缘，扶突穴直下 1 寸。

释义：鼎，三足两耳，为和五味之宝器；又为卦名，位在巽下离上，有“取新”之象。本穴喻缺盆处两巨骨内侧端头与喉头突起部似三角鼎立，而人之两耳亦恰象其形，故名天鼎。

主治：暴喑气哽、咽喉肿痛、吞咽困难、瘰疬、瘿气等病证。

5. 天窗　手太阳小肠经腧穴。在颈部，扶突穴后 1 寸。

释义：窗，通孔也。本穴系天部通气之孔穴，故名天窗。

主治：耳鸣、耳聋、咽喉肿痛、暴喑、颈项强痛等病证。

6. 天容　手太阳小肠经腧穴。在颈部，耳下曲颊后，胸锁乳突肌前缘凹陷中，天窗穴直上 1 寸。

释义：容，盛也，亦谓面容。小肠者，天气主之，其脉由此处入面容，故名天容。

主治：耳聋、耳鸣、咽喉肿痛、头痛、颈项强痛等病证。

7. 天牖　手少阳三焦经腧穴。在颈部，小肠经天容穴后，胆经完骨穴下，天容穴与天柱穴连线三分之一处，乳突后下方，胸锁乳突肌后缘。

释义：牖，窗户，有通气、头窍之意。耳为天部之窗牖，故名天牖。

主治：头痛、头眩、项强、目不明、暴聋、鼻衄、喉痹、瘰疬、颈项强痛等病证。

8. 天柱　足太阳膀胱经腧穴。在项部，哑门穴旁开1.3寸。

释义：本穴居天位，在柱骨之两旁，应天柱星名，故名天柱。（《辞海》言："天柱，星官名，属紫微垣，共五星，在天龙座内。"）

主治：后头痛、项强、肩背腰痛、鼻塞、目痛、癫狂、热病等病证。

《灵枢·阴阳系日月》曰："腰以上为天，腰以下为地，故天为阳，地为阴。"以上六穴均位于颈项部，在上为天，故名冠以天，主治头、颈、项、喉、舌、耳等病证。

9. 天髎　手少阳三焦经腧穴。小肠经曲垣穴与胆经肩井穴之间，肩胛骨上角凹陷处。

释义：髎，骨空处也，因本穴属天部的骨空，故名天髎。

主治：肩臂痛、颈项强急。

10. 天宗　手太阳小肠经腧穴。秉风穴后大骨陷中，按取肩胛骨之中央部分，约当与肩贞穴、臑俞穴成三角形之顶点。

释义：《素问·五脏别论》言"夫胃、大肠、小肠、三焦、膀胱，此五者天气之所生也，其气象天，故泻而不藏"。宗者，属也。本穴为手太阳脉气所发，根宗于天部，合覆宗气，故名天宗。

主治：肩胛疼痛、胸痛、气喘、肩背部损伤等病证。

11. 天井　手少阳三焦经腧穴。尺骨鹰嘴上1寸凹陷中。

释义：《素问·灵兰秘典论》言"三焦者，水道出焉"。本穴为手少阳三焦经合穴，内涵"井"义；居天位，又应天井星名（即井宿），故名天井。

主治：耳聋、癫痫、瘰疬、瘿气、偏头痛、胁肋痛、颈项肩臂痛、肘劳等病证。

以上三穴属手少阳、手太阳经穴，系肩背阳经腧穴，主治肩臂、胸背、头项部及神志病证。

12. 天池　手厥阴心包经腧穴。乳头外侧 1 寸，当第四肋间隙。

释义：本穴近心脏，心包代心行令，应天池星名，故名天池。（《晋书·天文志》言："九坎间十星曰天池"。）

主治：咳嗽、痰多、胸闷、气喘、胸痛、腋肿、乳痈、乳少、瘰疬等病证。

13. 天泉　手厥阴心包经腧穴。腋前纹头下 2 寸，肱二头肌长、短头之间。

释义：手厥阴心包经循行由此下行，似泉水下流；借用天上星名天泉，故名天泉。

主治：心痛、咳嗽、胸胁胀满、胸背及上臂内侧痛。

14. 天溪　足太阴脾经腧穴。第四肋间隙，前正中线旁开 6 寸。

释义：《素问·气穴论》言"肉之大会为谷，肉之小会为溪"。本穴连于筋骨间，应肉之小会，故名天溪。

主治：胸胁疼痛、咳嗽、乳痈、乳少等病证。

15. 天府　手太阴肺经腧穴。腋前纹头下 3 寸，肱二头肌桡侧缘。

释义：《素问·三部九候论》言"中部天，手太阴也，天以候肺"。本穴应天府星名，故名天府。（《晋书·天文志》言："危三星，主天府、天市、架屋。"）

主治：咳嗽、气喘、鼻衄、瘿气、上臂痛等病证。

以上四穴是手三阴经腧穴，分属手厥阴心包经、足太阴脾经、手太阴肺经，且均在心肺附近或心肺水平位置，主治胸、臂、心、肺病证。

16. 天枢　足阳明胃经腧穴。横平脐中，前正中线旁开2寸。

释义：本穴为大肠募穴。肺与大肠相表里，属金，乾为金。《素问·六微旨大论》言："天枢之上，天气主之；天枢之下，地气主之；气交之分，人气从之，万物由之。此之谓也。"天枢处天地之中间，上部应天，下部应地，中部应气交。人居天地之间，故人气从之。本穴居腹部，坤为腹，坤居正北，天枢又为北斗七星第一星，故名天枢。

主治：腹痛、腹胀、便秘、腹泻、痢疾、月经不调、痛经等病证。

（二）副册二穴

17. 缺盆（天盖）　足阳明胃经腧穴。在锁骨上窝中央，距前正中线4寸。

释义：本穴在锁骨上窝凹陷处，骨形如破缺之盆，故名缺盆。肩盘象天之盖下，经气冲至而盖开，故本穴又名天盖。

主治：瘰疬、颈肿、咳嗽、气喘、咽喉肿痛、缺盆中痛等病证。

18. 百会（天满）　督脉腧穴。在前发际正中直上5寸，两耳尖连线中点。

释义：本穴在头顶中央，为手足三阳、督脉之会，百病皆主，故名百会。颠顶至高处为天；满者，全也，诸阳全会于此，故本穴别名天满。

主治：痴呆、中风、失语、瘛疭、失眠、健忘、癫狂、痫证、癔症、头痛、眩晕、耳鸣、脱肛、阴挺、胃下垂、肾下垂等病证。

二、验案举例

【案一】

患者，女，31 岁，2021 年 6 月 21 日初诊。

患者于 2020 年 4 月流产，后因旅途疲劳，失于调养，渐出现失眠，纳差，神疲乏力，眩晕眼花，头部空痛，颠顶、颞侧、后枕部压痛，阵发性胀痛、隐痛。舌淡，苔薄白，脉细弱。

西医诊断：血管神经性头痛；神经症。

中医诊断：头风；血虚头痛。

辨证：气血亏虚，清窍失养。

治疗：患者就诊时间为 2021 年 6 月 21 日上午 8：30，是农历辛丑年甲午月庚子日庚辰时，按飞腾八法开穴，当取震卦外关，采用青龙摆尾手法；配取百会（天满）、通天、天冲、天柱，采用捻转补法、凤凰展翅手法。

治疗后，患者立感头痛消失，头目清爽。后期以飞腾八法开穴配合十八天王穴为主，针灸治疗三月余，患者头痛、失眠痊愈。

按语：飞腾八法是以八脉八穴为基础按时开穴的一种传统针法。本法与灵龟八法略有不同，不论日干支和时干支，开穴均以天干为主。配取天满（百会）、通天、天冲、天柱等十八天王穴，因穴而异，施以不同补泻手法，体现了管氏针灸的临床特色。

【案二】

患者，女，35 岁，2020 年 4 月 7 日初诊。

患者于 2020 年 1 月因家庭纠纷导致情志内伤，于 2020 年 3 月发现颈喉两侧瘿囊肿块，呈圆形，表面光滑，随吞咽上下滑动，无疼痛和压痛，偶有呼吸不畅或吞咽不利。实验室检查：促甲状腺激素偏高。甲状腺彩超检查：左侧探及多发性囊性结节；右侧探及 2.5cm×2.0cm 的甲状腺腺瘤。苔薄腻，脉弦滑。

西医诊断：甲状腺腺瘤。

中医诊断：肉瘿。

辨证：肝脾郁结，气滞痰凝。

治疗：患者就诊时间为 2020 年 4 月 7 日上午 8:20，是庚子年庚辰月庚辰日庚辰时，按飞腾八法开外关，采用青龙摆尾手法；配取天鼎、天突、天窗、天容、天牖，采用齐刺、恢刺、扬刺法。

后期按时选取申脉、后溪、足临泣、外关进行治疗，配穴、刺法同前。

针灸治疗 4 个月后，患者于 2020 年 8 月 5 日到某医院复查，颈部多发性囊性结节消失，甲状腺腺瘤基本消失，实验室检查全部正常。

按语：八脉交会穴后溪、申脉主治颈项、耳、肩背部疾病，足临泣、外关主治耳后、颈、颊、肩部疾病，故按飞腾八法开申脉、后溪穴、足临泣、外关四穴，同时选用十八天王穴中的天鼎、天突、天窗、天容、天牖治疗甲状腺腺瘤，体现了管氏针灸临床特色。

第五节　管遵惠教授治疗神志病配穴处方特色探讨

管遵惠教授治疗神志病时，其配穴处方注重腧穴命名的内涵，参考前辈名医处方特点，结合家传临床经验，形成了管氏针灸治疗神志病的配穴处方特色。现做初步分析探讨。

一、腧穴命名中心、脑、神的内涵

（一）腧穴命名的涵义

腧穴，是人体脏腑、经络之气血输注于体表的部位。脏腑是人体化生气血之所在，经络是气血运行于周身的通道，腧穴是气血传输、汇聚于人体的部位。腧穴的命名皆有含义。《素问·阴阳应象大论》说："上古圣人，论理人形，列别脏腑，端络经脉，会通六合，各从其经，气穴所发，各有处名，溪谷属骨，皆有所起，分部逆从，各有条理。"可见，腧穴的名称是按照腧穴所在人体的部位、经脉、功能和主治等特点命名的。

（二）"心"的内涵

心是五脏之一。心的主要功能是主血脉、藏神。

1. 心主血脉，"其华在面"　脉为血之府，是血液通行的隧道。心主血脉，是指心脏有推动血液在脉管中运行的作用。血的盛衰及功能的协调，可以通过面部反映出来，所以说"其华在面"。

2. 藏神　神，是人体生命活动的总称。广义的神，是指整个人体生命活动的外在表现；狭义的神，是指心所主的神志，即人的精神、思维活动，故称心为"五脏六腑之大主"。《灵枢·本神》说："心藏脉，脉舍神。"意为心主宰着人体周身血脉的运行，而代表一切思维活动的神就寄附在血脉之中。

3. 开窍于舌　《备急千金要方·心脏脉论》说："舌者，心之官，故心气通于舌。"心的生理功能、病理变化能影响到舌，舌能反映心的病变，故有"心开窍于舌"与"舌为心之苗"的说法。

（三）"脑"的内涵

脑为奇恒之腑之一，位于颅内，由髓汇集而成，为元神之府。

故《灵枢·海论》说："脑为髓之海。"《灵枢·大惑论》把视觉的生理功能、病理变化与脑相联系。《灵枢·海论》言："髓海不足，则脑转耳鸣。"王清任《医林改错》说："灵机记性在脑者，因饮食生气血，长肌肉，精汁之清者，化而为髓，由脊骨上行入脑，名曰脑髓……两耳通脑，所听之声归于脑……两目系如线，长于脑，所见之物归脑……鼻通于脑，所闻香臭归于脑……人之记性者皆在脑中。"故脑具有反映客观外界事物的功能，与人的精神思维活动密切相关。

(四)"神"的涵义

神，是精神、意识、知觉、运动等一切生命活动的最高统帅。《灵枢·本神》说："故生之来谓之精，两精相搏谓之神，随神往来者谓之魂。"生命的来源，是基于阴阳两气相交而产生的物质，这种物质就叫作精，两精结合成为生命的活动力叫作神；随从神气的往来活动代表着精神意识的，叫作魂。神成于先天，但必须依赖后天以滋养，所以《灵枢·平人绝谷》说："故神者，水谷之精气也。"水谷之精气充足，五脏和调，神的生机才能旺盛。神在人身，居首要地位，神充则身强，神衰则身弱，神存则生，神去则死。唯有神的存在，才能有人的生命活动。

二、以"心""脑""神"命名的腧穴

(一) 以"心"命名的腧穴

1. 心主　即大陵，在腕掌横纹的中点处，当掌长肌腱与桡侧腕屈肌腱之间，别名"心主"（出自《脉经》）。

2. 心念　即心俞，在第五胸椎棘突下，旁开 1.5 寸，别名"心念"（出自《灸法图残卷》）。

3. 心舒　即巨阙俞，在后正中线，第四胸椎棘突下凹陷处（出自《千金翼方》）。

（二）以"脑"命名的腧穴

1. 脑户　后正中线，风府直上1.5寸，当枕外隆凸上缘凹陷处，别名脑堂（出自《针方六集·神照集》）。

2. 脑空　枕外隆凸的上缘外侧，头正中线旁开2.25寸，平脑户穴。本穴为主治脑部疾病之空穴，故名脑空。

3. 脑盖　即络却，在前发际正中直上5.5寸、旁开1.5寸处，别名"脑盖"（出自《针灸甲乙经》）。足太阳膀胱经"从颠入络脑，还出别下项"，本穴适当其入络处，故名络却。

（三）以"神"命名的腧穴

在国家现行标准《经穴名称与定位》（GB/T 12346-2021）确定的361个经穴中，有13个以"神"命名的腧穴，称为"十三神灵穴"，简称十三神穴。其中，正名中含有"神"的穴位有9个，列入正册，分别为神门、神堂、神封、神藏、本神、神道、神庭、神阙、四神聪；别名中含"神"的穴位有4个，列入副册，分别为志室（神关）、辄筋（神光）、脊中（神宗）、会阴（神田）。具体内容详见本书第六章第三节。

三、管氏针灸治疗常见神志病的配穴处方

（一）治痫十三神穴

1. 头部神穴　四神聪、神庭、本神。

2. 胸部神穴　神封、神藏、神光（辄筋）、神阙、神田（会阴）。

3. 背部神穴　神道、神堂、神宗（脊中）、神关（志室）。

4. 四肢部神穴　神门。

（二）管氏治疗神志病处方

1. **醒脑治神 21 穴**　益脑十六穴；人中、承浆、风府、颊车；舌针（海泉、舌柱、中矩）。

2. **安心治神 10 穴**　神封、神藏、神光（辄筋）、期门、鸠尾、神门、间使、申脉、照海、太冲。

3. **清心治神背 4 穴**　神道、神宗（脊中）、神堂、神关（志室）。

4. **清心安神备用穴**　神阙（用火罐）、神田（会阴）、大陵、少商、隐白、曲池、阳陵泉、行间、乳中。

第七章

管氏针灸论文选

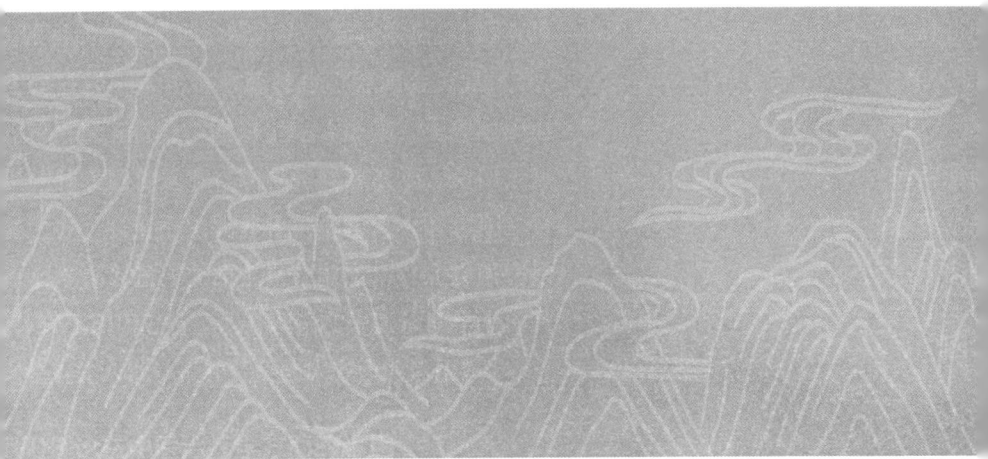

《周易》理论在中医学中的运用

《周易》是我国古代具有哲学思想的占卜之书，是儒家重要的经典著作，也称为《易经》。"易"，有变易、简易、不易3种含义。现存《周易》一书，包括"经""传"两大部分。所谓"经"，称作"易经"，主要是记述六十四卦的卦象和周人卜筮的部分卦辞和爻辞；所谓"传"，叫作"易传"，包括彖辞、象辞、系辞、说卦等10篇，称为《十翼》，内容主要是注解卦辞、爻辞，论述卦义、卦理及阐发各卦的变易及其相互之间的联系。《易经》大约在西周末年成书，《易传》10篇约在战国末年至西汉初期先后成书，作者难以考证。

《周易》在文学史上，是从殷商卜辞到《诗经》的桥梁，在它那些作为卜筮用的卦辞和爻辞中，保存了不少古代优美的诗歌或近似诗歌的作品。这些文学作品，为我们提供了研究上古文学的珍贵资料，有着重要的史料价值。在艺术上，这些诗歌体裁，语言简洁生动，质朴明快，音节和谐优美，并且很好地运用了"比兴"的艺术手法，具有很高的文艺研究价值。然而，《周易》的最大贡献，还在于它包含的朴素的唯物主义观念。《周易》力图探索事物的生成发展和变化的内在原因，综合概括了中国古代的哲学思想，提出了一些精湛的辩证观点，如"一阴一阳之谓道""日新之谓盛德，生生之谓易""刚柔相推而生变化"等。这些命题肯定了变化的普遍性、永恒性，肯定了对立面的转化是最根本的规律，并深刻地说明了变化的根源就在于对立面的相互作用。《周易》中蕴含丰富的、深刻的辩证法内涵，不仅对中国哲学思想的发展做出了重要的贡献，而且对中国古代自然科学的发展也产生了巨大而深远的影响。

中医学属自然科学范畴，它的产生和发展，必然要受到一定的哲学思想支配。《黄帝内经》（以下简称《内经》）是我国现存的第一部医学重要著作，约成书在战国至西汉时期。当时正是"诸子蜂起，百家争鸣"的学术繁荣时期，古代哲学也处在一个蓬勃发展的鼎盛阶段。《内经》正是在《周易》的哲学思想指导下，总结概括当时已经积累起来的实践经验而编写成书的。《内经》的成编，开创了中医学独特的理论体系，奠定了中医学的发展基础。《内经》中许多重要的理论原则和学术观点，则又渊源于《周易》。《周易》的哲学思想，对中医学的形成和发展都产生了积极而深远的影响。中医学的核心理论和指导思想——阴阳学说，就肇端于《周易》。

一、阴阳学说的渊源及学术意义

《易经·系辞上》曰："是故，易有大极，是生两仪，两仪生四象，四象生八卦，八卦定吉凶，吉凶生大业。""大极"也称"太极"，是阴阳未分，天地混沌的时期，宇宙万物由此创始，称作"太极"，是大到极点的意思。由"太极"阴阳分离，形成天地，称作"两仪"，仪是仪容的意思。由两仪产生"四象"，四象是指四时和更广的含义。由四象产生象征天、地、水、火、风、雷、山、泽的"八卦"，涵盖宇宙万象，由此断定吉凶，趋吉避凶，伟大的事业，就由此产生。这一节，是《周易》的宇宙观，也道出阴阳的由来。《周易》曰："一阴一阳之谓道。""易与天地准，故能弥纶天地之道。"《周易》的思想指导了中医阴阳理论的诞生。《素问·阴阳应象大论》曰："阴阳者，天地之道也，万物之纲纪，变化之父母，生杀之本始，神明之府也，治病必求于本。"指出阴阳是宇宙自然的一般规律，凡医治疾病，必须以阴阳为本。人体的阴阳是和天地四时之阴阳息息相通的。《素问·宝命全形论》指出："人以天地之气生，四时之法成。"《灵枢·岁露》云："人与天地相参也，与日月相应也。"阴阳学说形成了中医整体观念的学术思想。《素问·宝命全形论》说："人生有形，不离阴阳。""阴平阳秘，精神乃治。"阴阳贯穿人体生理功能、病理变化、疾病诊断、治疗理法，促成了中医辨证论治特色的形成。下面试就《周易》阴阳理论在中医学中的运用，做一初步的探讨分析。

二、《周易》阴阳理论在中医生理学方面的运用

中医生理学认为"气"是物质性的，而且认为"气"具有无限的生命力。气是构成人体的基本物质，并以气的运动变化来说明人的生命活动。《内经》中论述人体生命力的强弱、生命的寿夭，就在于元气的盛衰存亡；新陈代谢的生化过程，称为气化生理；生命的现象，本源于气机的升降出入等。这都反映出气既是构成人体的基本物质，又是人体的生命动力。正如《素问·六微旨大论》说："出入废，则神机化灭；升降息，则气立孤危。故非出入，则无以生、长、壮、老、已；非升降，则无以生、长、化、收、藏。是以升降出入，无器不有。故器者，生化之宇，器散则分之，生化息矣。"这就是说，人的生命无非就是气升降出入的生化运动。

中医"气化论"的观点源于《周易》。《易传·系辞上》曰："是故，易有大极，是生两仪，两仪生四象，四象生八卦。"太极乃是天地未分时的混沌之气，太极混然一气运行，充满天空、深渊、高山、大海，所以叫"气"。王充《论衡》言："天地气合，万物自生。"张载《正蒙·太和篇》言："太虚不能无气，气不能不聚而为万物，万物不能不散而为太虚。"气分阴阳，提示质与能的统一，以及万物由气所化的原理。故《庄子·知北游》说："人之生，气之聚也，聚则为生，散则为死……故曰通天下一气耳。"王充也说："万

物自生，皆禀元气。"（《论衡·言毒》）正因为人的生命活动是气的生命力的表现，所以根据人体不同部位的气及其不同的功能表现，定出了真气、宗气、营气、卫气以及五脏之气等不同的名称，这也是《周易》哲学思想渗透到医学领域中而衍化出的名称。

经络是人身气血运行的通路。故《灵枢·本脏》说："经脉者，所以行血气而营阴阳，濡筋骨，利关节者也。"气血是人体生命活动的动力和基础。气血在经络中运行，主要是靠经气的推动。经络以十二经为主体，经气循络传注，从而维护了机体的生命活动。何谓"经气"？《素问·离合真邪论》明确指出："真气者，经气也。"因此，经络活动是生命力的表现，也就是太极混然元气，一气运行在人身之体现。

以上是从中医生理学宏观角度阐述《周易》理论的运用。其在微观中医生理学方面的运用也很广泛。先天八卦的顺序，描述了胎儿在母体内生长的过程：人始生，禀受父母之精为一团精气，孕一月以乾象之，天地变化始于乾，乾属金，又主气；孕二月，胚胎为露水珠大小，兑为泽，以兑象之；孕三月，胎火动，孕妇喜食酸冷，称为妊娠，离为火，以离象之；孕四月，有胎动，震者动也，故以震象之；孕五月，胎儿能随母之呼吸而不时胎动，巽为风，风能吹动万物，以巽象之；孕六月，坎水上升以护胎，以坎象之；孕七月，胎儿长骨骼，手足俱全，艮为山，性刚，以艮象之；孕八月，胎儿发育成熟，胎动相对安静，坤为土属阴，主静，故以坤象之。万数始于一而终于九，见九则还一，故一般怀孕九月则能娩出足月之胎儿。宋代沈括用后天八卦叙述"胎骨之理"，男女媾精，乾道成男，坤道成女，震坎艮是为三男，巽离兑是为三女；并运用数学工具推论出婴儿性别在整体上大致均衡的一般规律。《周易·说卦》曰："乾为首，坤为腹，震为足，巽为股，坎为耳，离为目，艮为手，兑为口。"则是八卦近取诸身之运用，用取类比象说明人体肢体器官及功用。《灵枢·九宫八风》论述了按八卦九宫方位，八方风向对于人体健康的影响。《灵枢·九针论》则以文王八卦方位，配合身形与节令，借以说明人体气机阴阳升降与大自然的联系。如"请言身形之应九野也，左足应立春，左胁应春分，左手应立夏，膺喉首头应夏至，右手应立秋，右胁应秋分，右足应立冬，腰尻下窍应冬至，六腑、膈下三脏应中州。"清代李言恭的《医师秘笈》，论述了伏羲八卦和文王八卦与人体脏腑的配属，并藉以说明脏腑之间的生理联系和相互之间的病理变化（《十二经脏腑合八卦图说第二》，滇南官印局，乾隆四十二年）。

三、《周易》阴阳理论在中医病理学方面的运用

阴阳五行学说是祖国医学的基本理论，亦是阐述中医病理学的理论基础。在正常生理状态下，阴阳处于相对的动态平衡，"阴平阳秘，精神乃治"。如果由于内部或外部的因素，导致了阴阳失调，便会产生疾病。阴阳失调主要有"阴盛则阳病""阳盛则阴病""阴盛阳虚""阳盛阴虚"4种形式。中医病理学用阴阳的消长转化来解释和说明疾病的病理和转归。在疾病的演变过程中，人体脏腑之间还会出现一些复杂的病理传变，中医病理学则用五行学说中的相乘、相侮来解释病理现象和说明脏腑之间的相互关系。

阴阳五行学说，最早见于《周易》。《周易·系辞上》指出："一阴一阳之谓道。"《周易》中的伏羲八卦，"分阴阳之体用，言六合之象"。从乾至震象征天左旋，由巽到坤象征地右转，其卦象包含了阴阳对立、阴阳互根、阴阳消长、阴阳转化等阴阳的主要变化规律。文王八卦"阐五行之精微，明气候之详略"。文王八卦阐发了五行之间生克乘侮的关系，并结合八卦方位配合四时说明了气候变化

的规律。《周易》还论述了五行生成之理。《类经图翼·五行生成数解》云：“五行之理，原出自然，天地生成，莫不有数，圣人察河图而推定之。其序曰：“天一生水，地六成之；地二生火，天七成之；天三生木，地八成之；地四生金，天九成之；天五生土，地十成之……此五行生数之祖，先有生数而后有成数，乃成一阴一阳生成之道，此天地自然之理也。”这说明阴阳五行学说在《周易》中已经形成，并且比较完备而系统了。

在中医学中，有时还用《周易》的卦义来说明某些疾病的病理。如《医学三字经·胀满蛊胀》曰：“单腹胀，实难除，山风卦，指南车，易中旨，费居诸。”“山”卦属土，属脾；“风”卦属木，属肝；山卦、风卦合成“蛊”卦。《彖》曰：“蛊，刚上而柔下，巽而止。”《象》曰：“山下有风，蛊。”蛊卦的上卦是“艮”，下卦是“巽”，“艮”是阳卦刚健，“巽”是阴卦柔顺，所以说上刚下柔，是上下不能沟通而发生混乱的形象。这里用蛊卦的卦义，说明“单腹胀”的病理，主要是肝脾不和，木克土致病。并通过蛊卦的卦理，启示了治疗蛊胀病的一些基本原则。

四、《周易》阴阳理论在中医诊断学方面的运用

中医诊断学的基本精神是整体观念和辨证论治。所谓整体观念，即强调外界环境与人体之间的密切关系，诊断疾病，必须将环境的影响和本身的变化联系起来。如《素问·疏五过论》说：“圣人之治病也，必知天地阴阳，四时经纪，五脏六腑，雌雄表里，刺灸砭石，毒药所主；从容人事，以明经道，贵贱贫富，各异品理，问年少长，勇怯之理；审于分部，知病本始，八正九候，诊必副矣。”中医诊断学强调整体观念，这实际上是《周易》观察事物的方法论在中医学上的运用。《易传·系辞下》云：“古者庖牺氏之王天下也，仰则观

象于天，俯则观法于地，观鸟兽之文与地之宜，近取诸身，远取诸物，于是始作八卦，以通神明之德，以类万物之情。"这段论述，既说明了八卦的由来，又体现出《周易》观察事物所运用的整体观念。

辨证，就是分析、辨认疾病的证候。辨证的过程，是将四诊取得的症状、体征等临床资料进行综合分析，辨明其内在联系和各种病变间的相互关系，从而做出诊断。在辨证过程中，阴阳五行学说则又是主要的辨证方法和说理工具。因此，《周易》的哲学思想是贯穿在中医诊断疾病的全过程中的。以中医眼科诊断疾病为例，《审视瑶函》云："瞳子眼黑法于阴，白眼赤脉法于阳，故阴阳合转而睛明，此则眼具阴阳也。"并在卷首记载了《太极阴阳动静致病例》。五轮八廓学说是中医眼科的一种辨证诊断方法。五轮歌括："肝有风轮是木形，肉轮属土是脾经，水轮肾水瞳神也，肺属金方是气轮，两眦血轮心属火，五轮原属五行分，能知生克分虚实，燮理阴阳血气平。"八廓歌括："乾肺大肠传送廓，坎肾膀胱津液场，命门上焦会阴艮，胆肝清净震之方，肝络中焦巽养化，小肠离火心包阳，肾络下焦关泉兑，坤脾水谷胃为强，合冲生克分虚实，对症投医病始康。"五轮八廓学说体现了阴阳五行、八卦理论在中医诊断学上的具体运用。眼针疗法则是五轮八廓学说在针灸临床方面的运用。

五、《周易》阴阳理论在中医治疗学方面的运用

中医治则主要有治病求本、扶正祛邪、调整阴阳和因时、因地、因人制宜。中医治疗学的基本原则，是在《周易》的哲学思想指导下建立的，易理被广泛地运用到中医临床各科的具体治法上。如《医学秘笈》云："正虚者，凡培补之法，当取法乎先天之卦，以保其本体。邪盛者，而除祛之法，当取法乎后天之卦，以治其病。"《温病条辨·下焦》曰："少阴温病，真阴欲竭，壮火复炽，心中烦，

不得卧者，黄连阿胶汤主之。"方用鸡子黄，是取《易传》之"巽为鸡"之意。鸡子黄为血肉有情之品，在卦属巽，巽为风，风能吹动万物，故能上通心气，下达肾气，通彻上下，一刚以御外侮，一柔以护内主，使其水火既济，故有坎离交济之妙。又如《幼科推拿秘书》记载了《阳掌八卦图》，并在推拿手法一节详述了"运八卦"手法："中指根下是离宫，属心火，此宫不可运动，恐运动心火。运法必用我大指按复之，然后以我食指头，从乾宫向兑坤小指边左旋到坎，归乾……此法开胸化痰，除气闷肺满。"

灵龟八法堪称易理在针灸治疗学上运用的典范。灵龟八法是配合八卦理论的按时取穴针灸治疗法。灵龟八法的治疗方法，是在人与自然整体观念指导下产生的。它着重强调了人体的统一性、完整性及其与自然界密切相关的联系。灵龟八法结合了阴阳、八卦、五行生成、天干地支、五运化合等理论，并运用数字计算，推演了经络腧穴、气血开阖的变化规律，广泛而灵活地运用了《周易》学说和中医理论。经过千百年的临床实践和近代科学的验证，可以确定灵龟八法不仅包含着深刻的哲理，而且具有较高的临床疗效和一定的科学价值。

六、《周易》阴阳理论确立和完善了针灸手法体系

（一）阴阳理论确立了针灸补泻原则

针灸补泻的原则是以《内经》经旨为依据的。《灵枢·九针十二原》说："凡用针者，虚则实之，满则泻之，菀陈则除之，邪胜则虚之。"《灵枢·经脉》说："盛则泻之，虚则补之，寒则留之，热则疾之，陷下则灸之，不盛不虚，以经取之。"

针治准则是：实则泻之，虚则补之，热则疾之，寒则留之，菀

陈则除之；不盛不虚，以经取之。灸治准则是：寒则温之，虚则补之，陷下则灸之。

（二）阴阳理论明确了针灸补泻手法的目的

《内经》论述了四种基础补泻手法：疾徐补泻、迎随补泻、呼吸补泻、开阖补泻。《内经》中的补泻手法，奠定了针刺手法的基础。《内经》论述了针刺补泻手法的目的是补虚泻实、调和阴阳。

（三）阴阳学说架构了系统的针灸学手法

自《内经》《难经》以后，历经秦、汉、三国、晋、南北朝，至金、元、明、清代，根据《内经》阴阳理论，逐步形成了系统的针灸补泻手法。主要包括：①基础补泻手法；②太极纯真补泻法——烧山火、透天凉手法；③飞经走气四法——青龙摆尾、白虎摇头、苍龟探穴、赤凤迎源；④两仪生化六法——阳中隐阴、阴中隐阳、龙虎交战、子午捣臼、龙虎升降、凤凰展翅。

（四）阴阳理论阐述了针灸补泻手法内核

1. 针刺手法之灵魂：治神　《素问·宝命全形论》言：“凡刺之真，必先治神。”《灵枢·九针十二原》言：“粗守形，上守神。”

2. 针刺手法的核心：调气　《灵枢·终始》言：“凡刺之道，气调而止。”针刺手法的内核，以调和脏腑阴阳之气为目的。调气包括候气、催气、得气、守气、运气等内容。所谓调气的内涵，就要采用各种手法令其得气，掌握气至的时机，依据邪正虚实而施行补泻手法，以调和气血，补虚泻实，疏通经络，平衡阴阳。

（五）阴阳理论完善了针灸手法体系

《易经·系辞上》曰：“易有大极，是生两仪，两仪生四象，四象生八卦。”“太极生两仪”，所以有太极纯真补泻法：烧山火、透天凉手法。烧山火能补阳除寒，适用于一切虚寒证，有“增阳”的作用；透天凉能泻阳除热，适用于一切实热证，有"滋阴"作用。"两仪生四象"，所以有飞经走气四法：青龙摆尾、白虎摇头、苍龟探穴、赤凤迎源。"四象生八卦"，所以有单式补法、单式泻法二种基础补泻法和两仪生化六法（阳中隐阴、阴中隐阳、龙虎交战、子午捣臼、龙虎升降、凤凰展翅）等八种手法。根据《素问·阴阳应象大论》中的"阴胜则阳病，阳胜则阴病""重阴必阳，重阳必阴"，以及阴阳对立、阴阳互根、阴阳消长、阴阳转化等阴阳理论，进而产生了捻转补泻、提插补泻、疾徐补泻、迎随补泻、呼吸补泻、开阖补泻、平补平泻手法，以补虚泻实，调和阴阳。

以上论述说明，阴阳学说架构了针灸学手法，阴阳理论确立和完善了针灸手法体系。

七、小结

本文旨在论述阴阳理论在中医生理学、病理学、诊断学、治疗学诸方面的运用，阐述《周易》理论对中医学的形成和发展具有指导意义和深远影响；论述阴阳学说确立和完善了针灸手法体系，论证《周易》阴阳理论的实用价值和学术意义。

中医学是我国人民在同疾病作斗争的实践中产生和发展起来的一门科学。在中医理论体系中，包含着相当丰富的唯物观点和辩证思想。从以上分析不难看出，《周易》阴阳理论对中医学的形成和发展起到了重要作用，做出了重大贡献。但是，也必须看到，《周易》的哲学理论，毕竟属于古代的朴素唯物论和自发的辩证法，限于当时的历史条件和认知水平，其理论也存在着现代人难以破解的地方。为了继承和弘扬祖国医学遗产，一方面需要我们继续深入地探讨和研究《周易》理论的科学内涵；另一方面，必须自觉地以辩证唯物论为思想指导，"传承精华，守正创新"，运用现代科学的方法和知识去整理研究，以加速中医科学化的进程，为人类作出更大贡献。

《中华中医药杂志》社于 2021 年 5 月 15 日在北京召开"丙寅话：
第 3 次大宗师·仁心雕龙会议"。本文为大会演讲稿，
并于 2021 年发表于《中华中医药杂志》

《黄帝内经》补泻手法探述

《黄帝内经》（以下简称《内经》）开创了针刺手法的先河，奠定了补泻手法的基础。《内经》论述的补泻手法，主要有疾徐、迎随、呼吸、开阖四种。现对《内经》补泻手法讨论如下。

一、疾徐补泻

《灵枢·九针十二原》言："徐而疾则实，疾而徐则虚。"《灵枢·小针解》言："徐而疾则实者，言徐内而疾出也，疾而徐则虚者，言疾内而徐出也。"《素问·针解》言："徐而疾则实者，徐出针而疾按之；疾而徐则虚者，疾出针而徐按之。"《内经》对疾徐补泻做了两方面的解释，一是指针在体内进出提插的快慢；二是指出针的疾徐和扪按针眼的快慢。

近代医家对疾徐补泻，多宗《灵枢·小针解》的记载，将其文意解释为："进针时慢慢地刺入，出针时不过分捻转而疾速出针的为补法；反之，进针疾速刺入，出针时加以捻转而徐徐出针的为泻法。"至于《素问·针解》解释的疾徐含义，已归属"开阖补泻"手法。

疾徐补泻是《内经》补泻手法的核心。《灵枢·官能》云："明于调气，补泻所在，徐疾之意，所取之处。"完整的补泻手法，一般是在疾徐补泻的基础上，结合其他补泻手法来完成的。

疾徐补泻的操作手法是：针体刺入穴内后，由浅部徐缓地微捻进入深部，再由深部疾速捻退至浅部，上下往来，以气调为度，可促使阳气内交，故为补法；反之，由浅部疾速刺入深部，再由深部徐缓地微捻退至浅部，上下往来，以气调为度，可引导阴气外出，故为泻法。

二、迎随补泻

《灵枢·终始》言："泻者迎之，补者随之，知迎知随，气可令和，和气之方，必通阴阳。"《灵枢·九针十二原》言："往者为逆，来者为顺，明知逆顺，正行无问。逆而夺之，恶得无虚，追而济之，恶得无实，迎之随之，以意和之，针道毕矣。"《灵枢·小针解》言："往者为逆者，言气之虚而少，少者逆也；来者为顺者，言形气之平，平者顺也。明知逆顺，正行无问者，言知所取之处也。迎而夺之者，泻也；追而济之者，补也。"

后世医家对《内经》中有关迎随补泻的论述，有不同见解。

1. 《难经·七十二难》言："所谓迎随者，知营卫之流行，经脉之往来也，随其逆顺而取之，故曰迎随。"按《难经》解释，所谓运用迎随的针法，要先明确营卫之气在体内的分布流行和各经脉往来运转的走向，然后随其循行的逆顺方向，迎其来势逆取，或随其去势顺取，叫作迎随。《难经》对"迎随"的提示，成为近代迎随补泻手法的导源与根据。

2. 《难经·七十九难》言："迎而夺之者，泻其子也；随而济之者，补其母也。假令心病，泻手心主俞，是谓迎而夺之者也，补手心主井，是谓随而济之者也。"按《难经》解释，迎而夺之的泻法，是按五行的母子关系，在属子的穴位上施行泻法；随而济之的补法，是在属母的穴位上施行补法。例如属火的心经发生病变时，因火能生土，针泻手厥阴心包经属土的俞穴大陵，即是迎而夺之的泻法；因木能生火，针补手厥阴心包经属木的井穴，即是随而济之的补法。《难经》阐发了迎随和母子补泻法相结合的临床运用，说明"迎随"的含义，还涉及配穴法的范畴，不仅指补泻手法而言。

3. 《难经本义》言："迎随之法，补泻之道也。迎者，迎而夺之；随者，随而济之。然必知荣卫之流行，经脉之往来，荣卫流行，经脉往来，其义一也，知之而后可以视夫病之逆顺，随其所当而为补泻也。"按滑寿解释，"迎"，指泻法；"随"，指补法。迎随是补泻手法的统称。

4. 《图注难经》言："手足三阳，手走头而头走足；手足三阴，足走胸而胸走手，此乃经脉往来之规定；凡欲泻者，用针芒朝其经脉所来之处，迎其气之方来未盛，乃逆针以夺其气，是谓之迎；凡欲补者，用针芒朝其经脉所去之路，随其气之方去未虚，乃顺针以济其气，是谓之随。"张世贤指出了"迎随"是各有其具体内容的操作手法。迎随补泻包括：①针尖方向：针芒逆着经脉来向而刺的是迎，为泻法；针芒顺着经脉去向而刺的是随，为补法；②经气盛衰：经气方来未盛，以夺其气为泻；经气刚去未虚，以济其气为补；③捻针方向：迎经脉逆转针为泻；随经脉顺转针为补。李梴、杨继洲等明代医家亦赞同此说，遂使迎随补泻在操作方法上有了明确的阐述。

5. 《针灸学讲义》（原南京中医学院主编，中医学院试用教材重订本，1964 年 8 月第 1 版，上海科技出版社）提出，迎随补泻中，进针时针尖迎着经脉来的方向斜刺为泻法；将针尖沿经脉去的方向斜刺为补法。顺着经脉取穴，依次而针的为补法；逆着经脉取穴，依次而针的为泻法。近代的迎随补泻，又增添了按逆顺经脉取穴的顺序以区分补泻的新内容。

综上所述，《内经》首先提出了"迎""随"的含义；后世在《内经》"泻者迎之，补者随之"原则的基础上，逐步发展出迎随补泻手法。归纳历代论述，完整的迎随补泻手法是：补法，顺着经脉取穴针刺，进针时针尖随着经脉循行的方向斜刺，捻针时大指向顺经脉捻转；并按子午流注"纳子法"在经气刚去未虚的时辰针刺，以济其气；或取本经母穴施用补法。泻法，逆着经脉取穴针刺，进针时针尖迎着经脉循行方向斜刺，捻针时食指向前逆经脉捻转；并按子午流注"纳子法"在经气方来未盛的时辰针刺，以夺其气；或取本经子穴施行泻法。

三、呼吸补泻

《素问·离合真邪论》言："吸则内针，无令气忤，静以久留，无令邪布，吸则转针，以得气为故，候呼引针，呼尽乃去，大气皆出，故命曰泻。""呼尽内针，静以久留，以气至为故，如待所贵，不知日暮，其气以至，适而自护；候吸引针，气不得出，各在其处，推阖其门，令神气存，大气留止，故命曰补。"《素问·调经论》言："泻实者气盛乃内针，针与气俱内，以开其门，如利其户；针与气俱出，精气不伤，邪气乃下，外门不闭，以出其疾，摇大其道，如利其路，是谓大泻。""持针勿置，以定其意，候呼内针，气出针入，针空四塞，精无从去，方实而疾出针，气入针出，热不得还，闭塞其门，邪气布散，精气乃得存，动气候时，近气不失，远气乃未，是谓追之。"《内经》论呼吸补泻，重在调气。针时使气留而不出的为补；反之，使气出而不留为泻。其实质在于借呼吸之气使针刺达到导引阴阳、出入调和之目的。

呼吸补泻的手法，《内经》已有阐述，后世在针刺时配合呼吸时机的基础上，结合针刺提插及出针的快慢，形成了具体而完整的内容。补法：呼气时进针，进针后，乘患者呼气时，由浅部将针体徐缓地微捻纳入深部，静置留针候气，再乘患者吸气时疾速捻退至浅部，以气调为度，最后待患者吸气时，较快出针。泻法：吸气时进针，进针后，乘患者吸气时，由浅部将针疾速地捻入深部，留针候气，待气至后，乘患者呼气时徐缓地微捻退至浅部，以气调为度，最后待患者呼气时，摇大针孔，缓慢出针。

四、开阖补泻

《素问·刺志论》言："夫实者，气入也；虚者，气出也。气实者，热也；气虚者，寒也。入实者，左手开针空也；入虚者，左手闭针空也。"（按：邪气侵入的为实，正气外泄的为虚；气实的热，气虚的寒。当针刺治疗实证时，出针后左手开其针孔，不加按闭；治疗虚证时，出针后左手应按闭针孔）《素问·针解》言："邪胜则虚之者，出针勿按；徐而疾则实者，徐出针而疾按之；疾而徐则虚者，疾出针而徐按之。"《素问·离合真邪论》言："大气皆出，故命曰泻。""推阖其门，令神气存，大气留止，故命曰补。"《灵枢·官能》言："泻必用圆……疾而徐出，邪气乃出，伸而迎之，遥大其穴，气出乃疾。""补必用方……气下而疾出之，推其皮，盖其外门，真气乃存。"

开阖补泻是以"气"的留泄为补泻依据的。开阖补泻不包括进针和行针过程中的手法，而是以出针的疾徐和出针后按闭针孔的快慢及揉按针孔与否来分别补泻的一种方法。根据《内经》记述，开阖补泻的操作手法是：轻而疾速地出针，出针后急按针孔并加揉按，促使针孔闭塞，不令经气外泄为补；反之，缓慢出针，摇大针孔，出针后不加揉按，令针孔开放，邪气外泄为泻。开阖补泻是针刺过程的后一阶段，不能作为独立的补泻手法，须和其他补泻手法结合运用，方能达到补虚泻实、调和阴阳的目的。

五、结语

《灵枢·九针十二原》说："虚实之要，九针最妙，补泻之时，以针为之。"《灵枢·邪气脏腑病形》曰："补泻反则病益笃。"说明《内经》十分注意针刺补泻的重要作用。疾徐补泻是《内经》补泻手法的基础，诚如《灵枢·小针解》所言："刺之微在数迟者，徐疾之意也。"呼吸补泻是在疾徐补泻的基础上，结合患者呼吸时机的一种补泻手法。开阖补泻是针刺过程中后一阶段的补泻手法，实际上是疾徐补泻的一个组成部分。临床运用时，开阖补泻须和其他补泻手法结合应用。迎随补泻在《内经》仅做了原则性的论述，完整的迎随补泻手法，是后世医家在《内经》论述的基础上，经过充实发展而形成的。

针刺补泻手法，在《内经》时代已形成了完整的理论体系。经过历代医家的充实与发展，它已成为针灸学不可分割的重要组成部分。为了提高针灸临床疗法，深入研究针刺手法是十分必要的。

1986 年发表于《云南中医杂志》

《伤寒论》针灸规律探讨

张仲景是我国东汉时期著名的医学家。他所著的《伤寒论》，为中医辨证和方剂学的发展奠定了基础，一直被奉为中医学重要的经典著作之一，后世称誉其为"众法之宗，群方之祖"。张仲景又是善用针灸的大师，他对针灸学的发展也做出了卓越的贡献。本文试就《伤寒论》中的针灸应用规律做一初步探讨。

一、阐发"治未病"的防治思想

"防重于治"的学术思想，是祖国医学的突出成就之一。《素问·四气调神大论》说："是故圣人不治已病，治未病，不治已乱，治未乱。"《难经·七十七难》说："所谓治未病者，见肝之病，则知肝当传之与脾，故先实其脾气，无令得受肝之邪。故曰治未病焉。"《伤寒论》在针灸临床中阐发了这一学术思想。如第 8 条（条文编序依据重庆市中医学会编注的《新辑宋本伤寒论》）指出："太阳病，头痛至七日以上自愈者，以行其经尽故也。若欲作再经者，针足阳明，使经不传则愈。"太阳病邪多在表，如表邪不解，将传阳明之里。阳明为多气多血之经，针刺足阳明经合穴足三里，既可防止病邪传变，又能达到增强体质、加强抗病能力、扶正祛邪的治疗目的。这都包含有"治未病"的防治思想，为针灸临床治疗提供了一条重要的施治原则。

二、划分针灸适应范围

《伤寒论》论述针刺的主要条文有第 8 条、108 条、109 条、142 条、143 条、171 条、216 条、308 条等。从这些条文中分析，《伤寒论》施针的基本规律是：病邪窃据三阳经，外邪初中，正气未衰的实证、热证宜用针刺。从主要论述灸法的第 292 条、325 条、343 条、349 条、362 条等条文分析，《伤寒论》运用灸法的基本规律是：三阴经虚寒病证，阳气衰弱证候及某些阴阳俱虚、病势危殆的急症，宜用灸法。概言之，《伤寒论》已经比较明确地划分了针灸的适应范围。病在三阳者宜针，三阴者宜灸。值得提及的是，《伤寒论》在指出针灸的一般规律的同时，又提示了对特殊情况应区别对待。如 308 条提出："少阴病，下利，便脓血者，可刺。"指出在三阴经中，亦有可刺的实热之证。又如 349 条提出："伤寒脉促，手足厥逆，可灸之。"伤寒脉促可能是实热证的脉象，但阴不和阳、手足厥逆者可灸。提示了临床辨证施灸必须注重脉、症之间的内在联系。《伤寒论》既比较明确地划分了针灸适应范围，又不失偏颇地提示了临床运用的灵活性，为后人立下了针灸辨证施治的可循之规。

三、指示针灸取穴方法

《伤寒论》中明确指出针刺的经穴仅有风池、风府、期门、大椎、肺俞、肝俞六穴，而施灸只提示了经脉或部位。但这些针灸取穴示范，灵活运用了针灸取穴的一些基本原则，给后人在针灸取穴方法上不少有益的启示。

1. 强调循经取穴　在辨证的前提下，循经取穴是《伤寒论》针灸取穴的基本方法。如第 108 条言："伤寒腹满谵语，寸口脉浮而紧，此肝乘脾也，名曰纵，刺期门。"109 条言："伤寒发热，啬啬恶寒，大渴欲饮水，其腹必满，自汗出，小便利，其病欲解，此肝乘肺也，名曰横，刺期门。"这两条所叙述的症状大不相同，但究其病机，前者是肝木乘土之证，后者为肝木侮肺之候，两条病证均系其本在肝，故取肝经募穴期门。这种以脏腑经络理论为指导，根据病机和证候，在其所属的经脉上选取腧穴的方法，即"循经取穴法"，这是后世针灸取穴配穴的基本准则。《伤寒论》在有些条文中，仅指出针灸的经脉名称，不记载其具体穴位，如第 8 条、292 条、343 条等。这种强调经脉辨证、重经胜于重穴的学术思想，启发并形成了后世倡导的"宁失其穴，勿失其经"的取穴原则。

2. 重视选用特定穴　《伤寒论》选用的六个穴位，风池是手足少阳、阳维之会；风府是足太阳、督脉、阳维之会；大椎是手足三阳、督脉之会；期门是足太阴、厥阴、阴维之会，肝之募穴；肺俞、肝俞为背俞穴。这六个穴位中，有四个是交会穴，且全部都是特定穴。这体现了张仲景重视选用特定穴的取穴特点。除期门属足厥阴肝经外，风府、大椎属督脉，风池属足少阳胆经，肺俞、肝俞属足太阳膀胱经，这五穴均属阳经穴位。"损阳伤正"是《伤寒论》的病理思想，重在扶阳是《伤寒论》的主治大法，针灸穴位的选用也贯穿了这一病因病理学的基本观点。

3. 善于运用局部取穴　六经病证是脏腑经络病理变化的反映，而脏腑经络又是不可分割的整体。因此，《伤寒论》十分强调整体地分析病情，提出了病邪传变、合病、并病、直中等学术观点。《伤寒论》也重视病变部位的局部取穴，这是体现人体生理病理整体观念的一个组成部分。如24条云："太阳病，初服桂枝汤，反烦不解者，先刺风池、风府，却与桂枝汤则愈。"《伤寒论》第1条指出："太阳之为病，脉浮，头项强痛而恶寒。"这是太阳病的主要脉证，是太阳病提纲。太阳病不解，头项强痛、恶寒的症状就必然存在，刺风池、风府，即是针对主要症状的局部取穴法。117条云："烧针令其汗，针处被寒，核起而赤者，必发奔豚，气从少腹上至心，灸其核上各一壮。"这条指出，误用烧针发汗，针处被寒气侵袭（感染），引起红肿，色赤如核，应在核上施用灸法，以祛寒邪。这是直接在病变部位施灸的范例。

从以上可以看出，循经取穴是《伤寒论》针灸取穴的基本法则，选用特定穴是《伤寒论》取穴的特点，局部取穴是《伤寒论》的一种重要取穴方法。

四、注重针灸补泻原则

八纲是辨证方法之一，八纲中的虚实，是指导补泻的施治原则。《伤寒论》十分注重针灸补泻原则的具体运用。根据六经辨证特点，三阳病用针刺泻法。如 143 条云："妇人中风，发热恶寒，经水适来，得之七八日，热除而脉迟身凉，胸胁下满，如结胸状，谵语者，此为热入血室也，当刺期门，随其实而取之。"216 条云："阳明病，下血谵语者，此为热入血室。但头汗出者，刺期门，随其实而泻之，濈然汗出则愈。"143 条是妇女伤寒中风，邪热乘虚入于血室的"血结胸证"，本病属热属实，故用针取其实。216 条是阳明热邪侵入血室，肝热迫血妄行致下血，病属实热之证，针刺取期门，实而泻之。三阴病证用灸宜补，如 292 条云："少阴病，吐利，手足不逆冷，反发热者，不死，脉不至者，灸少阴七壮。"少阴病，证属虚寒，须防阳脱，故宜施灸，阳通脉复，其病可愈。325 条云："少阴病，下利，脉微涩，呕而汗出，必数更衣，反少者，当温其上，灸之。"少阴病，内为虚寒，加之气虚血少，中阳失运，肾阳虚弱，需用灸法，温补其上，以回阳升陷。

五、强调针灸辨证论治

张仲景开拓了中医学辨证施治的理论体系。他在《伤寒论》中阐发的针灸辨证的基本观点，迄今仍有效地指导着临床实践，推动着针灸学术的发展。

1. 突出"治病必求于本"的施治原则 "治病求本"是中医学应遵循的辨证论治的根本原则。《伤寒论》根据针灸临床治疗特点，通过"异病同治"的辨证分析，运用了这一治则。《伤寒论》108 条、109 条、142 条、143 条、216 条分别列举了肝乘脾、肝乘肺、太阳与少阳并病而误汗、妇人伤寒中风热入血室、阳明病热入血室五种不同的证候，通过病机分析，循经辨证，病本在肝，故均取肝经募穴期门以治之。一穴而治数病，体现了针灸治病的特点，强调了针灸临床经络辨证的重要性，突出了"治病求本"的施治原则。

2. 重视辨证论治的灵活性　《伤寒论》十分重视针灸辨证论治的灵活运用，指出在针灸临床中，应根据病情变化，四诊合参，随证治之。如 16 条云："太阳病三日，已发汗，若吐，若下，若温针，仍不解者，此为坏病，桂枝不中与之也。观其脉证，知犯何逆，随证治之。桂枝本为解肌，若其人脉浮紧，发热汗不出者，不可与之也。常须识此，勿令误也。"又如 267 条云："若已吐、下、发汗、温针，谵语，柴胡汤证罢，此为坏病，知犯何逆，以法治之。"这两条指出，在疾病治疗过程中，可能会出现病情不解，发生变证，甚或病情恶化的情况，这需要随时审察掌握病情，观其脉证，知犯何逆，随证治之，及以法治之，包含了针灸辨证论治既要遵循一定法规，又要避免拘泥，做到灵活运用。

3. 告诫辨证论治的重要性　辨证论治是指导针灸临床诊治疾病的基本法则。《伤寒论》谆谆告诫针灸辨证论治的基本原则是不能违背的。如 115 条云："脉浮热甚，而反灸之，此为实，实以虚治，因火而动，必咽燥吐血。"脉浮、热甚为表实，若以脉浮为虚，按阳虚施以灸法，则是实以虚治的错误治法，火气动血，迫血上行，必咽燥吐血。指出了辨证施灸的重要性。116 条云："微数之脉，慎不可灸，因火为邪，则为烦逆，追虚逐实，血散脉中，火气虽微，内攻有力，焦骨伤筋，血难复也。脉浮，宜以汗解，用火灸之，邪无从出，因火而盛，病从腰以下必重而痹，名火逆也。欲自解者，必当先烦，烦乃有汗而解，何以知之？脉浮，故知汗出解。"本条指出阴虚内热及病邪在表，不宜施灸，告诫临证施灸必须慎重，火气虽微，内攻有力，谨防焦骨伤筋，追虚逐实。119 条云："太阳伤寒者，加温针必惊也。"风寒袭表，正邪抗争，已有发热，若加温针，其热更甚，热扰心神，必将惊烦或惊狂。提示了辨证施针的重要性。《伤寒论》以丰富的临床实践为依据，论证了没有正确的辨证，针灸非但不能达到预期的目的，甚至可能产生事与愿违的结果。

1984 年发表于《中医杂志》

管正斋老中医经络辨证经验

中医学之精髓在于辨证论治。针灸临床中，尤当重视经络辨证。经络辨证的主要特点是：用十二经脉和奇经八脉去分析、归纳证候，结合脏腑等理论，推究病机，判断病情性质、正邪盛衰状况。根据不同的经脉、脏腑的生理功能及病理变化，来分析症状，辨证分经，这是经络辨证的基本方法。因此，熟悉各条经脉的循行路线、生理功能，是动、所生病候等规律，则是掌握经络辨证的基本功。

一、经络辨证为纲

循经辨证为纲，约有以下几方面。

1. 本经自病，调其本经　按其经脉的循行分布，病在某经，即取某经腧穴治疗。"经脉所过，主治所及"，这是循经辨证施治的基本准则。如手阳明经脉"入下齿中，还出夹口"，故下牙痛取合谷；足厥阴肝经"布胁肋"，肝气横逆的胁痛则取章门。《灵枢·终始》云："故阴阳不相移，虚实不相倾，取之其经。"即一经经气失调，还未波及他经时，只需取本经之穴调之即可。

在循经取穴时，还可结合本经子母穴的应用。如痛在颞侧的"少阳头痛"，可取侠溪（母穴）以壮水，针阳辅（子穴）以泻火；一补一泻，同时施于一经，济其不足而夺其有余，调整经气之偏颇，自可平治于权衡。同理，如痛在颠顶之"厥阴头痛"，可补曲泉、泻行间。

2. 某经病证，表里同治　十二经脉中，每条经脉都有与其互为表里的经脉，表里经之间，关系至为密切，其联系途径，在体腔有属络关系；在四肢有脉气交接关系；加强体内深部联系者，有经别之"出入离合"；加强外经脉气联系者，又有"别络"之沟通。所以，本经有病，表里经同治，是循经辨证施治的重要方法之一。如胃气虚寒，取足三里配公孙；脾虚泄泻，取阴陵泉配足三里等。

3. 本经有病，兼调子母经　根据病变部位，先确定其病变所属经脉，在调其本经气血的基础上，根据"虚则补其母，实则泻其子"的原则，调其子母经，亦属循经辨证的范畴。

二、十二经病候是纬

十二经脉在正常情况下，起着运行气血、濡养人体组织器官等作用，而当人体受到某种致病因子的侵袭，机体的生理功能发生异常变化时，经络就会通过其所联系的有关部位，反映出各种症状和体征。《灵枢·经脉》所载的十二经"是动、所生"病候，即是按十二经脉分经归纳的症候群。十二经病候是经络学说的一个组成部分，是经络辨证的重要依据。

十二经病候包括外经病候与内脏病候两部分，各经病候就是各条经脉所循行部位和所联系的脏腑器官在病理情况下出现的症候群的概括。十二经病候与本经俞穴的关系，可视为经穴主治范围的归纳和总结。

1. 证候的归纳　如儿科的"单纯性消化不良"，其临床主要表现为腹泻，蛋花水样大便，或带黄绿色，混有少量黏液，常有呕吐、发热、食欲不振、消瘦等。而"中毒性消化不良"则主要表现为水泻喷溅，每日泄泻十余次以上，呕吐，高热。由于大量失水，而出现皮肤干燥、尿量减少等。严重时甚至烦躁不安，意识朦胧以至发生惊厥、手足厥冷等症状。这些证候，运用十二经病候加以辨别，则大体属于足太阴脾经的病候。因足太阴经"是动则病舌本强，食则呕，胃脘痛，腹胀，善噫，得后与气则快然如衰，身体皆重。是主脾所生病者，舌本痛，体不能动摇，食不下，烦心，心下急痛，溏泄，水闭，黄疸，不能卧，强立，股膝内肿厥，足大指不用"。这与"消化不良"的临床表现大部吻合，因此，"消化不良"便可按脾经病论治。

2. 症状分析　对于某种单一的症状，也可根据十二经病候加以辨别，并分经论治。如以呼吸急促，甚至张口抬肩为特征的喘证，从呼吸困难这一症状看，手太阴病和足少阴病等均可产生。因手太阴经"是动则病肺胀满，膨膨而喘咳，缺盆中痛，甚则交两手而瞀，此为臂厥。是主肺所生病者，咳，上气，喘喝，烦心，胸满"；而足少阴经"是动则病饥不欲食，面如漆柴，咳唾则有血，喝喝而喘，坐而欲起，目䀮䀮如无所见，心如悬，若饥状，气不足则善恐，心惕惕如人将捕之，是为骨厥"。运用两经病候理论对喘证加以辨别，则前者主要是指肺气不宣所引起的实喘；而后者则是肾不纳气，咳逆气短的虚证喘息。前者临床多见于支气管哮喘、支气管扩张的患者；而后者常见于慢性支气管炎、肺气肿、心功能不全的患者。辨别清楚，即可分经论治。前者取穴以肺俞、膻中、尺泽、列缺为主，针刺用泻法，不灸；而后者取穴则以肾俞、气海、肺俞、膏肓俞、足三里、太溪、太渊为主，针刺用补法，加灸。总之，依据十二经病候，便于我们掌握病位，分经论治。

综上所述，循经辨证偏重局部，多用于外经病证；十二经病候辨证，偏重整体，常用于内脏病证。经纬交织，是以十二经为主体的经络辨证之要点。

三、奇经辨证的临床意义

奇经包括督、任、冲、带、阴维、阳维、阴跷、阳跷。奇经八脉在生理上，对十二经脉起着一定的分类、组合和主导作用。因此在针灸临床中，应注意运用奇经辨证。如对妇科疾病月经不调、不孕、流产等症，调整冲脉之脉气便属必要。因冲脉为十二经之冲要、经络之海；起于胞中而主经水，经水来源于血，血可由精所化，故与肾相关；血由肝所统，故与肝有联系；血由脾胃所生，故又与脾胃关系紧密，脾胃为后天之本，所以冲脉又称"五脏六腑之海"。冲脉的五条路线，除上行的三条外，行于下肢的两条尤为重要。与冲脉有关的下肢穴位包括冲门、阴包、曲泉、委中、足三里、太溪、昆仑、太冲等。

督脉起于胞中，上通于脑，统摄全身阳气。如督脉空虚，可以引起头昏、头晕、神疲健忘、腰背酸坠等症。对病久虚证，应任督并重。临床应用上，前人提倡"任宜温灸，督宜针调"。

不寐和嗜睡，宜责之阴阳跷脉。因人体阴阳相济，则寤寐正常。如阴阳跷脉之脉气失调，阳不交于阴则不寐，阴盛阳微，则令人多眠。从跷脉调整，每获佳效。

对于癫痫，亦按奇经辨证，因癫疾之所生，以后天因素居多，常表现为本虚而标实之证。本虚者，脏腑气血虚弱，不能生精填髓以充脑海，督脉贯脊通脑，经气虚亏，则产生头重、眩晕、摇动；标实者，风盛痰壅，风为阳邪，风性主动，侵袭督脉，风邪夹痰上扰，故昏仆、抽搐、口吐涎沫。《难经·二十九难》云："阴跷为病，阳缓而阴急，阳跷为病，阴缓而阳急。"这种缓急现象，多见于癫痫、抽搐及瘫痪等症，故对癫痫的治疗，亦可从奇经入手。

四、皮部、经筋理论的临床运用

皮部是指经络系统在皮肤的分布。从广义理解，皮部为人体暴露于外面的最浅表部分，是经络系统直接接触外界的体表组织，起着保卫机体、抗御外邪的作用，并对外界环境具有调节和适应功能。皮部的狭义概念，是指十二经脉在体表的分布范围。

1. 十二皮部在辨证方面的应用　在望诊过程中，可按皮部分经观察皮肤和浮络的色泽变化，如气滞血凝，则痛而色青；久寒久痛，则痹而色黑；湿热痛肿，则皮热而色黄赤；气虚血少，则皮寒而色白；若五色杂见，则为阴阳失调、寒热交错的病证。故观察皮部色泽变化，亦可以测知部分病情。

其次是按皮部分经观察皮肤上的形态变化，如根据不同部位上产生的丘疹、红线，局部明显的凸凹、瘦削等来辨别疾病所在的经络，如臑部肌肉瘦削，病在足太阳经；乳部上下痰核、包块，病在足阳明经。或根据病变之皮部所在及性质来分辨受病的经脉和脏腑，如鬓疽，据其发病部位受病经脉为足少阳经；伏兔疽，据其发病部位则受病经脉为足阳明胃经等。

在切诊中可按皮部分经，探查皮肤感觉的异常，如麻木、疼痛、冷热等，分析病变属于哪一条经或哪几条经脉。其次触摸皮下的形态变化，如结节、条索状物、连珠形囊泡等，用作经络辨证的参考；或循按腧穴作为内脏疾病的辅助诊断。如肝病在肝俞和期门有压痛，肠痈每于大肠经下合穴——上巨虚（或阑尾穴）处有压痛等。

2. 十二皮部在施治方面的应用　在施治方面可应用"半刺""毛刺"以强健皮部、振奋皮部功能，以抗御邪气客于肤表的各种疾病。对某些皮部疾患，如"皮神经炎"和"神经性皮炎"，则运用梅花针，通过激发皮部经气进行治疗。此外，对某些皮肤病证，还可根据皮部理论选择适当的治疗方法，如痈疽用隔蒜灸治疗、丹毒用刺血法治疗、风中经络（面神经麻痹）用灸或透穴刺等。脏腑或经络患病，其所属皮部常有反应（如结节、压痛等），亦可利用这些反应来治疗其脏腑疾患，如喘症常在孔最、肺俞、中府等穴的皮肤之下扣及的结节处针刺（或穴位注射，或灸），每获奇效。

3. 经筋理论的运用　十二经筋是经络系统在肢体外周的连属部分。由于它的循行、分布、病候及作用等，都着重于"筋肉"，所以称为"经筋"。经筋以独特的"结聚散络"分布形式，循行于四肢、躯体，构成了经络系统中的筋肉体系。十二经筋之间的相互联系，突出表现在"四结"关系上，即足三阳经筋结合于頄（面颧部），足三阴经筋结合于阴器（生殖器），手三阳经筋结合于角（侧头部），手三阴经筋结合于贲（胸膈部）。经筋的生理功能主要是连缀百骸、维系周身并对周身各部分的组织脏器起保护作用。经筋的功能活动依靠脏腑经络气血的濡养，因此，体表的筋肉疾患，和经脉与内脏的生理、病理变化得以息息相通。经筋的病候，实质上就是经脉所属的筋肉系统的症候群。

临床上，凡经筋病患，均可取八会穴中之"筋会"阳陵泉，并常用膀胱背俞穴肝俞，以及肝经原穴–太冲；再根据病变部位，"酸痛取阿是"。

五、经络辨证须有整体观

运用经络辨证，要有整体观念。必须注意经脉、脏腑与人体各个组织器官的相互联系和相互影响的规律。要全面深入地了解疾病的发展和分析证候的演变过程。经络辨证，除了指出经脉脏腑所属的病证外，还应分析其寒、热、虚、实的证候属性，以及经络、脏腑、气血、阴阳的偏盛偏衰，这就必须同时运用八纲、气血等辨证方法，才能体现出辨证论治的完整性和系统性。

1990 年发表于《北京中医学院学报》

管氏针刺手法学术特点探讨

针刺手法是针灸学的重要组成内容，是针灸疗法获取疗效的重要条件。针刺补泻手法，是针灸临床最精细的操作技巧。《灵枢·官针》说："故用针者，不知年之所加，气之盛衰，虚实之所起，不可以为工也。"指出不知道风、寒、暑、湿、燥、火六气加临的时期，不明白在每个节气中六气盛衰的情况，不能根据虚实而施补泻，就不能称为良医。《难经·七十三难》曰："补者不可以为泻，泻者不可以为补。""实实虚虚，损不足而益有余"，都会给患者带来不良后果。为此，《灵枢·邪气脏腑病形》郑重告诫："补泻反则病益笃。"《金针赋》说："须要明于补泻，方可起于倾危。"均强调了补虚泻实的原则是不能违反的。明代医家马莳指出："针灸不灵，是手法不明。"故历代医家均十分重视针刺手法的研究。

管正斋老中医，家学渊源，幼承庭训，尽得其传；为求学，远渡东瀛，撷蕊于日本针灸之精华；行医 50 余载，博采众长，切磋研究，研精覃思，卓然形成了匠心独具的针灸学术流派。

一、管氏针刺手法之渊源

《黄帝内经》开创了针刺手法的先河。《灵枢》论述的疾徐、迎随、呼吸、开阖四种针刺手法，奠定了针刺补泻的理论基础，成为后世各种针刺手法的基本依据。继《黄帝内经》之后的《难经》，强调左右手的配合，并以阴阳五行学说为指导，创立了配穴补泻方法。春秋战国至三国时期的名医高手，经过医疗实践，丰富了针刺手法，基本形成了针刺手法的理论体系。

自宋至清，是针灸学家辈出和针灸专著涌现的全盛时期。在这一历史阶段，各针灸流派百家争鸣，在针灸学术上形成了百花齐放的繁荣局面，针灸手法获得了很大的丰富和发展。

金代何若愚、金元窦汉卿，较早地对针刺手法进行了系统的研究，堪称对针刺手法贡献较大的先驱医家。明代陈会的《神应经》、高武的《针灸聚英》、李梴的《医学入门》、杨继洲的《针灸大成》，是当时各具特色的针灸流派的主要代表。他们的学术观点，对后世针灸学术的发展产生了积极而深远的影响。

管氏针刺手法遵循《黄帝内经》《难经》的针刺手法理论；在补泻手法操作方面，主要吸取了《针灸大成》的手法特点，并融汇了日本代田文志、长滨善夫等针灸学者的手法技巧，形成了从学术理论到临床操作均独具特色的针灸学术流派和管氏针刺手法体系。

二、管氏下针十法

"下针十法"为进、退、捻、留、捣、弹、搓、努、盘、飞，是管氏针刺手法的重要组成部分。它不同于明代高武的"神针八法"（安神定志、按穴进针为一法，龙虎交战为二法，随咳进针为三法，行针催气为四法，凤凰展翅为五法，饿马摇铃为六法，晕针热汤服之为七法，消除滞针为八法）；亦有别于杨继洲的"下手八法"（揣、爪、搓、弹、摇、扪、循、捻）。"下针十法"精辟概括了管氏针刺基本手法，是针刺补泻手法的基础。

（一）进

医患均应定息，审定穴位，以爪切之，选穴准确，进皮贵速。进针后，按其补泻，慢进或快进。

（二）退

分三部，按部缓退或捻转提针；亦可按其补泻疾退或徐退。

（三）捻

大指向前捻针，食指向后，左转为补；大指向后捻针，食指向前，右转为泻。轻度捻转行针，有候气、催气、行气作用。

（四）留

留法就是进针后，将针留置于穴内，让其停留一定时间后出针。一般分为"静留针法"（静留以待气至）、"动留针法"（行针后复留针）、"提留针法"（由深至浅，留后出针）。

（五）捣

针刺达穴内一定深度后，在原处轻出重入，不断提捣，使针尖原位上下小幅度提插和旋转。捣时应以腕关节的震颤为主，犹似雀啄食般快速进退。捣法主要用以催气、行气，有加强针感，使气留针下而不去的作用。

（六）弹

分弹叩穴位法和弹叩针柄法。弹叩穴位法是以中指弹叩要刺的穴位，使脉络气血随弹叩而充实。弹叩针柄法是用食指或拇指轻轻弹叩刺入穴内的针柄尾部，使针体震颤。弹法有催气、导气和加强补泻的作用。

（七）搓

搓法一般是由食指末节横纹开始，用拇指如搓线样向前搓至食指端，以针下沉紧有被肌肉缠着感为度；由食指末节横纹向食指端搓，为左、为内、为补，常可产生热感；由食指端向食指末节横纹搓，为右、为外、为泻，时有产生凉感。亦可将针朝一个方向搓转，有进而无退，使肌纤维适度地缠住针体，再行"拽拉升提"或"拽拉行气"手法。

（八）努

努法又称弩法。得气后将针稍提，用拇、食指夹持针柄，中指侧压针身使针体弯曲成弩弓之状，有行气引气作用。另一种是用拇指、食指捻动针柄，中指侧压针身使之成弯弓状的努法，又名飞针法。

（九）盘

盘法主要用于腹、腰及四肢肌肉肥厚的部位。针刺到腧穴深部（地部），行针得气后，将针提至人部或天部，将针扳倒，与皮肤呈25°~45°角，缓慢圆形盘旋，一般向左顺时针盘按转动为补；反之，向右逆时针盘提转动为泻。

（十）飞

用拇、食指两指捻搓针柄，一搓一放，一合一张，如飞腾之象，又称"凤凰展翅"手法。本法主要用于催气、行气、疏导经气和轻泻手法。

三、管氏乾坤刺法

管正斋老先生引用宋·邵康节所言："天一，地二，天三，地四，天五，此天地之数也。天本为乾，地本为坤。"故将单针透刺法、两针傍刺法、三针齐刺法、四针恢刺法、五针扬刺法及多针连刺法六种针刺方法归纳为"乾坤刺法"。

四、管氏初级补泻手法

（一）补法

趁患者呼气时进针；入皮后，缓慢分几度捻进；行针时，着力在针尖，插的手法多，提的手法少；捻针时，拇指向前用力重而急，拇指向后用力轻而缓，针感缓和而感应较小；留针时间短或不留针；趁患者吸气时出针，出针时快而轻；出针后揉按针孔。

（二）泻法

趁患者吸气时进针；入皮后，进针疾速，很快地插到所需的深度；行针时，提的手法多，插的手法少；捻针时，拇指向后用力重而急，拇指向前用力轻而缓；留针时间长，在留针过程中加强手法捻转行针，力求感应较重和循经感传；趁患者呼气时出针，出针缓慢并摇大针孔；出针后不按揉针孔。

管氏初级补泻手法对进针、行针、留针、出针做了由博返约的归纳提炼，内容简明扼要，操作层次清楚，具有易学实用的特点。

五、管氏高级补泻手法

管氏高级补泻手法主要包括："太极纯真补泻法"，即"烧山火""透天凉"；"飞经走气四法"（又称通关接气大段法），即青龙摆尾、白虎摇头、苍龟探穴、赤凤迎源；以及"两仪生化六法"，即阳中隐阴、阴中隐阳、龙虎交战、子午捣臼、龙虎升降、凤凰展翅。

（一）太极纯真补泻法

1. 烧山火

（1）适应证：能补阳除寒，适用于一切虚寒证，有"增阳"的作用，主治久患瘫痪，顽麻冷痹，癫风寒疟，四肢逆冷，心肾不交的失眠，肾虚性的腰酸、遗精、早泄、阳痿，心脾不足的经闭，肝肾双虚的视瞻昏渺和云雾移睛，内脏下陷的胃下垂、子宫脱垂，虚寒性的胃病、腹痛，消化不良，气虚便秘，寒泻，五更泻，中风脱症，命火衰微，虚性的高血压，外感风寒等。

（2）手法操作

①行降阴法。用左手押准穴位，右手持针刺入穴内。将针分三次渐次的下降，先进至皮下天部，次进入人部，再进至地部，最后再由地部直接提出于皮肤外面。先浅后深，使针力着重于深部，徐内疾出。针体进入穴内后，由浅部徐缓地微捻纳入深部，再由深部疾速捻退到浅部，上下往来，以气调为度，可以使之实，为补。即针尖徐进，由浅而深，引阳气由外入内，为补。因为要达到阳气入实、充满于腠理的目的，就须从阳（外）引阴（内），将天部所生的阳气逐层引入地部，使阳热胜过阴寒，故曰"降阴"。

②在酸麻胀重感觉的基础上，捻针时使指力向下，将针向左方捻转，每次 180°～360°，即将持针的右手（刺手）拇指进前、食指退后的捻转方向，反复行之，即产生热的感觉。

③慢提紧按。以"紧"字的含义作"重"字解，"慢"字的含义作"轻"字解。进针在天、人、地部提插针时，要用重插轻提。

④行九阳数（《周易》中单数、奇数为阳，九为老阳，七为少阳）。进针在天、人、地部捻转（或提插）时，针尖向下压插，使力在针尖，每部各捻转（或提插）三次，三三得九，为九阳数（亦可在每部各行九阳数），可少停，反复行之。

管正斋老先生在行九阳数时，强调实效，不泥于古数，注重患者体质、敏感程度等客观情况，临床上有时仅用三三得九，有时用三九二十七数……灵活运用。

⑤随而济之。随顺其经气的运行而补其气，如手之三阴经及足之三阳经，经气从上而下运行，于进针后捻插时，使酸麻胀重感觉向下感传，与经气的去路相顺。

管正斋老先生不仅重视针刺方向顺应经气，更强调针感顺应经气，并且巧妙地应用押手、循按、阻压等辅助手法，屡能达到针感顺经之目的。

⑥行震刮术。先用左手拇、食指固定针体，再用右手拇指向下震刮针柄，震刮 30~60 次，即可产生热的感觉。

⑦乘患者呼气进针，吸气出针。

⑧出针后，立即以指（或棉球）按揉针孔。即于出针之时速按揉针孔，以挽正气，使真气存留，不任已入之阳气外逸。故闭针孔是务使正气内存，仍合于引阳入内为补的原则。

2. 透天凉

（1）适应证：能泄阳除热，适用于一切实热证，有"滋阴"的作用，主治风痰中风，喉风，癫狂，疟疾，肌热骨蒸，伏邪化热，相火亢盛，胃家实的发热、胃痛、腹痛、便秘，实性高血压，痹证偏风胜者，热入血室的经闭，暑泄，赤痢，风热牙痛，火眼，一切炎症（如咽喉炎、牙龈炎、中耳炎、扁桃体炎等），外科肿疡，中风闭证及外感风热等。

（2）手法操作

①行升阳法。押手及刺手式，均同烧山火。系将针直刺入地部，然后分三次，作阶梯状，经人部、天部提出皮肤外面。先深后浅，使针力着重于表层，疾内徐出。一是指由浅部疾速捻入深部，再由深部徐缓地微捻退至浅部，上下往来，以气调为度，可以使之虚，为泻。即急速刺入，徐徐分层退出，引邪气外出而发散之，为泻。二是因为要阴气隆至，则必须在阳邪已退之后，阴胜于阳，才能达到目的，故须从阴（内）引阳（外），将亢盛的火气，由地部逐层引导至天部而散泄之，阳去阴至，故曰"升阳"。

②在酸麻胀重感觉的基础上捻针时，使指力向上，将针向右方捻转，每次 90~180°，即将持针的右手（刺手）拇指退后、食指进前的捻转方向，反复使用，即可产生凉的感觉。

③紧提慢按。退针在地、人、天部提插针时，要用重提轻插。

④行六阴数。（《周易》中双数、偶数为阴，六为老阴，八为少阴）。退针在地、人、天部捻转（或提插）时，针尖向上提起，使力在针体，每部各捻转（或提插）二次，二三得六，为六阴数（亦可在每部各行六阴数），可少停，反复行之。

⑤迎而夺之。与经络的循行流注方向相反，如手之三阳经及足之三阴经，经气从下向上运行，于针刺及捻转提插时，使酸麻胀重感觉向下感传，与经气来路相逆。

⑥行震刮术。先用左手拇、食指固定针体，再用右手食指（或拇指）向上震刮针柄，震刮 30~60 次，即可产生凉的感觉。

⑦乘患者吸气进针，呼气出针。

⑧出针时，将针摇动，以扩大针孔，起针后不按揉针孔。即于出针之时，摇大其穴，不按揉针孔，以散邪气。故开针孔是为了更有效地宣泄阳邪，而使阴气大至，仍合于导阴外出为泻的原则。

从以上烧山火、透天凉手法的操作及应用可看出，管正斋老先生的针刺手法精巧细腻，确属匠心独具，别具特色。

（二）飞经走气四法

1. 青龙摆尾

（1）适应证：行气补虚，温通气血。临床上适用于癥瘕积聚、瘿瘤瘰疬、关节痹痛、胃脘腹痛等。

（2）手法操作：进针得气以后，提针至穴位浅层（天部），斜扳针身，使针尖指向病所，执住针柄不进不退，向左右（45°角以内）或前后慢慢摆动，往返拨针如扶船舵之状。摇摆 9 次，甚则 27 次之数，使针刺感应逐渐扩散。手法结束后，缓缓将针拔出，急闭针孔。

2. 白虎摇头

（1）适应证：行气泻实，祛风清热。临床上适用于高热烦躁、神昏癫狂、痉挛项强、痰热壅盛等。

（2）手法操作：进针至穴位深层（地部），针体保持直立。插针时拇指向前用力，左转一呼一摇；提针时拇指向后用力，右转一吸一摇。向内进针时，用力较轻，进针快而摇动小；向外退针则用力较重，退针慢而摇动大。一般左右摇针6次或18次，实热重者，操作摇针36次。

3. 苍龟探穴

（1）适应证：行气补虚，疏通经络。临床上适用于腰膝酸软、关节痛痹、肩臂麻痛、中风痿躄等。

（2）手法操作：直刺进针得气后，自穴位深层（地部）一次退至穴位浅层（天部），按上下左右四方斜刺，由浅入深，各三进一退。

4. 赤凤迎源

（1）适应证：行气活血，疏经通络。临床上适用于项背酸痛、腰腿疼痛、关节红肿、脘腹胀满等。

（2）手法操作：先进针刺入穴位深层（地部），再退针至穴位浅层（天部），待针下得气，针体摇动时，即插针至穴位中层（人部），边提插边捻转。病在上吸气时右转提针，病在下呼气时左转插针。拇指循针柄向外向上，食指循柄向内向下，一捻一放，两指展开有如飞状。行捻放飞法，要以针裹气，插而不入，提而不出，转而不动，使经气扩散。

（三）两仪生化六法

《易传·系辞上》曰："易有大极，是生两仪，两仪生四象，四象生八卦。"两仪生化六法包括阴中隐阳、阳中隐阴、龙虎交战、子午捣臼、龙虎升腾、凤凰展翅。这六种手法或先补后泻，或先泻后补，或补泻交替，或补泻兼施，因系阴阳补泻生化演变出的六种复式补泻手法，故称"两仪生化六法"。

1. 阳中隐阴

（1）适应证：以补阳为主，兼能清热。临床上适用于先寒后热的疟疾，或寒多热少、寒热错杂（内热表寒，以表寒为主）、虚实夹杂（内实外虚）的杂病。

（2）手法操作：嘱患者自然地鼻吸口呼，随其呼气，用单指押手法，将针进至天部，候其气至，即将针急插至人部，在人部1分上下的范围内，拇指向前捻针，紧按慢提九阳之数（9次、27次、81次），患者如有热感，稍停片刻候热感消失。然后嘱患者改为口吸鼻呼的呼吸，医生改用舒张押手法，将针缓慢地插至地部，再在地部1分上下的范围内，拇指向后捻针，慢按紧提六阴之数（6次、18次、36次），待针下有凉感，稍停片刻，即将针提至天部，留针3~5分钟，将针拔出，缓慢揉按针孔。

2. 阴中隐阳

（1）适应证：以泻热为主，兼能补阳。临床上适用于先热后寒的疟疾，或热多寒少、寒热错杂（内热表寒，以内热为主）、虚实夹杂（内实外虚以内实为主）的杂病。

（2）手法操作：嘱患者自然地口吸鼻呼，随其吸气，用舒张押手法，缓慢地将针进至地部，在地部1分上下的范围内，拇指向后捻针，慢按紧提六阴之数（6次、18次、36次），如有凉感，稍停片刻，候凉感消失。然后嘱患者改为鼻吸口呼的呼吸，医生改为单指押手法，将针退至人部，在人部上下1分左右，拇指向前捻针，紧按慢提九阳之数（9次、27次、81次），待热感产生，留针3~5分钟，将针拔出，轻压针孔。

3. 龙虎交战

（1）适应证：疏通经络，行气止痛。临床上适用于风寒痹痛、胃火牙痛、胃脘疼痛等；亦可用于疟疾等寒热往来之证。

（2）手法操作：进针至天部，先用拇指向前捻针9次，使九阳数足，再以拇指向后右转6次，使六阴数足；再进针至地部，先用拇指向后捻针6次，使六阴数足，再以拇指向前捻针9次，九阳数足；再提至人部，视病情而定先补后泻或先泻后补；反复交替，运行操作。

管正斋老先生运用的"龙虎交战"手法，分天、人、地三部施行，各部手法操作，有序而又不相同。管老曰："九为至阳之数，龙，象征阳，指左转，为补；虎，象征阴，指右转，为泻。两法反复，交替进行，故称交战。"管老的龙虎交战法，既不同于《金针赋》，又有别于《针灸问对》，手法操作独具特色。

4. 子午捣臼

（1）适应证：导引阴阳，壮阳制水，补阳泻阴，消肿利水。临床上适用于阳气不行，水湿泛滥所致的水肿、鼓胀；亦可用于伤食腹痛，石淋癃闭。

（2）手法操作：下针得气后，将针上下提插，三进一退，如此3度，计为九入六出。在进针时分三部，每部紧按慢提81次；退针时分两部，每部紧提慢按64次。同时，在紧按慢提时，结合左转针；在紧提慢按时，结合右转针。完整地完成手法，需在每度行针时三进二退，在五个分部内提插捻转371次，3度行针，共提插和捻转1113次。

5. 龙虎升降

（1）适应证：调和阴阳，疏通经气。临床上适用于舌强言謇、半身不遂、关节酸痛、肌肤不仁及疼痛痒麻等营卫虚实不调病证。

（2）手法操作：先进针至天部，持针向左捻转一圈，指力偏重拇指，乘势按针至人部，再提至天部，右盘一圈，指力偏重食指，紧按至人部，提至天部，然后用中指按住针身，微向下插，如拔弓弩的姿势。如此反复施行 9 次，行青龙纯阳之数，引天部阳气深入，是为龙降。然后进针达地部，先右盘一圈，提至人部，再慢按至地部，左盘一圈，紧提人部，再按至地部，然后用中指按住针身，微向下插，如拔弓弩之状，如此反复施行 6 次，合白虎纯阴之数，以引地部阴气外出，是为虎升，两者相并，故称龙虎升降。

6. 凤凰展翅

（1）适应证：疏经活络，行气、守气。临床上适用于头昏头痛、肩臂麻痛、腰腿疼痛、胃脘胀痛、关节痹痛等。

（2）手法操作：先进针刺入穴位地部，再退针至穴位天部，待针下得气，插针至人部，先行小幅度提插捻转，然后拇指循针柄向下向内，食指循针柄向上向外，一捻一放，手指翩翩展合，有如凤凰展翅飞翔。凤凰理羽手法则是拇指向前、向上，食指从拇指尖向第二节、向后徐徐捻转，一捻一放，手法舒展柔和，有如凤凰理羽之状。

凤凰展翅与赤凤迎源的主要区别在于拇指、食指循针柄捻飞方向不同，捻飞的角度与力度不同，因而手法作用亦不相同。管正斋老先生的凤凰展翅法，尤擅守气行气，使针感速至病所，手法操作优美潇洒。

六、管氏特殊补泻手法

（一）婴幼儿针刺补泻手法

管正斋老先生依据《黄帝内经》"半刺法"等论述（《灵枢·官针》言："半刺者，浅内而疾发针，无针伤肉，如拔毛状，以取皮气。"），根据婴幼儿的生理、病理特点，结合多年临床经验，总结出一套独特的婴幼儿补泻手法。

1. 补法

（1）操作：选用30号0.5寸或1寸毫针，刺入选用的穴位，拇指向前捻转3次或9次，稍停，为一度补法，一般行三度或九度手法。在捻针时，进皮0.1~0.3寸。不留针。疾速出针，出针后按压针孔。

（2）适应证：小儿腹泻、小儿消化不良、遗尿、小儿面瘫、小儿慢惊风、小儿麻痹后遗症等。

2. 泻法

（1）操作：选用28号或30号0.5~1寸毫针，在选定穴位上，进针0.2~0.5寸，拇指向后大弧度捻转6次，稍停，为一度泻法，一般行六度或八度手法。不留针。出针后，用酒精棉球轻擦针眼。

（2）适应证：小儿积滞、外感发热、风热咳嗽、小儿急惊风、小儿哮喘发作期等。

（二）拽拉升提和拽拉行气手法

1. 拽拉升提手法

（1）操作：在针感传至病所后，拇指向前，顺经单向捻转，当针体捻转不动时，表示针体已被肌肉组织缠住。这时不能放松针柄，而要和缓地、有节律地向上拽拉针体，使针身牵动周围组织，患者即会产生牵动收缩之感觉。本法属补法范畴的特殊手法。

（2）适应证：主要用于脏器下垂的虚证，如子宫脱垂、胃下垂、直肠脱出等。

2. 拽拉行气手法

（1）操作：在针感传到病所后，拇指向后单向逆经捻转，当针体被肌肉纤维缠住（捻不动）时，宜捏紧针柄，和缓地、有节律地摇摆针尾，以加强和控制感应的传导。本法属泻法范畴的特殊手法。

（2）适应证：适用于气血壅滞不通的实证和前后阴炎症疼痛，如睾丸炎、膀胱炎、尿道炎、肛门术后疼痛、外痔等。

拽拉升提和拽拉行气手法，主要应用于环跳、秩边及腹部、背部腧穴，采用深刺或平刺透针法。因针刺较深，感应较强，操作时必须注意，手法要轻巧而缓和，提插幅度不宜过大，切忌手法过猛，刺激过强。

（三）管氏过梁针法

管氏过梁针法是管正斋老先生在继承前人经验和在家传针法基础上，发展和完善起来的一种特殊针法。管氏过梁针主要应用 24 个过梁奇穴，穴名及取穴法完全有异于十四经穴，在手法操作上亦别具特点。

1. 手法操作

（1）基本手法：选用特制的 26 号（或 28 号）过梁针，采用单手两指疾速直刺法，进皮后，左手夹持押手，右手小弧度捻转，缓慢进针，进针到穴位深度的一半时，左手扶托于穴位肢体的对侧，以探测针尖到达的位置，直至进针刺到对侧皮下。

（2）过梁针补法：行"凤凰理羽"手法九次，三九二十七次，或九九八十一次。

（3）过梁针泻法：行"凤凰展翅"手法六次，六六三十六次，或八八六十四次。

留针 30 分钟，行针时，有的患者可能出现无力、出汗等症状，应及时减轻手法和减少行针次数，以免患者虚脱。起针时，应缓慢退针，出针后休息 20 分钟。

2. 适应证 适用于治疗各类经络肢体病证，如功能性瘫痪、脊髓损伤、外伤性截瘫、痹证、痿证等。

七、管氏针刺手法特点分析

（一）针刺手法整体观

"针刺手法整体观"是管氏针刺手法的主要学术特点。这在管正斋老先生的著作中有充分的体现。《杏轩针灸经·手法篇》所载的《针刺十要》谓："辨证明，虚实清，别经脉，定腧穴，量深浅，审部位，视禀赋，合时令，参舌脉，查针具。"这是管老总结多年临床经验制订的一套针刺操作程序。管老指出，针刺手法不仅仅是单纯的操作技巧，而是针灸临床辨证论治的重要组成部分。《针刺十要》较全面地提示了针刺施术的注意要点，反映出管正斋老先生对针刺手法的缜密思考和灵活运用，突出体现了管氏针刺手法的整体观的学术特点。

（二）管氏补泻手法"内核"之探讨

剖析管氏针刺手法，无论是初级补泻手法、高级补泻手法、抑或是特殊针刺手法，贯穿于手法始终，起到核心主导作用的是捻转手法。独特的捻转手法，是管氏补泻手法的"内核"。管氏捻转手法有何特点？试做如下探讨分析。

1. 管氏捻转手法与古代各学派的异同 在漫长的针灸医学长河中，由于学术观点不同，手法操作各异，在针灸学的发展史上曾产生过许多不同的学术流派。明代较有代表性的有陈会《神应经》学派、李梴《医学入门》学派和杨继州《针灸大成》学派。他们的学术思想，在较长时间内影响着针灸学术的发展。《神应经》的捻转手法，主张患者不分手足阴阳经脉，但男女有别；且要求医者分别用左右手捻转。管老的捻转手法与陈会大不相同。《医学入门》的手法特点是，医者捻转都用右手，但分别手足阴阳经脉，区别午前、午后。管老的手法与李梴迥然不同。管老应用的捻转手法与《针灸大成》捻转手法的常法和变法基本相同，但在综合运用时又不尽类同。例如杨继州的"烧山火"与"透天凉"，是用捻转、提插、疾徐、"九六"四种手法；管老则应用呼吸、捻转、九六提插、疾徐、迎随、开阖及震刮术等八种手法，可见是各有千秋。

管正斋老先生的捻转手法，原则上隶属于三衢杨氏学派，但又多有发展创造，如拽拉升提和拽拉行气手法，以及始载于《新中医药》杂志的升阳降阴示意图等，后为 10 余种报刊所引用，均系管老的独创杰作。

2. 管氏捻转手法与近代各学者的异同　原上海中医学院针灸系主任陆瘦燕先生是当代针灸名家之一。陆先生的捻转手法，隶属于《神应经》学派。他在"烧山火""透天凉"的手法操作中，着重于提插、九六手法，与管老重视捻转的复合手法有显著的区别。

原成都中医学院针灸系主任吴棹仙老先生，系遵循《医学入门》派的捻转手法。吴氏编著的《子午流注说难》一书，采用的捻转手法与管氏应用的捻转手法大相径庭。

原北京中医学院郑毓琳老先生，在"热补手法"和其他手法的操作中，其捻转手法与管老大同小异；但管老将捻转手法广泛运用于一些特殊手法中，如管氏"凤凰理羽""凤凰展翅"等复杂的针刺手法，与郑老先生又有不同。

从以上分析可看出，当代针灸名家在捻转手法操作上确系各有千秋。管正斋老先生则另辟蹊径，在学术思想与操作技巧上独树一帜，形成了较具特色的管氏针灸流派。

1997 年发表于《云南中医中药杂志》1997

GZH 热针仪——热针作用机理的研究

GZH 型热针仪是一种新型的针灸治疗仪器，其主要特点是能提高并控制针体的温度，起到针刺、灸疗、温针灸、火针等综合治疗效果。

GZH 型热针仪由仪器和特制的热针两部分组成。热针的外观与普通针灸针基本相同，但热针通过特种电阻材料处理，在针柄上安有一个针柄电极。在针刺入人体后，接通热针仪，电流通过针内的电阻转变为热能，针体即可均衡发热。仪器面板上直接由数字显示出热针温度，热针温度可在 30～80℃范围内任意调节，并保持恒定的温度。GZH 型热针仪系列产品有 GZH3A 型热针仪、GZH3B 型热针仪、GZH2C 型热针电针综合治疗仪等不同型号。其热针应用部分，原理上是一致的，但在温度的显示上，后者更为精确和直观。

GZH 型热针仪于 1981 年应用于临床以来，治疗患者 10.8 万余人次，主要治疗病种 29 种。根据已发表的论文，列举主要病种疗效统计如下：热针治疗肩周炎，治愈率 83%，总有效率 96.6%；热针治疗肥大性脊椎炎，显效率 68.3%，总有效率 96.4%；热针治疗坐骨神经痛，治愈率 61.1%，总有效率 97.2%；热针治疗哮喘，显效率 59.4%，总有效率 96.9%；热针治疗腰椎间盘突出症，治愈率 64.1%，总有效率 97.7%。临床分组对照观察表明，GZH 型热针仪能够提高针灸治疗某些病证的临床疗效。

为了探讨热针的作用机理，我们在总结临床疗效的基础上，对有关中医文献进行了考证，着重从中医理论方面进行了论证，结合现代医学检测手段，从甲襞微循环、肌电图、血液流变学、体液免疫等五方面，对热针作用机理进行了阐述，现分述如下。

一、用传统中医理论论证热针作用机理

针灸是中华民族的一项重大发明，是我国古代劳动人民治疗疾病的重要手段之一。在《黄帝内经》成书之后，它逐渐形成了从基础理论到临床实践的比较完整的学术体系，发展成为独立的针灸学科。

《灵枢·官针》说："凡刺有九，以应九变……九曰焠刺，焠刺者，刺燔针则取痹也。"说明在古代，用烧热的针来治疗痹证，作为"九刺法"之一，已成为针灸临床的一种常用治疗方法。

东汉著名医家张仲景所著的《伤寒论》是一本阐述外感疾病辨证论治的经典著作。在《伤寒论》条文中，明确提到"烧针""温针"临床应用的条文有8条。据注家解释，《伤寒论》中的"温针"，是指火针。这说明温针（火针）在当时普遍为医家所重视，临床运用已比较广泛。到明代，杨继洲在《针灸大成·卷四》里，对"暖针""火针""温针"分别做了比较详尽的叙述。这说明随着祖国医学的发展，针灸医家越来越注意到针的温度对人体的影响，从而在临床上也就运用了更多的方法使针体加温，以求提高临床治疗效果。

从中医的病因、病理学的观点分析，提高针的温度，对虚、寒证是完全适宜的。中医病因学认为，寒为阴邪，易伤阳气，寒性凝滞，寒性收引。根据"寒者热之"的治疗原则，对因寒邪致病，当以温经散寒为治疗大法。《素问·举痛论》指出："得炅则痛立止。"

"炅"，就是热的意思。《灵枢·寿夭刚柔》也说："刺寒痹者内热。""内热"，就是热气入内的意思。所以，提高针的温度就较易获得温经散寒、活络止痛的直接效果。此外，《黄帝内经》还指出，在治疗虚证时，应要求针下正气充实而发热，方易获效。如《素问·针解》说："刺虚则实之者，针下热也，气实乃热也。"明确指出，针下发热能使经气充实，达到补虚的目的。

古代医家在实践中认识到"针下热"能提高临床疗效。为了达到"针下热"，古代医家采用的方法一是直接使针体加热，如"焠刺""暖针""温针灸"等；二是运用手法来获得"针下热"。为了达到这一目的，历代医家根据《黄帝内经》理论，经过数百年的探索，直到明代，才总结完善了能使针下发热的大补手法——"烧山火"。徐凤在《针灸大全》中首次记载："考夫治病之法有八，一曰烧山火，治顽麻冷痹，先浅后深，用九阳而三进三退，慢提紧按，热至，紧闭插针，除寒之有准。"其后，高武所著《针灸聚英》、汪机所著《针灸问对》、李梴所著《医学入门》、杨继洲所著《针灸大成》均对"烧山火""透天凉"手法做了详尽的记述，并予以高度评价。但由于操作难度大，以上手法要求术者有扎实的手法基本功和熟练的操作技巧，故一般医生不易达到预期的手法效果。热针不需做繁杂的手法操作，即能提高针体与体内针周的温度，使热力同时作用于皮部、络脉、经脉和穴位，直接在经络腧穴产生热效应，故热针不仅达到了烧山火手法之目的，且更具有操作简便、作用直接等优点。

综上所述，热针仪的研制和运用，完全符合中医经典理论，并且是针灸理论和针刺方法的创新和发展。根据传统针灸理论的考证，热针的作用机理主要是热针在体内的热效应，起到祛湿散寒、温经通络、调和气血、扶正祛邪的治疗效果。

二、热针对人体免疫功能影响的观察

选择临床确诊的哮喘及类风湿性关节炎患者 32 例，观察热针治疗前后患者免疫球蛋白的变化。观察结果：20 例哮喘患者经治疗后，IgG 水平升高（$P<0.01$），IgM 水平降低（$P<0.05$），IgE 水平降低（$P<0.01$），IgA 水平无明显变化（$P>0.05$）。12 例类风湿性关节炎患者经治疗后，IgG 水平降低（$P<0.05$），IgM 水平降低（$P<0.01$），IgA、IgE 水平无明显变化（$P>0.05$）。32 例患者观察结果表明：热针对人体血清免疫球蛋白有使之趋于正常的双向调整作用；热针能提高人体体液免疫功能。

三、热针对甲襞微循环影响的观察

微循环是维持生命活动的重要系统，直接影响细胞和组织的功能。甲襞微循环是临床常用的观察活体微循环动态的窗口，其显示的微血管开放数、形态、血流状态，以及微血管周围状态，都是反映微循环灌注状态的重要指标，并在一定程度上反映大循环动态。为了探讨热针作用机理，我们选择了 34 例腰椎间盘突出症患者，观察了热针治疗前后甲襞微循环的变化，并采用田牛氏甲襞微循环加权积分法，作为定量指标进行比较分析。观察结果表明，34 例腰椎间盘突出症患者在热针治疗前均存在不同程度的微循环障碍，主要表现有：管袢形态畸形，流速缓慢（粒线流、粒流、粒缓流为主）、红细胞聚集、有白色微小血栓、血管周围渗出、中度出血、乳头下静脉丛增多、乳头平坦等。热针治疗后，随着患者腰腿痛症状的减轻或消失，患者甲襞微循环的主要观察指标全部趋于改善。经过热针治疗前后各项观察指标加权积分值的统计比较表明：热针对微循环的形态和流态，具有非常显著的改善作用（$P<0.01$），对袢周状

态具有显著的改善作用（$P<0.05$），说明热针对原有微循环障碍的患者，具有使之趋于正常的全面调节作用。

四、热针对肌电图影响的观察

近年来，国内外学者的研究资料表明，肌电图对腰椎间盘突出症的诊断与定位有较高的临床实用价值。自 1993 年 10 月以来，我们对 32 例腰椎间盘突出症的住院患者，进行了热针治疗前后的 H 反射测定和常规肌电图的对照观察。32 例患者在热针治疗前，均有不同程度的肌电图改变，主要表现为腓总神经、胫神经的传导速度减慢，远端潜伏期延长。热针治疗后，腓总神经、胫神经传导速度加快（$P<0.001$），远端潜伏期缩短（$P<0.001$）。热针治疗前，出现双下肢 H 反射不对称，远端潜伏期之差>1.2ms 者 7 例；热针治疗后，患者 H 反射均恢复正常，说明热针能够改善神经根的受压状态和使受损的坐骨神经得到一定程度。

五、热针对血液流变学影响的观察

血液流变学是研究血液及其组成成分流动变形规律的一门学科，在阐述某些疾病的病因病理、评估某些疗法和药物的临床疗效及阐发作用机理方面有较高的临床实用价值。为了研究探讨热针作用机理，我们对 36 例患者进行了热针治疗前后血液流变学的对比观察，检测项目有全血比黏度（高切变率、低切变率）、血浆比黏度、红细胞电泳、红细胞沉降率、体外血栓形成（长度、湿重、干重）、血小板聚集等 9 项指标。热针治疗后血液流变学复查结果提示，全血比黏度、血浆比黏度、红细胞电泳、红细胞沉降率等五项指标有不同程度改善，但无统计学意义（$P>0.05$）；体外血栓长度、干重、湿重，热针治疗前高于正常值，热针治疗后均下降至正常值范围，差异非常显著（$P<0.01$）；血小板聚集功能在热针治疗后有显著改善（$P<0.05$），说明热针治疗对凝血功能有良性调节作用，有助于增加局部组织血液灌注量，改善血液循环，恢复血流动力平衡。

六、讨论

通过临床观察及实验研究，热针治疗疾病的作用机理如下。

1. 热针在体内组织发热，局部温度升高，血管扩张，血流速度加快，有利于体内刺激物质的吸收和排泄；热针的热效应可缓解肌肉和关节韧带的紧张，有利于挛缩的解除，因而能够止痛和促进生理功能的恢复。

2. 热针对人体血清免疫球蛋白有使之趋于正常的双向调整作用。热针能提高人体体液免疫功能，增强抗病能力，加速病伤组织的恢复。

3. 对于腰椎间盘突出的患者，热针能促使腓总神经、胫神经传导速度加快，远端潜伏期缩短，H 反射恢复正常，说明热针能改善神经根受压状态和使受损神经得以恢复。

4. 热针对微循环的形态、流态及袢周状态均有显著的改善作用，说明热针能改善微循环，调节人体血流状态，对人体体液循环系统有良性调整作用。

5. 热针能使体外血栓长度、干重、湿重趋于正常，对血小板聚集功能有明显改善作用，说明热针治疗对凝血功能有良性调节作用，有助于增加局部组织血液灌注量，改善血液循环，恢复血液动力学平衡。

综上所述，热针治病的作用机理是一个复杂的机体调节过程，主要是通过对经络系统、神经体液、血液循环、免疫功能等多系统、多渠道、多途径的调整作用，起到综合治疗效应，获得治疗效果。

2004 年发表于《云南中医学院学报》

舌针为主治疗小儿脑瘫 112 例疗效观察

小儿脑性瘫痪（Cerebral palsy，CP）是指小儿出生前到出生后一个月内发育期非进行性脑损伤所致的综合征，临床主要表现为中枢性运动功能障碍和姿势异常，可伴有智力低下、惊厥、行为异常、语言障碍等，属中医学"五迟""五软""五硬"范畴。笔者近 10 年来采用舌针为主，配合头针、体针，治疗小儿脑瘫 112 例，收到显著疗效，现报告如下。

一、临床资料

1. 观察对象　患儿 112 例，男 62 例，女 50 例；年龄 1~3 岁 45 例，3~6 岁 52 例，6~10 岁 15 例。家长诉有较明确诱因者：围产期窒息时间过长 61 例，早产或低出生体质量 6 例，颅内出血 4 例，高胆红素血症 3 例，产后高热抽搐 13 例，唐氏综合征 4 例，遗传基因病 3 例，原因不明者 18 例。

2. 诊断依据　婴儿期内出现中枢性瘫痪；病情为非进行性；运动功能障碍和姿势异常；或伴有智力低下、惊厥、行为异常、流涎、语言障碍等精神或神经障碍。

3. 临床分型　根据神经系统症状、体征，参考 1988 年佳木斯会议小儿脑瘫分型，我们将该病临床主要分为四型。

（1）痉挛型：80 例（71.43%）。主要体征：肌张力增高，腱反射亢进，肢体痉挛，巴宾斯基征阳性，有踝阵挛。肘、腕及手指屈曲，双下肢足尖着地，伴内收痉挛，呈剪刀步态和马蹄内翻足。

（2）手足徐动型：15 例（13.39%）。主要体征：不自主、无目的的手足徐动或舞蹈动作，或动作过多，多动不宁，精神紧张时加重，伴有语言障碍或吞咽困难，智力发育迟缓。

（3）共济失调型：7例（6.25%）。主要体征：步态不稳，动作不灵活，轮替运动失常，指鼻试验障碍，辨距不良，肌张力低下。

（4）混合型：10例（8.93%）。上述二型或三型并存；或伴有癫痫，智力落后，视、听力障碍等其他精神或神经障碍。

二、治疗方法

（一）舌针

取穴：心穴、脾穴、肝穴、肾穴、中矩、舌柱、金津、玉液。

针刺方法：医者左手垫纱布敷料，固定舌体于口外，进行针刺；补法选用30号1寸或1.5寸针灸毫针，在选定的穴位上，拇指向前小弧度捻转3次或9次，稍停，为1度补法。一般行1度或3度手法，不留针。捻转时，进针0.5~1分许，勿令太深，一般不会出血。泻法选用28号1寸或1.5寸针灸毫针，进针1~2分，拇指向后大弧度捻转6次，稍停，为1度泻法。一般行2度或4度手法，不留针。舌底穴位中矩、舌柱、金津、玉液进针要稍深，针刺泻法，个别穴位可能会出血。

（二）头针

取穴：益脑16穴。①囟门前三针：前发际上1寸，水平旁开1.5寸，计3穴；向前平刺0.5~0.8寸。②枕骨后三针：后发际上2寸，脑户下0.5寸，水平旁开1.5寸，计3穴；向下平刺0.5~0.8寸。③头颞左三针：头颞左侧，角孙穴上2寸，水平旁开1.5寸，计3穴；向下平刺0.5~0.8寸。④头颞右三针：头颞右侧，角孙穴上2寸，水平旁开1.5寸，计3穴；向下平刺0.5~0.8寸。

⑤颠顶四神针：百会穴前后左右各1.5寸，计4穴；向百会方向平刺0.5~0.8寸。以上16穴，可根据瘫痪部位选择取穴，亦可全部取穴。

针刺方法：用29号或30号1寸毫针，针与头皮呈15°角沿皮刺入达帽状腱膜层，快速捻转6次或9次，留针20分钟。一般针刺组根据临床症状选用运动区、舞蹈震颤控制区等，按头针常规刺法操作。

（三）体针

取穴：上肢瘫取肩髃、曲池、支沟、合谷、后溪、八邪、少海、支正、劳宫，下肢瘫取髀关、伏兔、风市、阴市、阳陵泉、绝骨、太冲、足三里、三阴交、解溪、跟腱，智力低下、语言障碍取哑门、风府、风池、翳明、天容、人中、承浆、廉泉。

针刺手法：补法。选用30号1寸毫针刺入选定穴位，拇指向前捻转3次或9次，稍停，为1度补法，一般行1度或3度手法，不留针。捻转时，进针0.5~1分许，勿令太深，疾速出针后按压针孔。泻法。选用28号或30号1寸或1.5寸毫针，在选定穴位上进针1寸左右，拇指向后大弧度捻转6次，稍停，为1度泻法。一般行2度或4度手法，不留针。出针后，用消毒棉球轻擦针眼。

4. 疗程

隔日1次或每周针刺2次，30次为1个疗程；每疗程后休息7天。

三、治疗结果

（一）疗效标准

基本痊愈：临床症状基本消失，肌肉痉挛明显缓解，肢体功能基本恢复正常；能言语，智力基本正常或略低于同龄人水平，生活能自理。

显效：临床症状明显好转，肌肉痉挛缓解，能独立跛行，语言表达较清楚，智力显著提高，生活部分自理。

好转：临床症状有所改善，肢体功能部分恢复，借助外力可行走，智力、语言有进步，生活少部分自理。

无效：症状体征治疗前后无改善。

（二）治疗结果

112例患儿，均经治疗60~120次后评定疗效。基本痊愈21例（18.75%），显效44例（39.29%），好转40例（35.71%），无效7例（6.25%）。总有效率93.75%。

四、病案举例

杨某，女，5岁，香港人，1999年10月11日初诊。

患儿足月剖腹产，出生后第4天出现溶血性黄疸、发热、角弓反张、抽搐，香港某医院诊断为新生儿胆红素脑病，采用二次换血疗法及对症处理，1个月后黄疸消退。8个月后患儿始偶发单音，双下肢痉挛性瘫痪，1996年经香港医院检查确诊为小儿脑瘫，先后在英国、美国等多家医院医治无效，后赴广州、北京等地针灸治疗3个月余，收效不显。

检查：表情痴呆，反应迟钝，听力减退，不会言语，仅能发单音"啊""妈"。双手臂不自主运动，持物不稳，膝、踝反射亢进，双足轻度下垂内翻，在大人牵拉下呈剪刀步态行走，多动不宁，智力明显低于同龄儿童。脉细滑，舌淡红，苔白腻。

中医诊断：五迟，五软。

西医诊断：小儿脑瘫（混合型）。

辨证：肝肾亏损，精乏髓涸，痰蒙心窍，筋骨失养。

治法：调补肝肾，填精益髓，醒脑开窍，强筋壮骨。

采用舌针、头针、体针综合治疗 36 次后，患儿听力基本正常，会说"吃饭""再见"等简单语言，可单独行走，双手持物较灵活。治疗 8 个月后，患儿会接电话，能分辨亲人声音，可以准确辨认 20 以内数字。治疗 160 次后，患儿可以说简单言语，可读、写 100 多个字，能单独跑步和上下楼，生活能自理，智力接近正常。

五、讨论

1. 小儿脑瘫属中医学"五迟""五软"范围。其病机主要为先天禀赋不足，后天失养或感受邪毒，髓海受损，致肝肾亏损，心脾不足，气血亏虚，精乏髓涸，心窍蒙蔽，筋脉失养。肾为先天之本，主骨，生髓，藏精，通于脑，脑为髓之海，为精明之府，赖心气、脾气、肝阴、肾精所充养。病理改变涉及肾、肝、心、脾及脑、髓、骨、脉等多个脏腑器官，故中医临床常以调补肝肾、益精生髓、醒脑开窍、养心益智、疏经通络、强筋壮骨为基本治疗法则。

2. 舌为心之苗，又为脾之外候。《灵枢·脉度》云："心气通于舌，心和则舌能知五味矣。"心为五脏六腑之大主，脾是"后天之本"。故《灵枢·邪气脏腑病形》说："十二经脉，三百六十五络，其血气皆上于面而走空窍……其浊气出于胃，走唇舌而为味。"从生理上说，脏腑精气必荣于舌；以病理而言，脏腑气血病变亦反映于舌。基于舌与全身脏腑器官的整体联系，故舌针具有醒脑益智、通关开窍、补益心脾、调和气血之功。

3. 脑为元神之府，头为诸阳之会。益脑十六穴，通调督脉，振奋诸阳经气，起到充实髓海、健脑益智之效。兼以经络辨证，循经取穴，疏经通络，濡养经筋，调补肝肾，强筋壮骨。诸法合用，相辅相成，相得益彰，故能获得较好的临床疗效。

2001 年发表于《中国针灸》

管正斋老中医过梁针治疗精神病的经验介绍

管正斋老中医，云南省著名针灸学家。管老运用过梁针治疗精神病，颇享盛誉。现根据管老的遗著及生前传授，将临床资料完整的 35 例，整理简介如下。

一、临床资料

35 例患者均经精神病专科医院确诊为精神分裂症。男性 26 例，女性 9 例。年龄最小者 18 岁，最大者 46 岁，其中 18~25 岁者 8 例，26~30 岁者 11 例，31~40 岁者 12 例，41~46 岁者 4 例。35 例精神分裂症患者中，偏执型 24 例，青春型 3 例，紧张型 3 例，单纯型 2 例，未分化型 3 例。病程最短者 3 个月，最长者 6 年，平均病程 2.8 年。全部患者均经过中西药治疗，其中 26 例分别经过低血糖治疗、胰岛素休克、电休克等精神病专科治疗。

二、治疗方法

（一）过梁针奇穴

1. 天灵

定位：腋窝前缘直上 1 寸，向内旁开 5 分，垂膊取之。

针法：稍向外斜深刺 5~6 寸。

主治：狂躁不安，伤人自伤，口中唱骂，癫证。上肢瘫痪。

2. 屈委阳

定位：屈肘，横纹端之稍外方。

针法：直刺，浅刺 2 寸；深刺 4~5 寸。

主治：躁动不安，精神分裂症恢复期。上肢瘫痪、僵直、颤抖。

3. 尺桡

定位：上肢伸侧，腕横纹至肘横纹之中央，腕上 6 寸。

针法：直刺，浅刺 1.5 寸；深刺 2.5~3 寸。

主治：轻型精神分裂症，癫证。上肢麻木、瘫痪、痉挛。

4. 平顶

定位：外膝眼下 3 寸，胫骨旁开 2 寸。

针法：直刺 3~5 寸。

主治：慢性精神病，精神分裂症恢复期，癔症，癫证。下肢瘫痪。

5. 中平

定位：外膝眼下 5 寸，胫骨旁开 2 寸。

针法：稍向内斜，深刺 4~6 寸。

主治：慢性精神病，精神分裂症恢复期。下肢冷痛、麻木。

6. 阳委一

定位：股外侧，腘窝横纹上 1 寸，股二头肌腱与股外侧肌之凹陷处。

针法：由股外侧向内透刺，直刺 5~8 寸。

主治：狂证，癫证，癔症。下肢瘫痪。

7. 阳委二

定位：股外侧，腘窝横纹上 2 寸，股二头肌腱与股外侧肌之凹陷处，阳委一向上 1 寸。

针法：由股外侧向内透刺，直刺 6~8 寸。

主治：狂证，精神分裂症，癫证。下肢瘫痪。

8. 阳委三

定位：股外侧，腘窝横纹上 3 寸，股二头肌腱与股外侧肌之凹陷间，阳委二向上 1 寸。

针法：由股外侧向内透刺，直刺 7~8 寸。

主治：精神分裂症，有破坏行为之狂证，癫证。下肢瘫痪。

9. 四连

定位：股外侧，腘窝横纹上 4 寸，股外侧肌与股二头肌之间，阳委三上 1 寸。

针法：由股外侧向内透刺，直刺 7~8 寸。

主治：精神分裂症，狂证，癫证。下肢瘫痪。

10. 五灵

定位：股外侧，腘窝横纹上 5 寸，股外侧肌与股二头肌之间取穴，阳委三上 2 寸。

针法：由股外侧向内透刺，直刺 7~8 寸。

主治：精神分裂症，狂证，癫证。下肢瘫痪。

11. 脑根

定位：外踝与跟腱之间凹陷上 1 寸处。

针法：直刺，浅刺 1 寸，深刺 2~2.5 寸。

主治：慢性精神病，精神分裂症恢复期，癫证。下肢痿软，肩背拘急疼痛。

12. 风府

定位：枕骨与第一颈椎之间，内部为第一颈髓之上方与延髓的下端之间。取穴时令患者头正颈直。术者将左手拇指端切于枕骨隆起的下方，约与乳状突起下缘呈一水平面，其他四指分开固定于后头部，此时令前面助手将患者头做前后运动数次，术者感觉拇指下移动范围增大，凹陷有隙者即是风府穴。

针法：为确保进针的速度与方向，一般选用圆利针较宜。选准穴位后快速进皮，进皮后，双手拇、食、中指持针，缓慢进针。决定针刺方向与深度，首先要考虑患者的体位、年龄及体格之胖瘦等差异，灵活掌握，谨慎运针，才能确保安全，获得治疗所需要的感觉反应。

下针时与皮肤呈近垂直方向刺入，针尖向下颏方向进针，针入方向最高不超过耳垂下缘水平线。消瘦者进针深度以同身寸 2.5 寸为度，肥胖者以 3 寸为宜。

主治：精神分裂症，功能性瘫痪，狂证，癫证。

13. 大椎

定位：第七颈椎与第一胸椎棘突之间凹陷处，内部解剖定位相当于第八颈髓与第一胸髓。

针法：术者用左手定好穴位后并固定之，防止患者移动，右手拇、食指持于针柄，其他三指固定针体。进针时，针尖沿左手拇指固定部位迅速捻转刺入皮下，针入皮下后应令患者低头，使棘突间隙增大。将针沿棘突间用力向深推进，此时一般不捻转。将针进入应针深度的五分之四接近脊髓腔时，要缓慢进针，绝对防止捻针、捣针、摇针。进针方向宜针体与皮肤呈 35 度角向上方斜刺，消瘦者以 4 寸为度，肥胖者以 5 寸为宜。

主治：精神分裂症，功能性瘫痪，狂证，癫证。

14. 陶道

定位：第一胸椎与第二胸椎棘突之间凹陷处，内部解剖定位相当于第二胸椎。

针法：针刺方向同大椎穴。进针方向为针体与皮肤呈 35°向上方斜刺，消瘦者以 4 寸为度，肥胖者以 5 寸为宜。

主治：精神分裂症，功能性瘫痪，狂证，癫证。

15. 安然

定位：位于第二胸椎与第三胸椎棘突之间凹陷处，内部解剖定位相当于第三胸椎。

针法：针刺方法同大椎穴。针体与皮肤呈45°向上方斜刺，消瘦者针深3.5寸，肥胖者针深4.5寸。

主治：精神分裂症，功能性瘫痪，狂证，癫证。

16. 身柱

定位：第三胸椎与第四胸椎棘突间之凹陷处，内部解剖定位，相当于第四、第五胸椎。

针法：针体与皮肤呈45°向上斜刺，消瘦者针深3寸，肥胖者针深4寸。

主治：精神分裂症，功能性瘫痪，狂症，癫症。

（二）过梁针刺法

1. 狂症（狂躁症、带有持久激越症状的精神分裂症、分裂样精神病等）

取穴：阳委一、阳委二、阳委三、四连、五灵、灵宝、天灵、屈阳委。

针刺方法：用过梁针泻法，留针5~10分钟。患者可能会出现面色苍白、出汗、脉细数、头晕、恶心、血压下降等针刺反应。

2. 癫症（抑郁症、无激越症状的精神分裂症或其他无激越症状的精神病等）

取穴：阳委一、阳委二、阳委三、天灵、平顶、脑根、四连、五灵。

针刺方法：用过梁针补法或平补平泻法，留针15~20分钟。患者可能会出现无力、微汗等针刺反应。

3. 癫证（精神分裂症残留型、精神分裂症后抑郁、麻痹性痴呆

等）

取穴：天灵、尺桡、平顶、中平、脑根。

针刺方法：过梁针补法，留针 20~30 分钟。

（三）脊髓五穴深刺法

1. 取穴　风府、大椎、陶道、安然、身柱。

2. 针刺方法　按照规定的针刺角度进针，严格掌握进针深度。根据病情需要，须加强刺激时，可采用抽刺法：针刺入规定深度产生感觉反应后，将针退出 1 寸左右，再缓慢刺入，谓之抽刺。每抽刺一下，会产生一次感觉反应。抽刺方向，就呈扇形由中心向两旁抽刺，每次抽刺角度须稍有偏移，最好是每次治疗时侧重于一侧抽刺，这样产生的后遗反应比较轻微而易恢复。

3. 刺激强度　刺激强度需根据病情及治疗要求决定。一般分为重刺激、中度刺激、轻刺激 3 种。

重刺激：每次选用 1~3 穴，抽刺出现感觉反应总数在 6~9 下。不留针或留针 3~5 分钟。患者反应多出现休克前期症状，如面色苍白、出冷汗、脉细数、血压下降等，但意识清楚，可能会出现下肢完全或不完全瘫痪。重刺激手法适应于体质健壮的重症狂证，重症癫证并有妄闻、妄见、躁动不安、吵闹不休的患者。

中度刺激：每次选用 1~2 穴，抽刺出现感觉反应总数在 3~6 下。留针 5~15 分钟。患者表现神倦无力，可能会出现一侧下肢瘫痪或双下肢发软，但扶之能行走。中度刺激手法适应于一般癫证和一般狂证，或体质较差的重性癫证、狂证。

轻刺激：每次选用 1 穴，抽刺 1~2 下，出现感觉反应较轻，留针 30~45 分钟。患者除自觉症状，无任何他觉症状。轻刺激手法适应于恢复期精神分裂症患者、慢性癫证、体质虚弱的癫狂等症。

4. 针刺反应及处理

休克前期及休克反应：多见于行重刺激手法的体质较弱的患者和对针刺敏感的患者。主要临床表现：头晕目眩、面色苍白、恶心出汗、血压下降、脉沉细数等。处理：应立即出针，让患者平卧于床上，经休息或施以针灸治疗后，一般可恢复。如出现严重的休克或剧烈的呕吐，要随时观察其呼吸、脉搏、血压及意识的变化，必要时需采用吸氧、强心剂、呼吸兴奋剂等救治措施，以防发生意外。

针刺后遗反应：①中度刺激可能会出现的后遗反应：全身酸痛、胀麻、下肢发软、单侧或双下肢不全瘫痪、步态跛行。一般采用对症处理和针灸治疗，可逐渐恢复。②重刺激可能出现的后遗反应：全身无力、食欲不振、头晕头痛，发热 $38\sim39℃$，双下肢软瘫、感觉迟钝，尿潴留或尿失禁等症状。处理：在卧床恢复阶段要加强护理，防止褥疮和肌萎缩。一般尿潴留多在 $1\sim3$ 天恢复，必要时可导尿。尿失禁可能会持续 1 周左右，可行针灸以助恢复。头痛、发热选用解热镇痛剂和抗生素对症处理。双下肢软瘫一般恢复较慢，轻者约需 2 周至 1 个月；重者大约需 $2\sim3$ 个月才能完全恢复。其间可配合服用神经营养剂和神经修复剂，如 ATP、维生素 B_1 及注射用维生素 B_{12}、氢溴酸加兰他敏等；并配合针灸推拿等治疗，以助运动功能恢复和防止肌肉萎缩。

三、临床疗效

根据中国精神病分类方案与诊断标准第 2 版（西安，1989，4，CCMD-Ⅱ），参考《中医病证诊断疗效标准》，35 例患者、经过梁针治疗 $1\sim3$ 个月，治疗结果如下。

1. 疗效标准 治愈：语言、举止、神情均恢复正常，能正常处理日常事务或恢复工作，1 年后未复发。基本治愈：神情安定，语言、举止正常，基本能处理日常事务；智力和理解力下降或反应较迟钝；有时神态异常。好转：神情安定，语言、举止基本正常或有改善。无效：语言、举止、神情均无改善。

2.35 例精神分裂症患者临床疗效观察结果，见表 7-1。

表 7-1　过梁针治疗 35 例精神分裂症疗效观察表 [例（%）]

例数	治愈	基本治愈	好转	无效
35	2（5.72）	6（17.14）	21（60）	6（17.14）

如表 7-1 所示，35 例患者治疗总有效率为 82.86%。

3.35 例精神分裂症患者分型疗效观察结果，见表 7-2。

表 7-2　35 例精神分裂症患者分型观察疗效表 [例（%）]

分型	例数	治愈	基本治愈	好转	无效
偏执型分裂症	24	1（4.17）	3（12.50）	15（62.50）	5（20.83）
青春型分裂症	3	0	1（33.33）	2（66.67）	0
紧张型分裂症	3	1（33.30）	1（33.30）	1（33.33）	0
未分化型分裂症	3	0	1（33.30）	1（33.33）	1（33.33）
单纯型分裂症	2	0	0	2（100.00）	0
合计	35	2（5.72）	6（17.14）	21（60.00）	6（17.14）

四、典型病例

例 1　史某，女，29 岁，小学教师，1961 年 3 月 7 日初诊。

患者 1 年前因精神受刺激，出现敏感多疑，逐渐夜不能寐，终日口中喃喃自语，有时无故哭啼，妄想，经常怀疑同事加害于己，时时提防家人用毒药害自己，疑虑恐惧，感绪不稳。患者曾在某精神病院治疗月余，病情有所好转。

诊断：精神分裂症（偏执型）。

治疗经过：采用奇穴过梁针法，第一次取穴阳委一、天灵，皆双侧，用轻泻手法，针后患者表现软弱无力，头部微汗。同年 3 月 10 日二诊，患者睡眠好转，沉默少言。取穴中平（双侧）、天灵（右侧），轻泻手法。3 月 14 日三诊，患者能接受指导，可配合合作，仍怀疑同事及家人想害她。针刺平顶、阳委二，轻泻手法。其后病情逐渐好转，间隔 2~3 天过梁针治 1 次，每次取 1~2 个奇穴，平补平泻法。治疗 20 次后，患者迫害妄想症状消失，精神状态基本正常。针灸配合中西药物巩固治疗 3 个月，患者言语、举止、神情恢复正常，可从事一般家务劳动。1 年后随访，患者已回校工作。

例 2 吴某，男，23 岁，1962 年 4 月 3 日初诊。

患者半年前因受刺激出现精神失常，言语增多，行为幼稚，有时大喊大叫，玩脏物，甚至毁物，见到青年女性常有不文明言行，经某精神病院诊断为精神分裂症（青春型），先后经药物治疗、胰岛素休克、电休克等治疗两月余，收效不显。

治疗经过：采用脊髓 5 穴深刺法，每隔 3~5 天针治 1 次。针刺风府穴第 3 次后，患者出现发热 38.5℃，尿潴留及双下肢不完全瘫痪，经对症处理，24 小时后体温正常，3 天后小便恢复正常，15 天后双下肢运动功能及深浅反射基本恢复正常。又经深刺大椎 2 次、陶道 2 次、安然 1 次、身柱 1 次后，患者情绪渐趋稳定，对答基本切题，很少激动，已知羞耻，未再毁物，言语、举止基本正常；间或还会出现神志恍惚，反应迟钝。针治 3 个月后，疗效评定为基本治愈，继续针灸、服药调养 1 年。两年后随访，患者疗效基本巩固，能处理日常事务。

五、讨论

1. 管氏过梁针，选用奇穴为主，取穴少而精，在刺法上，以深、透、动、应为特点。"深"：过梁针选用的奇穴和经穴，较常规刺法进针深。"透"：过梁针刺四肢部奇穴，一般要求透刺到对侧皮下。"动"：过梁针在进针或行针时，患者一般会出现不自主抽动或颤动。"应"：过梁针法，出现感应，更易获效。所谓针刺感应包括：患者突然的尖叫，肢体抽动；患者骤然安静，甚或出现短暂呆滞；或出现微汗、面白、头昏等临床表现。

2. 管老认为，精神病是生物、心理和社会文化等多种因素交互的结果，在治疗精神病时必须根据诊断，制订出相应的生物、心理和社会治疗的综合措施，应有较长时间的治疗计划；在过梁针治疗的同时，需配合药物治疗、心理治疗及精神病的症状护理和心理护理。

3. 过梁针有一定危险性，特别是深刺脊髓 5 穴，危险性较大，针刺反应比较严重。治疗时必须得到患者和助手的密切配合，如果没有丰富的临床经验和较高的针灸造诣，不可轻易尝试！

1999 年发表于《针灸临床杂志》

蜂针经穴疗法 10 年临床回顾

从 1987 年开始，我科将蜂毒与针灸理论相结合，开展了蜂针经穴疗法。10 年来，我科选择风湿性关节炎、类风湿性关节炎、痛风性关节炎、中风后遗症、面神经麻痹等 10 多个病种，治疗患者 1000余例。现回顾 10 年来临床工作，小结如下。

一、治疗方法

（一）蜂针经穴疗法

1. 蜂毒过敏试验　凡拟施行蜂针经穴疗法的患者，必须先做蜂毒过敏试验。

皮试方法：在患者前臂下端内侧皮肤处做常规消毒，用游丝镊从活蜂尾部将螯针拔出，刺入皮肤 1.5mm，随即拔出。20 分钟后观察，如仅在局部出现红肿疼痛反应，时间短，不扩散，无全身反应者，多属非特异性毒性反应。24 小时后再观察有无广泛的局部剧烈红肿、奇痒等反应及皮肤水肿、皮疹、支气管痉挛、恶心、呕吐、腹痛、心悸、乏力、发热等全身反应，如无此类反应，即可进行蜂针经穴治疗。凡出现特异性毒性反应者，属对蜂毒过敏，在未行蜂毒脱敏治疗之前，不宜施用蜂针经穴疗法。

2. 蜂针经穴针刺方法

（1）蜂针循经散刺法：一般在治疗第 1 周采用。操作方法：常规消毒后，将螯针从活蜂尾部用游丝镊拔出，夹持蜂针，在患部或与疾病相关的经脉，循经散刺 4~5 穴，重点穴位采用"齐刺"或"梅花刺"。针法要领是"针不离镊，点刺即出"。散刺法痛感轻微，对激发调整皮部、络脉经气有特殊功效。

（2）蜂针经穴直刺法：取出活蜂蜂针，刺入穴位，留"针"20 分钟，再拔除螯针。第一次用蜂 1 只，以后视针刺反应及病情需要，逐次增加经穴和活蜂数。应用蜂针经穴直刺法，一般局部均会有肿痛反应，需视反应情况调整蜂针刺激量。

（3）活蜂经穴螯刺法：对蜂针疗效较好，且局部反应较轻的患者，可采用活蜂经穴螯刺法。操作方法：用游丝镊夹住活蜂蜂腰下段，直接用活蜂在穴位上螯刺。螯针刺入后，能迅速向体内排出蜂毒，红肿痒痛一般反应较重，故应严格掌握蜂针剂量及适宜地选择穴位。

（4）蜂针的治疗疗程：一般隔日或每日治疗 1 次，10 次为 1 个疗程，休息 7~10 天后，再行第 2 个疗程。

（二）子午流注蜂针经穴疗法

取穴方法：按管氏子午流注环周图及子午流注开穴和互用取穴表，选择每日辰时—申时（7:00~19:00），即每日工作时间为开穴时间，约定患者进行治疗。开穴后，根据中医辨证配取2~3个穴位。开穴方法举例如下（表7-3）。

疗程：隔日或每日治疗1次，10次为1个疗程，疗程间休息1周，根据病情再行第2疗程治疗。

（三）蜂毒注射液穴位注射疗法

过敏试验皮试法：抽取蜂毒注射液0.5mL（0.125mg），加2%普鲁卡因0.5mL，混合后按皮内注射法注入前臂屈侧皮内0.1mL，观察30分钟，如局部有硬块，红晕直径超过1.5cm，伴有红色皮疹或皮肤瘙痒者，为阳性反应，暂不宜使用蜂毒注射液。皮试法主要用于需即刻治疗的短期治疗患者。

过敏试验肌注法：治疗前用0.25mg/mL蜂毒注射液进行肌内注射，每日1次，共3次。观察患者对蜂毒是否有局部或全身过敏反应。如患者无过敏反应，可开始正规治疗，如有过敏反应，可采取脱敏方法。开始时，每隔30~60分钟，加大0.025mg或0.05mg蜂毒注射量，连续2~3天，总注射量总和≤1mg蜂毒，抗体形成。1个月后，注射蜂毒或蜂螫，患者极少出现过敏反应。此法用于需较长时间治疗的慢性病患者。

蜂毒穴位注射法：根据脏腑经络辨证，首次宜取腰背及四肢肌肉较丰厚部位的腧穴1~2穴，每穴注射蜂毒加普鲁卡因注射液0.3~0.5mL，蜂毒剂量不超过0.5mg/d。其后可根据病情和患者体质逐渐增加剂量。临床参考剂量为1.0~3mg/d，最大剂量为5mg/d。注射剂量：头面部腧穴每穴0.3mL，胸背部腧穴每穴0.5mL，四肢部腧穴每穴 0.5~1mL，腰、股部腧穴每穴 1.5~2mL。

疗程：根据不同病种和病情确定疗程，一般隔日 1 次，对蜂毒反应轻微或病情较重的患者，每日 1 次。10 次为 1 个疗程。休息 5~7 天，继续第 2 疗程。

表7-3　子午流注蜂针经穴疗法
治疗风湿、类风湿、痛风性关节炎逐日按时开穴表

时辰	辰时		巳时		午时		未时		申时	
天干	主穴	互用穴	主穴	互用穴	主穴	互用穴	主穴	互用穴	主穴	互用穴
甲	—	支沟	商丘	隐白	神门	大都	尺泽	鱼际	束骨	后溪
乙	阳溪	—	商丘	解溪	委中	通谷	小海	少冲	液门	临泣
丙	厉兑	曲池	阴谷	然谷	神门	大都	劳宫	太冲	少泽	
丁	阳陵泉	侠溪	商丘	解溪	中渚	后溪	少冲	—	—	解溪
戊	厉兑	曲池	大陵	—	厉兑	—	小海	少冲	二间	
己	支沟	—	隐白	商丘	神门	大都	鱼际	尺泽	束骨	后溪
庚	商阳	阳溪	解溪		通谷	委中	小海	少冲	临泣	合谷、液门
辛	厉兑	曲池	然谷	阴谷	神门	大都	太冲	太渊	劳宫	少泽
壬	侠溪	阳陵泉	商丘	解溪	后溪	中渚	—	少冲	解溪	
癸	中渚、阳池	曲池	大陵	—	支沟	—	小海	少冲	天井	二间

二、临床疗效评价

我科 10 年来的临床观察结果表明：蜂针经穴疗法对风湿性和类风湿性关节炎、神经痛、腰椎间盘突出症、偏头痛、肩周炎、中风后遗症、面神经麻痹等病证，有较好的临床疗效。

根据我科已发表的论文和未发表的临床资料统计，子午流注蜂针经穴疗法，治愈、显效率 63.92%，好转率 32.99%，无效率 3.09%，总有效率 96.91%。蜂针经穴疗法，治愈、显效率 15.5%，好转率 80.9%，无效率 3.6%，总有效率 96.4%。蜂毒穴位注射疗

法，治愈、显效率 13.24%，好转率 78.01%，无效率 8.75%，总有效率 91.25%。观察结果提示：3 种疗法的总有效率之间无明显差异（$P>0.05$），但子午流注蜂针经穴疗法的治愈、显效率明显高于蜂针经穴疗法和蜂毒穴位注射法（$P<0.01$）。说明子午流注蜂针经穴疗法，由于顺应了人体气血盛衰开阖的节律，更有效地发挥了蜂毒的治疗作用，故能提高临床疗效。

三、蜂毒作用机理探讨

我科在开展蜂针经穴疗法的同时，分别对接受治疗的患者进行了红细胞沉降率、类风湿因子测定，抗链球菌溶血素"O"效价测定、C-反应蛋白定量、ENM（风湿抗体）谱、免疫球蛋白、血尿酸及甲襞微循环、血液流变学等多项理化指标检测，证实蜂针经穴疗法具有抗风湿、改善微循环、增强人体免疫功能、提高抗病能力等治疗作用。现对蜂毒的药理作用初步探讨如下。

（一）对神经系统的作用

蜂毒对 N-胆碱受体有选择性阻滞作用，可使中枢神经系统突触内兴奋传导障碍。据报道，它对前列腺素合成酶的抑制作用是吲哚美辛的 70 倍，故有较好的镇痛抗炎作用。

（二）对心血管系统的作用

蜂毒有明显的降血压和扩张血管的作用，小剂量能使实验动物离体心脏产生兴奋，大剂量则抑制心脏功能，对出血性或内毒素休克的实验动物，能改善其减弱的心功能。

（三）对血液的作用

蜂毒具有溶血和抗凝血作用，在离体实验中，低浓度（1∶10000）的蜂毒有溶血作用。在治疗剂量时，蜂毒对人体极少引起溶血反应。

蜂毒在较大剂量时，在体内外都能使血液凝固的时间明显延长。血流变检测表明，蜂针具有活血化瘀的治疗作用。

（四）抗菌作用

蜂毒对多种革兰阳性菌和革兰阴性菌皆有抑制和杀灭作用，并能增加磺胺类和青霉素类药物的抗菌效力。

（五）蜂毒抗炎免疫活性

全蜂毒、溶血毒多肽、MCD 肽均能刺激垂体肾上腺系统，使皮质激素释放增加而产生抗炎作用。蜂毒能提高人体免疫功能，能阻抑肿瘤组织的氧化磷酸化过程，抑制肿瘤组织的生长。

四、不良反应的处理及禁忌证

经蜂针经穴疗法治疗，一般局部会有红肿疼痛，少数患者在治疗初期出现低热或淋巴结肿大等全身反应，经对症处理，坚持治疗一周后，症状大都消失。偶有出现全身性荨麻疹者，暂停治疗并服用抗过敏药物后症状可消失。

局部胀痛或红肿热痛，可采用同品种的蜜蜂酒精浸泡液外搽局部，亦可选用皮炎平软膏局部外涂。胀痛甚者可服用布洛芬等解热镇痛药对症处理。瘙痒者，可局部外搽蜜蜂酒精浸泡液或皮炎平软膏，瘙痒甚或伴有荨麻疹者，可服用马来酸氯苯那敏。发热恶寒，可选用柴胡注射液 2~4mL，或酚氨咖敏片 1~2 片，热退后不必再服用。眼睑或口唇水肿，暂停蜂疗，口服泼尼松和赛庚啶对症处理。恶心呕吐或腹泻，选用维生素 B_6 20mg，甲氧氯普胺片 10mg，每日 3次，口服，654-2 注射液 10mg 穴位注射；延长蜂针治疗间隔时间并减少蜂毒剂量。我科在 10 年临床治疗中，未出现过患者晕厥或休克现象，但应做好抗过敏性休克和急救准备。

蜂针经穴疗法（蜂毒注射液）的禁忌证主要有活动性肺结核、急性传染病、造血系统疾病（如血友病、白血病等），孕妇及严重过敏体质患者。

1997 年发表于《蜜蜂杂志》

子午流注与养生之道

子午流注是我国古代医学理论中的一种学说。子是地支的第一位，午是地支的第七位。子午有两个含义：一是代表时间；二是代表阴阳的起点和分界线。流指水流，注指转输。流注包含了气血运行、汇合的过程。子午流注学说的核心是强调人体是一个有机的整体；人与自然界的周期变化密切相关；人体经络气血存在与时间相关的节律性的盛衰变化。

一、时间生物学与子午流注

大约在 20 世纪 30 年代，国外学者开始对生物节律现象进行研究，在 20 世纪 50 年代初，建立了一门称为"时间生物学"的新兴学科。"时间生物学"的主要研究内容有生命现象的时间特点、生物体按时间变化的活动规律及其内在联系等。

研究"时间生物学"的学者认为，在生物体内普遍存在着的生物节律的变化规律，是由于生物体内有一种近似时钟的结构——"生物钟"起着调节的作用。"生物钟"有"日钟""月钟""年钟"等多种生物节律现象。譬如不少动、植物都在按昼夜周期进行活动，如公鸡鸣叫三遍天亮、夜来香夜间放香、牵牛花破晓开花，都是按昼夜节律进行变化，这称为"日钟节律"（又叫"昼夜节律"）。人体的一些生理活动亦受体内"生物钟"的控制，如人体的体温在凌晨 4 点的时候最低，而在下午 4 点时体温最高；人的血压、心率、血糖、基础代谢等都存在昼夜性的节律变化。甚至人体对一些药物的敏感程度也受"日钟"的影响，如心脏病患者对强心药洋地黄的敏感性，晚上要比白天显著增强；而糖尿病患者对治疗糖尿病的药物胰岛素在凌晨四点钟最敏感。再如"月钟节律"（朔望节律），有的科学家研究认为，在 1 个月左右，人在病证、情感及行为上，存在着以 23 天为周期的体力好坏，以 28 天为周期的情绪波动，和以 33 天为周期的智力盛衰节律变化。这种被称为"生物节奏理论"的学说，在西方迄今较为盛行。"月经周期"是比较典型的"月钟节律"现象，现已认识到控制月经周期的生物钟在下丘脑，但是，下丘脑的"月钟"是怎样运转的？怎样使它们的分泌活动具有周期性？这些还有待进一步研究探讨。

随着时间生物学研究深入，各国学者越来越发现，时间生物学的理论其实是渊源于中国古代的哲学、医学理论。早在 2000 多年前，我国《黄帝内经》就提出"人与天地相参也，与日月相应也"的学术观点。到了金元时期，在祖国医学中已形成了比较完善的、注重时间条件、遵循气血开阖规律、按时治疗的医疗方法，像子午流注、灵龟八法，即是较有代表性的治疗方法。我国古代医家，根据日、月变化和人体气血周期性盛衰的规律，提出了"时间养生学"，告诫人们要顺应自然界的客观规律，要适应季节和时差的变化，春夏保养阳气，秋冬保养阴气；倡导生活有节制，起居有规律，饮食宜清淡，情志宜调和，身体要运动，劳逸要适度等。

近年来，国内外学者采用了多种现代科学方法，从不同角度验证了子午流注理论的科学性。如国内学者应用光子数量测定仪对经络气血 24 小时运行状态进行研究，观察到当气血运行到肺经（寅时），左右手肺经光子发行数量测定值是对称的，而在其他时辰则不对称，其余经络测定结果与此类似，并呈周期性反应。美国学者韦森（Wesson）把肾小球滤过率和肾中血流量作为肾功能的指标，对一组健康者研究表明，其最高值都是在下午 5 时 30 分，与子午流注肾经经气旺于酉时（下午 5~7 点）的理论相吻合。对气管阻力，以及胸腔内气体容积与压力变化值的测验表明，其最大值在早上 5 点，与肺经经气旺盛时辰相符。静脉血中的单核细胞昼夜节律性活动高峰在上午 11 点，与脾经经气旺盛时辰相符。老鼠胆汁的排泄，以及胆盐、胆固醇、磷脂和各种肝脏酶的浓度变化，其高峰在晚上 11~12 点（子时）。中医理论认为肝胆互为表里，这段时间与肝胆经经气旺盛时辰相吻合。

子午流注理论具有丰富的科学内涵和很高的临床实用价值。子午流注也是人类最早认识生物节律的医学理论，倡导有效利用人体生物学周期性变化，通过积极的自我保健，来获得健康与长寿的古代养生学之一。

二、子午流注十二时辰养生学

遵循子午流注规律，有益于保持阴阳平衡、气血畅通；适时恰当地运用子午流注十二时辰养生，有利于身体健康，益寿延年。

（一）子时（23 点~1 点）

胆经当令，相当于胆经值班，此时胆经气血最旺盛。"子时一刻，乃一阳之生"，子时为阳之始。此时为阴极生阳的时刻，阳气开始升发，胆气生发起来，全身气血才能随之而起。23 点，人体阳气尚微弱，逐渐进入深度睡眠，细胞修复工作开始，一天的疲劳开始缓解。24 点，身体各器官都开始休眠，气血处于一天中的最低值，安静地深睡，可以提供最佳内环境。子时睡眠好，胆经才能完成代谢。凡在子时前入睡者，晨醒后头脑清新，气色红润；如子时不能入睡者，日久可见面色青白，易生肝胆疾病。因此，人在此时入睡，对一天至关重要，关系到阳气的保养，养好阳气有利于养生保健。因某些原因不能按时睡觉，可用喝茶、按摩、适当活动的方式减轻对身体的损害。《素问·灵兰秘典论》说："胆者，中正之官，决断出焉。"胆的决断功能，对于防御和消除某些精神刺激（如大惊、卒恐等）的不良影响，以维持和控制气血的正常运行，确保脏器间相互的协调关系，有着重要的作用。《素问·六节脏象论》曰："凡十一脏取决于胆也。"胆主甲木，为五运六气之首，胆气升，则十一脏之气皆升，故取决于胆，就是"求其至也，皆归于春"的意思。故子时宜安静，避免受剧烈的精神刺激。此时人体对疼痛比较敏感，此时身体某些自发痛可能提示某些疾病的隐患，如有的中老年人因后背疼痛致醒，可能是颈椎病发作，或是心脏病的前兆，不要忽视；消化道出血易在子时发作，此时迷走神经兴奋，胃酸分泌增加，加上胃部清空，加剧了消化道损伤；有溃疡的人如出现心率加快、四肢冰冷、头晕目眩，便血或柏油样大便，应尽快就医。

（二）丑时（1点~3点）

肝经当令，肝气血经最旺盛。此时是深睡眠期，大多数器官处于休眠状态，但肝脏却在紧张工作，分解与排除一天的毒素。《素问·五脏生成》曰："故人卧血归于肝。"肝内血液充足，可维护肝的疏泄功能，使之冲和条达，充分发挥解毒过滤的作用。此时睡眠好，就能养好肝血。在深睡眠期醒来，会导致整体睡眠质量下降，因此睡前应避免饮水过多，以免起夜。若肝病而失其藏血之职，就会出现多梦易惊、卧寐不宁等，所谓"魂不守舍"之证。肝性喜条达而恶抑郁，与春季生发之气相应。故春天宜早睡早起，保持精神愉快，护肝养生。肝主疏泄，肝气条达，肝血充足，就能保持脾胃的正常消化功能、良好的睡眠质量、充沛的精力、健康的体魄。因工作需要加班的人，要少喝咖啡、可可等含咖啡因的饮料，饿了喝点小米粥，吃点水果。避免情绪激动，尽可能在工作间隙适当活动放松。如果你每天清晨在丑时醒来，这就表示肝在通过气血流注的时间规律向你发出信号了，可取太冲穴针刺或按揉穴位，可起到保健性的治疗作用。

(三) 寅时 (3~5点)

肺经当令，肺脏气血最旺盛。肺主呼吸之气和一身之气。按子午流注理论，十二经脉经气的运行，是从肺经开始，肺脏经气，包含着先天之气、后天之气和大自然的清气。肺气将肝贮藏解毒的新鲜血液输送到全身，此时肺经气血旺盛，有助于肺气调节和输布血液、运行百脉。这个阶段是从静变为动的开始，是通过深度睡眠来完成的。气血亏虚、肺气不足的中老年人，在寅时比较容易发病，此时血压低，脉搏、呼吸次数少，人体血液黏稠度增加，血流变慢，容易引发血栓，故易引发心肌梗死、脑卒中等疾病。中老年人若在寅时被憋醒，要警惕心衰的可能；若出现呼吸不畅、肢体麻木、口眼㖞斜等症状，提示可能是心脑血管疾病的发作。广西桂林市第二人民医院的一份研究资料提示：心肌有缺血表现的心脏病，同时伴有严重心律失常者，以及任何原因的心脏扩大伴心功能不全者，均易发生猝死，发生猝死时辰以寅时较多，占本组资料的59.3%。凌晨4点是夜间低血糖的高发时刻，表现为出汗、心慌、做噩梦等。胃不好、饮食少的糖尿病中老年患者，醒来后要留意自身感觉。防治夜间低血糖发作，可在睡前1小时左右吃点缓慢吸收的食品，如一杯酸奶、一份水果、几块饼干等。肺脏有病、心功能不太好的老年人不要急于起床，也不提倡早起晨练。等太阳出来之后，空气新鲜时，可以适当锻炼。

（四）卯时（5~7点）

大肠经当令，大肠气血最旺盛。十二经脉"肺与大肠相表里"，卯时肺经气血入大肠经，如肾阳虚衰，中气不足，寒气较盛，大肠气虚，统摄无力，则腹部作痛，肠鸣即泻，泻后则安，形寒肢冷，称为"五更泻"。如患者肠胃积热，或阴虚肠燥，则会在卯时便秘。此时天已亮了，阳气升华，精神饱满，"魄门"当开，健康人应正常大便。早晨起床应喝适量水，促进排便，养成良好的习惯。高血压病患者应在此时用药。老年人常因肺气不足，气虚肠燥，而排便不畅，如努责用力太过，或早起剧烈晨练，容易引起血压波动，导致急性心肌梗死或脑出血。老人早晨醒后不要急着起床，假寐一会儿，伸屈一下四肢，然后慢慢坐起，呈半卧位，用手指梳头100下，持续3~5分钟，让经络疏通、气血调和、阴阳平衡后再起床。中老年人便秘，可辅助选用益气润肠（如黄芪汤，药用黄芪、陈皮、火麻仁、白蜜）或养血润燥（如润肠丸，药用当归、生地黄、火麻仁、桃仁、枳壳）或开塞露帮助排便。大便后可做提肛运动和腹部按摩，防治便秘、痔疮、脱肛等病。

（五）辰时（7~9点）

胃经当令，胃腑气血旺盛。此时是人们吃早点的时候，要吃好，宜选富有营养、易消化的食物。这时是胃部消化吸收能力最旺盛的时辰。胃的主要作用是受纳、腐熟水谷；脾胃对饮食水谷的消化功能，又常概括称之为"胃气"。《中藏经》说："胃气壮，五脏六腑皆壮也。"所以，临床上常把"保胃气"作为重要的治疗和养生的原则。老年人可在此时适度晨练，如打太极拳、做操等，有助于锻炼筋骨，增加肺活量。此时辰，免疫力最强，激素分泌旺盛，记忆力和工作效率较高。早餐后吃点水果较易吸收，有益健康。辰时针灸或按摩、点压足三里穴，有利于调整血脂平衡。广州中医药大学的一份研究资料提示：高血压病患者血压升高的高峰时间对应于5~9点（卯时、辰时），年龄、糖尿病史、饮酒史这三个因素可升高收缩压，高血压病患者要注意适时防范。广西有人针对高血压病血压昼夜节律变异患者次日清晨（7~9点）血压第一个峰值时间（即辰时）为治疗点，取穴足三里、内关、太冲，按子午流注针法，取得良效。他们认为，时辰取穴针刺的主要特色在于多靶点的整体调节效应，能使血压平稳，纠正血压昼夜节律紊乱，保护靶器官，改善代谢障碍等；其疗效机制主要为降低脑血管紧张性，增强儿茶酚胺能神经的兴奋性，抑制交感神经兴奋性而达到治疗目的。

（六）巳时（9~11点）

脾经当令，脾脏气血旺盛。脾主运化，是指脾有主管消化饮食和运输水谷精微的功能，为气血生化之源，是后天之本。脾经旺盛可运化水谷，升清化浊，五脏六腑之精气来源于脾胃运化的水谷精气。脾有统摄、控制血液的作用，脾气充盛，则统摄血液运行于经脉，不致外溢；如脾气虚衰，失去统摄的功能，血液将失其正轨，出现便血、崩漏、紫斑等出血病证。脾主肌肉、四肢。脾气健运，则气血充足，四肢肌肉丰满，口唇红润光泽；脾失健运，则清阳不布，营养不足，以致肌肉痿软，四肢倦怠无力，口唇淡白不泽。此时精力旺盛，对痛觉不太敏感，是体检、打针、手术的好时机。巳时人的创造力和工作动力较强，工作效率较高，要注意劳逸结合，工作间隙可休息一下眼睛，做做伸展运动。这段时间是身体吸收的活跃阶段，水果中的维生素和矿物质对新陈代谢起到促进作用，此时吃点水果，有利于补充大脑所需能量，有益于健康。城市此时空气质量较差，老年人和免疫力低下的人不要到人群密集和喧嚣之处。哈佛医学院的研究人员对2203名心脏病发作频数的分析表明，心脏

病最易在 10~11 点（巳时）突然发生；且非致命性心脏病和心肌局
部缺血亦多在上午发生。国内有资料提示，肾绞痛的发病规律，辰
时、巳时发病率较高。现代医学证实，肾绞痛的发生与结石刺激引
起平滑肌痉挛有关。中医认为，结石的排除，是阳气生发推动的结
果。在阳气渐盛、肾气向旺的时间段里，结石易经输尿管排出，从
而引发肾绞痛。因此，临床碎石、排石的时间如选择在辰时、巳时，
较易获得较好的临床效果。

（七）午时（11~13 点）

心经当令，心脏气血旺盛。子时和午时是天地气机的转换点。
"午时一刻，乃一阴之生"，含有阳极生阴的意义。人体要注重这种
天地之气的转换点。午时人的精力十足，但能量已不够，需要吃午
饭补充能量，此时对酒精敏感，午餐不宜喝酒。中午吃完饭后，不
要过度操劳耗伤心气，应小憩片刻，以 30 分钟左右为宜。午睡最好
是躺着，适宜养心，解除疲劳，可使下午至晚上精力充沛。此时小
憩，有利于心火下交于肾，心肾相交，有利于阴阳平衡，气血调和，
健康长寿。临床治疗观察表明：在午时，子午流注开穴组治疗心肌
缺血的中风患者的心电图比一般针灸治疗组心电图变化好转明显；
同一患者在其他时间针灸治疗，心电图改变不如在午时明显。心电
图分析的结果提示：心气虚的患者疗效较好一些，心血虚的患者疗
效较差，而心阳虚和心阴虚的患者疗效最差；提示在午时调养心经
气血，是较好的时间。通过对 3600 多例心脏病一天之中发作和加重
的资料分析，提示急性心肌梗死实证者发病集中于上午，痰浊闭塞
者发病时辰高峰在巳时，而气滞血瘀者发病时辰集中于午时。

（八）未时（13~15 点）

小肠经当令，小肠气血旺盛。《素问·灵兰秘典论》曰："小肠

者，受盛之官，化物出焉。"小肠吸收被脾胃腐熟后的食物精华。小肠有分清别浊的作用，所以小肠有病，除影响消化吸收功能外，还会出现大小便的异常。现代研究证实：小肠在未时分泌比较旺盛，其中胆囊收缩素有催眠作用，使人昏昏欲睡；而促食欲素主要由小肠分泌，受下丘脑控制，与血糖含量呈负相关，即血糖高，则促食欲素水平下降；促食欲素水平越低，人越想睡觉。餐后 2 小时，血糖升高，促食欲素水平降低，所以人想睡觉。午饭后小憩，顺应了人体内分泌的生理规律，有益于人体内环境的调整，有利于内分泌的协调和阴阳平衡。由于其他原因不午睡的人，可以喝点较浓的绿茶，茶多酚具有抗氧化、降血脂的功能，也有助于提神。

（九）申时（15~17 点）

膀胱经当令，膀胱气血旺盛。《素问·灵兰秘典论》说："膀胱者，津液藏焉，气化则能出矣。"膀胱有贮尿和排尿的作用，若膀胱气化不行，则出现小便不利或癃闭，若膀胱失其约束，可见尿频、小便失禁等症。申时人的工作能力恢复，适合开会、接待重要客人等。有条件的中老年人可在此时运动，因为这时关节最灵活。此时晒太阳，既不太热，又能促进钙、磷吸收，增强体质。申时是喝水的重要时间，健康人此时饮水，可补充因流汗和排尿所散失的水分；肾脏和膀胱不好的人此时多喝水，有利于水液的吸收和排泄。

（十）酉时（17~19 点）

肾经当令，肾脏气血旺盛。肾是生命之根，为"先天之本"，主管人体的生长、发育和其他重要生命活动。肾藏精，先天之精是禀受于父母的生殖之精，与生俱来；后天之精，为水谷之精气，由脾胃运化而来。先天之气（元气）与后天之气（大自然之精气和水谷之精气）结合形成真气。肾在酉时进入贮藏肾精的阶段，有利于贮藏一日的脏腑真气。肾精盈满，先天之本才能稳固，真气充沛，精力旺盛，才能益寿延年。晚饭时间不要超过晚上7点，不要过时食膏粱厚味，不宜吃过咸的食物和酗酒，以免损伤肾脏经气功能。如果晚饭过了酉时，即错过了人体营养吸收的最佳时间，不良的饮食方式还会给新陈代谢带来负面影响。酉时人的体力较佳，但敏感度下降，对高血糖昏迷等内分泌病的发作不敏感；血压波动大，情绪激动，容易诱发心脑血管疾病的发作，应注意防范。孙思邈在《备急千金要方》中说"食毕当散步，数里来回行，摩腹数百遍，可以百无病"。在酉时运用管氏"壮元壮肾法"或"护肾提气法"按摩，有助于养护肾经，健康保健。[按摩方法在北京卫视2013年7月2日《养生堂》栏目"顺应天地的养生之道"（第二集）中有介绍。]

（十一）戌时（19~21点）

心包经当令，心包络气血旺盛。心包络是心脏的外围，有保护心脏的作用。心包络相当于膻中，张琦《素问释义》云："膻中即心包络，为心主之宫城也。"其功能作用，是"臣使之官"而主"喜乐"。心包络犹如心脏的屏障，是阻止时邪侵犯心脏的外围防线，故《灵枢·邪客》说："诸邪之在于心者，皆在于心之包络。"此时人体血压波动大，应避免情绪波动，老年人要心平气和，预防脑出血。高血压病患者可适时服用扩血管药和利尿药，预防夜间发生急性左心衰。晚上8点后少喝水，避免夜间频繁起夜。可以喝一点牛奶，补充营养，有助于睡眠。可做适当的活动或气功，如沿手厥阴心包经有节律地敲打、按摩、点压经穴，有利于强壮心功能。

（十二）亥时（21~23点）

三焦经当令，三焦经气血旺盛。三焦亦为六腑之一，有主持诸气、总司人体气化的作用。三焦的生理功能是宗气（积于胸中，贯注于心肺之脉)、中气(脾胃之气)、元气(肾气)三者相辅相成的集合体。三焦的病理变化大都表现在胸腹腔内,三焦要通,不通则生病。亥时宜进入休息睡眠阶段,百脉得以休养生息,身体才得以养益。睡前宜用温热水泡脚,水温一般以 40℃ 为宜,可因人而异,适当调节。最好能用管氏骨痛灵方辨证加减用药,加透析液煮水泡脚,能起到治疗疾病、保健养生的作用。管氏骨痛灵方:三七根 30g,紫丹参 30g,当归 15g,川芎 15g,赤芍 15g,川牛膝 15g,木瓜 15g,红花 15g。风湿性关节炎加独活 15g,威灵仙 15g;退行性骨关节病加杜仲 15g,续断 15g;足跟痛加骨碎补 15g,补骨脂 15g,乳香 15g,没药 15g。上药碾碎装入纱布袋内,每次加白酒 10mL,精醋 20mL,水煎熏洗。每日 1 次,每次 30 分钟。有人观察了 50 例肺心病的发热患者,其中 38 例于 19~23 时(戌时与亥时)为体温高峰,并见病情明显加重,如咳嗽咳痰增多,呼吸困难加重,提示戌时与亥时可能是肺心病的高发时段,要注意防范。

人体在十二时辰中,从亥时(21 点)到寅时(5 点),是阴盛阶段,人体要在安静中获得睡眠。此时是人体脏腑经络、器官百骸休养生息、新陈代谢的时间,要护养阴气,有充足的睡眠,才能有良好的精神状态。人体要随着十二时辰盛衰开阖而变化,把握养生的规律,才能提高和改善人体素质,达到祛病强身、延年益寿的效果。

2013 年发表于《云南老年报》,连载 13 期。主要内容于 2013 年 7 月 1 日、7 月 2 日在北京电视台《养生堂》栏目播出

灵龟八法治疗奇经病验案 4 例

奇经是指督脉、任脉、冲脉、带脉、阴跷脉、阳跷脉、阴维脉、阳维脉八条经脉。奇经不拘于正经,不属络脏腑,无明显表里关系,

但有各自的循行路线、特定功能和所主病候。奇经八脉对十二正经起到联系、调节、统合和主导作用，主要是概括了各条奇经统辖的经脉所主病候的某些合并疾病，是十二经脉病候的横向分类归纳。灵龟八法是按时配取通于奇经八脉的八个交会穴，对治疗奇经病疗效较好，兹举四案浅谈奇经辨证及灵龟八法临床运用的体会。

例一 周某，女，40岁，干部，1985年1月17日上午10时初诊。

患者胃脘及腹部冷痛，大便溏薄8年，10年前精神受刺激，服中药治疗1年余，精神症状控制，但自觉胸闷气逆，胃脘及腹部冷痛，腰膝酸软，大便溏薄，每日4~6次。遇有情绪波动，则感胃痛胸疼，胁下痞满，嗳气。

查体：面色灰暗，胃脘部皮温较低，两足逆冷，脉沉迟，舌淡、苔白。

辨证：气机升降逆乱，阴气内结，阴维脉失调。

治法：甲子年丁丑月丙辰日癸巳时初诊，按灵龟八法开取通阴维脉之内关穴，同取公孙，配取筑宾，热针大横（GZH型热针仪），灸中脘。

二诊：戊午日丁巳时二诊。开穴公孙，配取内关、期门，热针肝俞透脾俞，灸关元。

针灸2次后，患者胃脘及腹部冷痛减轻，大便每日减为3次。宗上方治疗36次，患者胃脘及腹部疼痛消失，食欲增进，大便每日1~2次。1年后随访，患者疗效巩固，体重增加4公斤。

按语：阴维脉维系三阴经，行营分，主一身之里。《难经·二十九难》曰："阴维为病苦心痛。"《奇经八脉考》云："盖阴维之脉，虽交三阴而行，实与任脉同归，故心痛多属少阴、厥阴、任脉之气上冲而然。"本例阴维脉失调，首开内关穴，按八法"父母"关系，同取公孙穴；并交替配取少阴、厥阴、任脉诸经腧穴，阴维脉气调和，阴阳经气转相灌溉，气机和顺，病自渐愈。

例二　王某，男，54岁，干部，1983年3月10日下午2时初诊。

患者左侧躯体疼痛，肢体活动不利半年余。10年前，患者有外伤及受寒史，肩、腰、膝、踝关节经常疼痛。近7个月，患者左侧上、下肢运动功能障碍，左侧躯体上至头项、下连背胁及股胫外侧疼痛，夜间更甚，不能安寐。

查体：颈项活动时，左斜方肌牵引疼痛，左肩背肌肉板滞发凉，手臂后旋不能触及腰椎，上举手指尚可触及耳垂，外展平举40°，腰背强直，走路跛行，左足轻度外翻。身体左侧多处压痛，尤以风池、臑俞、阳陵泉、跗阳穴等部位明显。血压130/90mmHg，脑血流图正常。脉沉细，舌淡、尖红，苔白腻。

辨证：寒湿羁于肌筋，经络郁闭，气血凝滞，久病邪留奇经，阳跷脉气失常。

治法：癸亥年甲寅月丁酉日丁未时初诊，开穴申脉，热针配取左风池、臑俞、阳陵泉、跗阳（GZH型热针仪）。

二诊：戊戌日己未时二诊。开穴后溪，按"夫妻"关系，同取申脉，热针左风池、肩髃、阳陵泉、绝骨。

宗上法治疗4次，患者疼痛明显减轻，可以通夜安眠，治疗12次，左肩上举达140°，外展60°，旋后伸提拇指触及十二胸椎，左腿运动功能接近正常。治疗24次，患者颈项活动自如，左臂外展平举90°，后弯拇指可抵达第七胸椎，左下肢屈伸自如，行走如常。随访1年，患者疗效巩固。

按语：阳跷脉本太阳之别，根于申脉，注于仆参，郄于跗阳，合于阳陵，结于风池，主左右一身之阳，对左右两侧的阳经起到统率和协调作用。《难经·二十九难》曰："阳跷为病，阴缓而阳急。"

《奇经八脉考》云:"跷者,捷疾也,二脉起于足,使人跷捷也。阳跷在肌肉之上,阳脉所行,通贯六腑,主持诸表。"首开通阳跷脉之申脉,配取风池,以应"根结"理论;臑俞、肩髃采用合谷刺,以疗肌痹;阳陵泉、跗阳采用"关刺",以治筋痹;用热针直抵病所,更能温经散寒。

例三 李某,女,35 岁,工人,1984 年 11 月 15 日上午 10 时初诊。

患者头痛、咳嗽、寒热往来 1 周。伴有眩晕,体倦乏力。

查体:体温 38.5℃,脉象浮紧带数,舌红、苔白、舌边淡黄。

辨证:风寒袭表,病邪传变,阳维脉受病。

治法:甲子年乙亥月癸丑日丁巳时初诊,开穴外关,同取足临泣,配取风池、头临泣,行泻法,留针 20 分钟,起针后头痛明显减轻。

二诊:甲寅日己巳时二诊,开穴足临泣,同取外关,配取风池、头维(均行泻法)。

针治 2 次,患者汗出热退,咳嗽亦除,病痛痊愈。

按语:阳维脉维系三阳经,行卫分,主一身之表。《难经·二十九难》曰:"阳维为病苦寒热。"《经验特效穴歌》云:"头痛发热外关安。"首开通阳维脉之外关穴,按八法"男女"关系,同取足临泣,配取阳维脉经穴风池、头临泣、头维,共奏疏调三阳、散邪固表之效。阳维脉和,邪去病愈。

例四 张某,男,38 岁,干部,1981 年 12 月 18 日上午 9 时初诊。

患者睾丸阵发性抽痛,牵及小腹冷痛已两月余。

查体:阴囊冰冷、发硬,睾丸抽痛,右侧显著。自觉少腹及下肢冷,早晚尤甚。神倦易感冒,阳痿。脉沉迟,舌紫暗,苔白。

辨证:寒凝任脉,证属寒疝。

治法：辛酉年庚子月庚午日辛巳时初诊，按灵龟八法开穴列缺、照海（补法），热针关元、中极（GZH型热针仪），灸命门。

针灸1次，患者睾丸抽痛减轻。辛未日癸巳时二诊，开穴照海、列缺（补法），热针气冲，灸关元。宗上法针灸4次，患者睾丸抽痛消失。共治疗12次，患者自觉少腹、阴囊温暖。半年后随访，患者寒疝痊愈，阳痿好转。

按语：《素问·骨空论》云"任脉为病，男子内结七疝"。列缺通于任脉，故首开列缺穴。《奇经八脉考》云："阴跷脉为病，少腹痛，里急，腰及髋窌下相连，阴中痛，男子阴疝。"按八法"主客"关系，同取阴跷脉之照海穴。《脉经·卷二》曰："任脉也，动苦少腹绕脐下引横骨，阴中切痛，取脐下三寸。"故加用热针温补关元、中极、气冲等穴，起到温经散寒、补气壮阳、寒去止痛之效。

1987年发表于《中医杂志》

分组治疗周围性面神经麻痹680例临床观察

周围性面神经麻痹是茎乳孔内组织急性水肿，面神经受压，或面神经的炎症所致的一种多发病、常见病，属中医"口眼㖞斜""㖞僻"范畴。自1970年10月至2000年10月，我们对680例周围性面神经麻痹患者进行了临床分组治疗观察，结果如下。

一、一般资料

680例患者中，男性322例，女性358例。年龄最小者5个月，最大者89岁，平均年龄38.5岁。左侧面瘫323例，右侧354例，双侧面瘫3例。病程最短者1天，最长者28年。主诉病因可资参考的有：179例有受凉史；22例并发上呼吸道感染；12例过度疲劳；11

例自诉与饮食有关。多数患者未提示明确发病诱因。经临床检查，贝尔面瘫（Bell 麻痹）632 例；亨特面瘫（Hunt 综合征）48 例。

二、诊断标准

1. 起病突然。

2. 患者眼裂大，眼睑不能闭合，流泪，额纹消失，不能皱眉。

3. 患侧鼻唇沟变浅或平坦，口角低并向健侧牵拉。

4. 根据损害部位不同　①损害在茎乳孔以上影响鼓索时，应有舌前 2/3 味觉障碍；②损害在镫骨肌神经处，可有听觉障碍；③损害在膝状神经节处，可有乳突部压痛、外耳道与耳郭部的感觉障碍或出现疱疹；④损害在膝状神经节以上，可有泪液、唾液减少。

三、治疗方法

根据患者的体质、病史、症状的轻重及受损部位的不同，按随机化原则分为下列 3 组。

（一）针灸组

1. 针刺法　主穴：合谷、地仓、颊车、太阳、丝竹空、四白；配穴：不能皱额蹙眉者，阳白透鱼腰，攒竹透丝竹空；人中沟歪斜者，人中透迎香；颏唇沟歪斜者，承浆透地仓；乳突部疼痛者，翳风、风池透完骨；眼睑不能闭合者，内睛明浅刺捻转，不留针，上睛明、下睛明浅刺；不能鼓腮吹哨者，下关透颧髎，地仓透颧髎，患侧颊内点刺。每日或隔日针刺 1 次，配合健侧取穴，每次 6~8 穴，留针 30 分钟。患侧采用补法，健侧采用平补平泻手法。

2. 艾条灸　取风池、地仓、颊车，灸 15 分钟。

3. 穴位注射　维生素 B_{12} 1 支（500μg）加当归注射液 1 支（2mL）

混合后注射风池、完骨、风门、牵正，每次 1~2 穴，每穴 0.5~1mL。部分患者曾用维生素 B_1、氢溴酸加兰他敏、灯盏花注射液等。

（二）红外线加电针组

采用上海 YSHD-1 型红外线灯或 ZH-11 型 TDP 特定电磁波照射，以耳部为中心，治疗 30 分钟，每日 1~2 次。电针取穴基本同针灸组，每次取 4~6 穴，面部主穴使用 G6805 电针治疗仪连续波或疏密波，电流强度以面部肌肉抽动、患者可耐受为度。留针 20 分钟，15 次为 1 个疗程。

（三）药物组中药

基本方剂（加味牵正散）：白附子 30g（先煎），僵蚕 10g，全蝎 6g，羌活 15g，防风 10g，蜈蚣 2 条、蝉蜕 10g，菊花 10g，甘草 6g。根据患者体质、病情，辨证施治，随症加减。西药：常用口服药，维生素 B_1 片 30mg，ATP 片 40mg，天麻素片 50mg，泼尼松片 10mg，每日 3 次。肌内注射：选用维生素 B_{12} 500μg，氢溴酸加兰他敏 5mg，每日 1 次。外敷药：天南星 6g，白及 10g，草乌 6g，僵蚕 10g 共研末，用生鳝鱼血调成糊状，敷患侧，外用敷料保护固定。

四、治疗结果

（一）疗效标准

治愈：临床症状全部消失，面肌功能恢复正常。显效：症状和体征基本消失，静止时外观正常，检查时尚有部分体征。好转：主观感觉好转，面肌活动有进步，检查时仍有较明显体征。无效：症状无明显变化，外观及检查有面瘫体征；或出现口眼联动征等后遗症。

（二）治疗效果

针灸治疗两个疗程或服药治疗 1 个月以上，评定疗效。分组治疗结果见表7-4。

表7-4　680例周围性面神经麻痹分组治疗疗效观察表［例（%）］

分组	例数	治愈	显效	好转	无效
针灸组	560	475（84.82）	35（6.25）	42（7.50）	8（1.43）
药物组	60	24（40.00）	21（35.00）	9（15.00）	6（10.00）
红外线+电针组	60	14（23.33）	7（11.67）	30（50.00）	9（15.00）

针灸组治愈率为84.82%，总有效率为98.57%；药物组治愈率为40%，总有效率为90%，红外线加电针组治愈率为23.33%，总有效率为85%。

对3个治疗组分别进行疗效对比分析，经统计学处理后，结果表明：针灸疗法加小剂量穴位注射较其他两组更能加速麻痹面神经的完全恢复，治愈率较高，总体疗效较佳；药物组次之；红外线加电针组疗效最差。针灸组与药物组、红外线加电针组治愈率显著性测验，分别为$\chi^2 = 9.45$，$P<0.01$，有非常显著性差异；$\chi^2 = 20.39$，$P<0.01$，有非常显著性差异。总体疗效显著性测验，$P<0.05$，有显著性差异。临床结果还表明，3个治疗组均不能完全有效地防止面神经变性，尤以红外线加电针组最突出。

（三）随访情况

对180例治愈和有效（显效或好转）患者，在发病后6个月至10年间进行了随访，主诉面部有不适感，经检查有不同程度后遗症的有32例，占随访病例的17.78%。3组中，红外线加电针治疗组的患者，出现后遗症的概率最高（$P<0.01$）。另有4例再次发生同侧或对侧的面神经麻痹；有1例患者10年间3次罹患面神经麻痹。

五、讨论

1. 面神经麻痹，又称面神经炎。最常见的病因是茎乳孔内急性非化脓性面神经炎引起的周围性面瘫，亦称贝尔面瘫。若耳内外，乳突部发生剧烈疼痛，外耳道或鼓膜上出现带状疱疹则称为亨特面瘫。亨特面瘫主要损害在膝状神经节处，大多数患者在罹患早期已出现茎乳孔和面神经管内神经髓鞘或神经纤维变性，肌电图常有电变性，可见失神经反应和神经传导速度异常，临床疗效显著较贝尔面瘫差（$P < 0.01$）。故面神经麻痹的早期诊断和及时正确的治疗，对其预后转归十分重要。

2. 观察周围性面瘫发病及转归的规律，我们认为针对不同病程阶段，采取相应的治疗措施，对提高临床疗效至关重要。

（1）发病期：开始发病 10 天内，病情尚未稳定，临床症状可能会逐渐加重。宜双侧取穴，患侧取穴宜少，以浅刺为主，手法宜轻补，留针 15～20 分钟，患侧面部经穴可酌情配合艾条雀啄灸 10 分钟，不宜重灸。

（2）稳定期：病情相对稳定，时间大约在发病 10～15 天。双侧取穴，患侧用补法，健侧用平补平泻法。患侧艾条雀啄灸 15 分钟。

（3）恢复期：约在发病 15～25 天。双侧取穴，可根据病变部分适当增加配穴。患侧用补法，健侧用平补平泻法，患侧施灸 20 分钟。

（4）后遗症期：患者 1 个月后尚未恢复，即有可能转为后遗症期。可采用双侧取穴，平补平泻手法。患侧勿施灸，如患侧面部刺激过频、过强，较易出现口眼联动征或面肌痉挛。

3. 我们认为周围性面神经麻痹虽多表现为单侧发病，但它是一种多发性神经性疾病，常侵及两侧面神经。有学者发现在 18 例贝尔面瘫中有 14 例健侧肌电图不正常。《灵枢·经脉》云："大肠手阳明之脉……入下齿中，还出夹口，交人中，左之右，右之左，上夹鼻孔。""胃足阳明之脉，起于鼻之交颏中，旁纳太阳之脉，下循鼻外，入上齿中，还出夹口，环唇，下交承浆，却循颐后下廉。"说明阳明经脉气血是左右交叉和相互贯通的。我们近十年来采用双侧取穴，施以不同手法，临床疗效较单侧取穴有显著提高（P<0.05）

2001 年发表于《针灸临床杂志》

针灸对乳汁分泌影响的研究

乳腺是哺乳动物生殖系统的一个重要组成部分。乳腺活动的调节是通过复杂的神经体液途径实现的。多年来，我们通过临床观察针灸对乳汁分泌产生的影响，对针灸的作用机理做了初步研究和探讨，现将观察研究的结果小结如下。

一、针灸对促进乳汁分泌的临床观察

（一）临床资料

选择无慢性疾病、乳汁分泌不足的产妇42 例。年龄 19~40 岁。初产妇29 例，经产妇13 例。临床表现为乳汁分泌不足，需掺入或全靠其他饮料饲喂婴儿。42 例中，有 4 例因用某种药物（中药、西药或针剂）致使乳汁分泌减少；有 2 例因情绪波动导致缺乳；其余 36 例，从产后第 3 天起就少乳。开始治疗时，产后 1~3 个月者 40 例；3 个月以上者 2 例。其中，产后 1 个月内者有 37 例，占 88.1%。

（二）针灸方法

主穴：曲池、膻中、乳根。

配穴：少泽、足三里、太冲。

每次选用3~4 穴，每日针灸 1 次。针刺用补法，留针 10 分钟。膻中、乳根穴针后加艾条灸（雀啄灸）10 分钟。

283

（三）疗效标准及观察结果

本组病例在治疗期间不用任何药物配合，坚持治疗 6 天。

显效：经针灸治疗后，乳汁分泌明显增加，足够婴儿需要者，有 11 例，占 26.2%。

有效：经针灸治疗后，乳汁分泌有所增加，基本可满足婴儿需要或仅需少量辅食饮料者，有 23 例，占 54.8%。

无效：经针灸治疗后，乳汁分泌无明显变化者 8 例，占 19.0%。

42 例病例中，显效与有效例数共 34 例，总有效率为 81.0%。

二、针灸对抑制乳汁分泌的临床观察

（一）临床资料

选择 18 例产妇，予以针灸回乳。18 例患者中，因患急性传染病或有较严重慢性疾病，不宜哺乳，主动要求或劝其回乳者 13 例；1 例因婴儿夭折，4 例因其他原因主动要求回乳。年龄 22~35 岁。开始治疗时，产后 1 个月内者 16 例；产后 2~4 个月者 2 例。另选择条件近似治疗组的产妇 10 例作为对照组，除停止吮吸、减少产妇饮水量至最低限度、避免抽乳及按摩外，不采用其他治疗。全部病例均有乳房胀满、乳汁外溢现象。

（二）针灸方法

穴位：回乳三穴、光明、足临泣。

回乳三穴取穴及针法：端坐，以第四胸椎棘突正中点为回乳一；以第五、六胸椎棘突分别为回乳二、回乳三。每天依次选用一穴。针刺时，左手挟持押手，右手持 3 寸 28 号针（或 26 号），顺脊椎方向正中向下，沿皮下刺入 2~2.5 寸。注意针尖方向不宜刺斜、太浅或太深。进针后，左手拇指压在针体中间，使针身固定于皮下与脊

椎之间，行小幅度捻转手法 1 分钟，留针 5 分钟。部分患者可有胸
部紧束感。起针时，左手拇指压于针眼下方，缓缓捻转震颤出针，
针尖至皮下，稍停，快速拔针，按压针眼。

光明、足临泣用平补平泻手法，留针 10 分钟，针后加艾条温和
灸 10 分钟。

针灸后，再用梅花针从乳晕至乳周做环状中等度弹刺 2 遍。

（三）疗效标准及观察结果

有效：治疗 1~3 天后，乳房柔软，无乳汁外溢，5 天内停止乳
汁分泌者，有 12 例，占 66.7%。

无效：治疗 3 天后，仍感乳房胀满、乳汁外溢，或乳腺硬结加
用药物治疗者，有 6 例，占 33.3%。

停止哺乳后，五天内乳房变化如表 7-5。

表 7-5　停哺乳后乳房变化情况

分组	例数	乳房变化（例）			
		不痛	疼痛	硬结	红肿
针灸组	18	10	7	1	0
对照组	10	0	5	4	1

经过 3 次治疗后，针灸组无效病例于第 4 天后加用中药煎剂
"麦芽神曲汤"加味；对照组乳房硬结或红肿患者于第 4 天加用"麦
芽神曲汤"加味及"僵蚕散"。全部病例的停止乳汁分泌天数见
表 7-6。

表 7-6　乳汁停止分泌的天数

分组	回乳天数										合计	
	1	2	3	4	5	6	7	8	9	10	例数	平均回乳天数
针灸组	2	4	5	1	2	4	—	—	—	—	18	3.5
对照组	0	0	1	1	2	2	0	2	1	1	10	6.4

针灸组未加用药物前回乳率为 66.7%，按同等条件，对照组回乳率为 20.0%。两组回乳率经统计学显著性检验，有显著差异（$P < 0.05$）。说明针灸对抑制乳汁分泌有效。

三、讨论

1. 哺乳是妇女特有的生理功能。按中医理论，"乳乃气血之所化而成也"。分娩之后，脾胃化生的精微，除保证供应母体的需要外，有一部分则随冲脉与阳明之气上行，化生乳汁以养胎儿。脾胃为后天之本；冲脉起于胞中，称为"血海"，与任脉、督脉一源而三歧，皆络带脉，又称之为"十二经脉之海""五脏六腑之海"。故临床所见乳汁缺乏者，多因身体虚弱、气血生化之源不足；或因肝郁气滞、乳汁运行受阻所致。《傅青主女科》云："无血固不能生乳汁，无气亦不能生乳汁，然二者之中，血之化乳，又不若气之所化为尤速。"主穴膻中为气之会穴，有疏调经气之功；曲池为手阳明经合穴，阳明为多气多血之经，补曲池可取补气养血之效；乳根为胃经经穴，位于乳部，能助胃气、宽胸、治乳病；配取下乳经验效穴少泽，合取足三里补脾益胃、太冲疏肝和血，故对气血虚弱之缺乳，或肝郁气滞之少乳，针灸均能获效。

2. 针灸回乳，文献少有记载。管正斋老先生传授的回乳三穴，内含《难经·六十七难》"阴病行阳"之义。"从阳引阴"，取督脉相对乳部的腧穴，督脉督摄全身阳气，行小弧度捻转泻法，起到抑制气血化乳的作用；光明为胆经络穴，肝胆表里，针灸光明，引气血下行；足临泣为八脉交会穴之一，通于带脉，带脉总约阴阳诸脉，针灸可以调节脉气，使之气血归经，三穴合用，共奏回乳之效。

3. 我们临床观察表明，针灸能促进乳汁分泌，有效率与国内其他报告接近。据实验研究：针灸能促使缺乳妇女血液中催乳素的分泌增强。此外，影响乳汁分泌的因素还包括产妇的情绪、乳房的发育、饮食条件、睡眠情况、定时哺乳，以及神经类型等。因此，我们认为针灸催乳作用的机制，是在中枢神经系统主导下，主要通过刺激催乳素分泌增强来达到促进乳汁分泌的目的；针灸的调节作用，主要表现为使病理改变趋于正常生理水平。

4. 乳汁本身是一种含有大量水分和各种营养物质的液体。因此，除了催乳素、肾上腺皮质激素外，凡与营养物质、盐类和水分代谢有关的激素，如胰岛素、甲状腺素等，也和乳汁分泌有关。卵巢的甾体激素是泌乳所必需的，但大剂量的雌激素、孕激素类药物可以抑制泌乳。现临床上常用的回乳措施，大多使用己烯雌酚，以抑制催乳素，达到回乳的目的。但激素制剂若使用不慎，有时会影响到其他内分泌功能，导致产生全身性病理过程。故对某些内分泌失调和部分传染病患者，不用为宜。有人主张使用"停止吮吸，减少产妇饮水量至最低限度，避免抽乳及按摩，以期自动回乳"的方法，但产妇乳房疼痛较剧，并易出现乳房硬结，甚或并发乳腺炎。针灸能抑制乳汁分泌，这不仅在理论上对探讨针灸作用机理有重要意义；而且在临床上亦有一定的实用价值。临床实践证明，针灸疗法具有回乳较快、减轻乳房胀痛等优点；并有消散乳房硬结、预防并发乳腺炎的作用。针灸抑制乳汁分泌的机制，可能是通过刺激支配乳腺的传出神经纤维引起乳汁分泌减少和乳汁中固体物含量增加；同时，在大脑皮层的作用下，抑制体内孕酮、血浆中糖皮质类固醇，以及垂体后叶的催产素的分泌释放，借助于神经-体液因素综合调节，从而发挥抑制乳汁分泌的作用。

1986 年发表于《云南医药》

针灸治疗拇指屈肌腱鞘炎 50 例

笔者近几年来，运用电针配合醋酸泼尼松龙加普鲁卡因穴位注射治疗拇指屈肌腱鞘炎 50 例，较之过去单纯针灸治疗本症，疗程缩短，疗效提高。现将治疗方法简介如下。

一、临床症状及诊断要点

拇指屈肌腱鞘炎多发生于单侧手拇指关节。患者主诉拇指关节疼痛，不能上翘或内屈，疼痛向腕桡部放射，活动时更明显。检查时，常在第一掌指关节处，即相当于掌横纹部位有压痛，多数患者可触及肌腱或腱鞘肥厚所形成的豆状结节。患指一般呈屈曲状态，强行活动时常有弹响发生，故亦有人称之为"弹响指"。经久不愈者，可发生纤维性粘连，拇指活动功能长期障碍，影响工作。

二、临床资料及治疗结果

50 例患者中，女性 46 例，男性 4 例；年龄最大者 75 岁，最小者 23 岁；右手拇指患病者 41 例，左手拇指患病者 7 例，双手拇指患病者 2 例。

50 例患者中，经治疗 1~6 次，疼痛消失，活动自如，痊愈者有 38 例，占 76%；治疗 7~15 次痊愈者 7 例，占 14%；治疗 1~3 次后中断治疗者 5 例；经随访好转者 3 例，占 6%；无效者 2 例，占 4%。总有效率为 96%，治愈率为 90%。

三、取穴和治疗方法

（一）针刺方法

1. 主穴

（1）大骨空：拇指背侧指关节横纹中点是穴。针刺时，用提捏进针法，沿拇指背侧正中线皮下，向掌指关节方向透刺 1~1.2 寸。

（2）后骨空：拇指掌指关节背侧正中凹陷是穴。针刺时，用提捏进针法，沿拇指背侧正中线皮下，向阳溪穴方向透刺 1~1.5 寸。

（3）虎口：合谷穴桡侧前方，大指与食指指蹼之中点。进针后，沿第一掌骨缘向掌骨底透刺 1.2~1.5 寸。

（4）凤眼透明眼：拇指关节横纹桡侧端是凤眼穴；拇指关节横纹尺侧端是明眼穴。屈指，从凤眼穴进针透至明眼穴。

2. 配穴

合谷、阳溪、列缺、鱼际。

3. 电针

采用穗卫 1 型或粤 1 型半导体综合医疗机，选用锯齿波，频率80~100 次/分，治疗时间 20 分钟，每日或隔日治疗 1 次。

（二）穴位注射

1. 主穴

（1）地神：位于手拇指与掌交界之横纹中点。

（2）鱼际：手拇指本节后（掌指关节后）赤白肉际陷中。

2. 注射方法

用醋酸泼尼松龙混悬液 1mL 与 2% 普鲁卡因 2mL 混合，一般每次选用一个主穴注射 0.5mL，亦可选取痛点或豆状结节部位注射 0.5~1mL，每日或隔日 1 次。穴位注射须在针刺后施行，注射针头以选用4 号为宜，进针不宜过深，推药宜缓，拔针后还需用酒精棉球轻加揉按。这有利于药物浸润吸收，也可避免出现注射后遗疼痛感。

四、病案举例

例 1 赵某，女性，49 岁，1978 年 4 月 7 日初诊。

主诉：右手拇指关节疼痛、不能自主屈伸 1 年余。

检查：右手拇指呈内屈状态，由于多次外敷中草药，局部皮肤粗糙，有破损结痂。拇指关节不能伸直，被动上翘时有弹响，有向桡腕部放射性疼痛。右掌指关节内侧压痛明显，并可摸到豆状结节；拇指掌指关节背侧及桡骨茎突部亦有压痛。

诊断：拇指屈肌腱鞘炎。

治疗：电针取穴大骨空、后骨空、凤眼透明眼、虎口、列缺，针后用醋酸泼尼松龙加普鲁卡因混合液注入地神穴 0.5mL，治疗 1 次后疼痛明显减轻，隔日治疗 1 次。

治疗 3 次后，患者拇指活动已灵便，共治疗 5 次，症状全部消失。随访 3 年，疗效巩固。

例 2 杨某，女性，65 岁，1981 年 5 月 14 日初诊。

主诉：左手拇指关节疼痛，不能用力，伸展、屈曲不灵 5 天。

检查：左拇指第一掌骨内侧局部压痛，关节内屈、上翘活动受限，被动活动时疼痛加重。

诊断：拇指屈肌腱鞘炎。

疗效：用 4 号注射针头，从鱼际穴进针，针尖向地神穴方向斜刺，有针感后，注入醋酸泼尼松龙加普鲁卡因混合液 1mL，出针后轻轻揉按。

5 分钟后，患者左手拇指即可活动；次日疼痛完全消失，活动如常。随访 1 年，未曾复发。

五、讨论与体会

1. 拇指屈肌腱鞘炎，多发生于中老年妇女，尤其多见于需用手指用力的手工劳动者，亦有少数是在产后休息期间，偶做轻微家务而罹患本症。本症可归属于手太阴经筋"筋挛"一类。《灵枢·经筋》云："手太阴之筋，起于大指之上，循指上行，结于鱼后，行寸口外侧……其病当所过者支痛及转筋。"经筋是经络系统中的连属部分，它的功能活动有赖于经络气血的濡润滋养，故在手太阴肺经和相表里的手阳明大肠经上循经取穴；按经筋之为病，当"以痛为腧"的原则，又着重于局部取穴。由于手指部腧穴皮肉浅薄，感觉比较敏感，不便施行手法。锯齿波较为恒定、和缓，可代替施行手法；加之电针刺激本身具有解痉、消炎、改善循环的作用，故能起到较好的通经活络、舒筋止痛的治疗效果。

2. 腱鞘是一种保护肌腱、减少摩擦的滑液鞘。拇指屈肌腱鞘是一狭窄坚硬的纤维骨管，拇长屈肌腱则通过此管进入拇指。由于用力握物或拇指频繁活动，纤维骨管受到过度挤压，引起水肿、肥厚，妨碍了肌腱在腱鞘内的滑动，摩擦力增加，则引起狭窄性腱鞘炎。普鲁卡因有局麻镇痛作用，可以阻断病灶处不良冲动对中枢神经系统的刺激作用，因而能改善患部的神经营养；醋酸泼尼松龙则能减轻机体对各种刺激性损伤引起的病理反应，抑制结缔组织增生，亦可使炎症的局部血管收缩，使其渗透性降低，渗出液减少。这两种药物的混合运用，既针对了拇指屈肌腱鞘炎的病因病理，又能直接消除临床症状，故与电针相配合，能起到相辅相成、相得益彰的治疗作用。

1984 年发表于《云南中医学院学报》

"平针齐刺法"治疗肱桡滑膜炎 212 例

肱桡滑囊炎，又名肱骨外上髁炎，俗称"网球肘"，是指肱骨外上髁、桡骨头、肱桡关节滑囊处无菌性炎症。笔者自 1980 年 1 月以来，采用"平针齐刺法"为主，治疗肱桡滑囊炎 212 例，现将治疗结果小结如下。

一、临床症状及诊断要点

肱桡滑囊炎主要由慢性劳损引起，如肘腕长时操劳，劳伤气血；或前臂旋转用力不当，前臂伸腕肌的起点损伤；亦有因风寒痹阻、敛缩脉络、经筋所致者。临床表现为肘关节外侧疼痛，用力握拳及前臂旋转动作时加剧。在肘关节外侧、肱骨外上髁、肱桡关节和桡骨头前缘可触及压痛点。腕关节背伸时，于手背部加压，亦可引起肘部疼痛，但震动和被动运动时疼痛往往不明显。

二、临床资料

212 例患者中，男性 68 例，女性 144 例。年龄最小者 28 岁，最大者 59 岁，28~40 岁 51 例，40~50 岁 108 例，50 岁以上 53 例。罹病部位：左肘 64 例，右肘 142 例，双肘 6 例。病程最短者 2 天，最长者 5 年，1 个月以内者 32 例，1 个月至 1 年者 151 例，1 年以上者 29 例。治疗次数最少者 2 次，最多者 18 次，平均治疗 6.2 次。痊愈 184 例，治愈率 86.8%；好转 25 例，好转率 11.8%；无效 3 例，无效率 1.4%；总有效率 98.6%。随访 125 例，一年内复发 36 例，随访病例复发率为 28.8%。

三、治疗方法

1. 取穴　主穴：肱骨外上髁压痛点。配穴：曲池、手三里、肘髎、天井。

2. 针刺方法　针刺主穴时，取屈肘式，采用《黄帝内经》齐刺法：先找准压痛点，用提插进针法从外曲池穴位处下针，直对痛点横卧平针透刺，然后从穴位两旁平刺 2 针，使 3 针针尖抵达痛点部位。酌情循经选取 1~2 个配穴。针刺得气后，加用 G6805 电针机，采用可调波，频率 80~100 次/分，治疗 20 分钟，每日或隔日 1 次。

3. 穴位注射　用醋酸泼尼松龙混悬液 1mL（25mg）与 2% 普鲁卡因 2mL 混合，选取压痛最明显的阿是穴，注射 1mL。穴位注射须在针刺后施行，注射针头以选用 4 号为宜。注射时左手拇、食二指将穴位皮肤捏起，避免针头刺到骨膜，使药液在穴位形成隆起的皮丘，拔针后用消毒干棉球轻揉按，或用艾条温和灸 5~10 分钟，有利于药物浸润吸收，也可避免出现注射后遗疼痛感。

四、病案举例

徐某，女，45 岁，干部，1989 年 5 月 15 日初诊。

患者 1 个月前因运动时右臂用力过猛，渐感右肘外侧疼痛，伸腕端提物件时疼痛加重。

查体：右桡骨小头及腕伸肌肌腱均压痛，右肱骨外上髁明显压痛。米尔征阳性。

辨证：外伤经筋，气滞血瘀。

诊断：右肱桡滑囊炎。

治疗：电针主穴为肘部阿是穴，平针齐刺法。配穴：曲池、肘髎、尺泽、手三里、天井。针后用醋酸泼尼松龙加普鲁卡因混合液痛点注射 1mL。治疗 6 次后，患者疼痛消失，右肘活动自如，随访 1 年，疗效巩固。

五、讨论

1. 肱桡滑囊炎，可归属中医"肘劳""伤筋"范畴。《灵枢·经筋》云："手阳明之筋，起于大指次指之端……上结于肘外……其病当所过者，支痛及转筋。"经筋是经络系统中的连属部分，它的功能活动有赖于经络气血的濡润滋养。如患者"强力伤筋"，气滞血瘀；

或气血虚弱，血不荣筋，均可导致罹病。按经筋之为病，当以"以痛为腧"的原则，着重于局部取穴。"齐刺者，直入一，傍入二……或曰三刺，治痹气小深者也。"（《灵枢·官针》）电针具有解痉、消炎、改善循环的作用，可调波刺激恒定、和缓，可代替施行手法，能起到较好的通经活络、舒筋止痛的治疗效果。

2. 本病的发生，一方面与职业工种有关，另一方面也与全身和局部的代谢失调有关，其病理变化包括前臂伸肌联合腱的部分断裂或退行性变，肱骨外上髁部骨膜的无菌性炎症，联合腱与桡骨小头之间的滑囊炎，尺骨冠状突、肱骨小头及桡骨小头之间的滑膜增厚等。普鲁卡因有局麻镇痛作用，能阻断病灶处不良冲动对中枢神经系统的刺激作用，改善患部的神经营养；醋酸泼尼松龙能减轻机体对各种刺激性损伤引起的病理反应，抑制结缔组织增生，使炎症局部的血管收缩，渗透性降低，渗出液减少，有利于伸腕肌起点部位的瘢痕、粘连组织恢复正常。

3. 本病的发病率和复发率均较高，提示应注意劳动保护，治疗期间应适当限制患肢活动，以利于功能早日恢复。

1991 年发表于《针灸学报》

面穴齐刺法治疗颞颌关节功能紊乱症临床研究

颞颌关节功能紊乱症，是一种比较常见的颞下颌关节疾病。本病好发于青壮年，开始多发于一侧，少数可累及双侧。临床表现为颞下颌关节活动时疼痛，尤其是在张口及咀嚼食物时显著，部分患者关节处有弹响和张口受限，影响咀嚼、语言等功能。自 1978 年以来，笔者应用管正斋老中医传授的"面穴齐刺法"治疗该病 120 例，取得满意疗效，现报道如下。

一、临床资料

本组 120 例患者中男性 52 例，女性 68 例。年龄最小者 15 岁，最大者 58 岁。病程最短者 2 天，最长者 5 年。病变在左侧者 71 例，右侧者 45 例，双侧者 4 例。

临床分为轻、重两型。轻型：病程较短（一般在 1 个月之内），主要在张口及咀嚼时疼痛，疼痛不重，多为一侧，偶有弹响和张口受限。本型 74 例。重型：病程较长（多数在 1 个月以上），疼痛轻重，一般均有颞下颌关节弹响，或咀嚼功能异常，甚或伴有头痛、头晕、耳鸣、耳痛、眩晕等症。本型 46 例。

另设 62 例作为对照组，采用理疗（红外线、TDP、中药离子导入等）和中、西药物治疗，临床对比观察。

二、治疗方法

（一）针刺疗法

主穴：下关、太阳、颊车。

配穴：咀嚼时疼痛较重者，配止痛穴（翳风穴下 1.5 寸）；启口受限，张口时关节弹响较重者，配颧髎透下关；体弱者配足三里；虚实夹杂者配合谷。

针法：下关穴直刺，进针深度 1～1.2 寸；太阳透下关穴，向下斜刺或平刺，进针深度 1.2～1.5 寸；颊车透下关，向上平刺 1.2～1.5 寸。针刺得气后，太阳、颊车加用电针，采用可调波，频率 80～100 次/分，留针 20 分钟。

（二）穴位注射

对重型患者，一般加用穴位注射。选下关、颊车、颧髎、止痛穴。用醋酸泼尼松龙混悬液 1mL（25mg）与 2% 普鲁卡因 2mL 混合后穴位注射，每次 1~2 穴，每穴 0.5~1mL。后用艾条温和灸 10~15 分钟，以助药液吸收及消除针刺后遗感。

一般隔日治疗 1 次，6 次为 1 个疗程。未愈者，休息 3~5 天，继续下 1 个疗程。

三、疗效观察

（一）疗效标准

痊愈：自觉症状完全消失，疼痛完全解除，开口度正常，关节区及其周围肌群压痛、关节弹响消失者。显效：疼痛完全消失，仅留有轻度关节弹响，或张大口时有不适感者。有效：症状、体征有好转，但未能全部消失者。无效：症状、体征治疗前后无改善者。

（二）治疗结果

观察组治愈率 78.3%，对照组治愈率 35.5%，经统计学处理，$\chi^2 = 20.83$，$P < 0.01$，有非常显著性差异。观察组总有效率为 96.6%，对照组总有效率为 79.0%，经统计学处理，$\chi^2 = 15.01$，$P < 0.01$，有非常显著性差异。表明针刺治疗组的临床疗效明显优于理疗加药物组。见表 7-7。

表 7-7　疗效对比观察表［例（%）］

组别	例数	痊愈	显效	有效	无效
观察组	120	94（78.3）	12（10.0）	10（8.3）	4（3.4）
对照组	62	22（35.5）	11（17.7）	16（25.8）	13（21.0）

（三）疗效分析

（1）疗效与疗次的关系：观察组中治愈病例治疗次数最少为 2

次，最多为 14 次，平均 6.8 次。对照组最少为 6 次，最多为 58 次，平均 12.5 次，经统计学处理，$P<0.05$，有显著性差异，提示针刺组与对照组相比较，可减少治疗次数，缩短治愈时间。

（2）疗效与病情的关系：观察组 120 例中，轻型 74 例，治愈率 98.6%，重型 46 例，治愈率 43.5%，经统计学处理，$P<0.01$，有非常显著性差异，提示病程短、病情轻的患者，临床治愈率高。

四、典型病例

赵某，女，32 岁，教师，1986 年 5 月 12 日初诊。

左耳前及头颞部酸胀疼痛 5 天，张口及咀嚼时疼痛加重。

查体：左侧颞下颌关节区无红肿，左侧颌下明显压痛，左头颞部轻度压痛，颞下颌关节轻度弹响，张口疼痛明显，牙及牙龈无急性炎症。脉浮紧，舌淡夹青，苔薄白。

诊断：左颞颌关节功能紊乱症。

辨证：气血凝滞，脉络痹阻。

治法：下关、太阳、颊车、面三穴"齐刺法"，配取合谷，平补平泻手法，得气后加电 20 分钟，针后加灸 15 分钟。

治疗 2 次后，患者症状明显减轻，4 次后告愈。随访 1 年，疗效巩固。

五、讨论与体会

1. 颞颌关节功能紊乱症，属中医"痹证"范畴。其主要病机是经筋劳损，或风寒袭络，致气血凝滞，脉络痹阻，经筋失养，关节不利，不通则痛。《灵枢·官针》曰："齐刺者，直入一，傍入二，以治寒气小深者，或曰三刺。三刺者，刺痹气小深者也。"面三穴齐刺法，配合循经取穴，能行气活血、清利关节、疏经活络。电针刺激具有解痉、消炎、改善循环的作用。普鲁卡因和泼尼松龙混合液穴位注射，既能阻断病灶处不良冲动对中枢神经系统的刺激使用；又可减轻机体对各种刺激性损伤引起的病理反应。故针灸与穴位注射相配合，能起到相辅相成、相得益彰的治疗作用。

2. 颞颌关节功能紊乱症常与神经功能、肌群功能紊乱、外界物理创伤等刺激有关。而习惯单侧咀嚼、关节负荷过重、关节发育不对称是常见的诱因。本病的实质主要是肌肉痉挛造成的咀嚼肌平衡失调。因而针灸治疗本病有良效。为减少本病的发病率和提高治愈率，平时注意自我防护：①防止开口过大，勿经常咀嚼硬物，避免关节损伤；②纠正不良习惯，如单侧咀嚼、工作紧张时咬牙等；③避免受寒冷刺激；④有缺牙及时修补；⑤及时治疗全身有关疾病，如血管神经性头痛、神经衰弱等。

1993 年发表于《云南中医学院学报》

针灸配合穴位注射治疗面肌痉挛 100 例

面肌痉挛，亦称面肌抽搐或面肌痉挛。临床表现为面部表情肌不同程度的挛缩，属祖国医学"胞轮振跳""筋惕肉𥆧"的范畴。自 1992 年 1 月以来，我们采用针灸配合小剂量穴位注射治疗面肌痉挛 100 例，取得一定疗效，现总结如下。

一、一般资料

100 例患者，女性 74 例，男性 26 例。年龄最大者 83 岁，最小者 19 岁；40 岁以上者 81 例，占 81%。病程最长者 23 年，最短者 2 天；其中，病程 1 年以内者 32 例，1~3 年者 24 例，4~6 年者 21 例，7~10 年者 15 例，10 年以上者 8 例。

二、临床体征

发病初期，多在眼眶周围，特别是下眼睑肌肉跳动，初始多为局限性间断跳动，病情缓慢发展，肌肉跳动范围逐渐扩大，抽动频率增快，严重者累及颊肌、口轮匝肌，甚至颈阔肌。肌肉痉挛导致眼裂变小，嘴角抽动，颜面歪斜，睡眠时则消失。少数病例可有同侧舌体味觉改变、听觉过敏或耳鸣。中医辨证为气血亏虚，肝风内动型 42 例；肝肾阴虚，虚风上扰型 25 例；风寒滞留，经筋收引型 18 例；肝气郁滞，气血逆乱型 15 例。

三、治疗方法

（一）针灸取穴

主穴：双侧风池、太阳、下关、地仓、颧髎。

配穴：气血亏虚，肝风内动型，配取足三里、太冲、百会；肝肾阴虚，虚风上扰型，配取三阴交、太溪、四神聪；风寒滞留，经筋收引型，配取外关、翳风、迎香透四白，灸地仓、颊车；肝气郁滞，气血逆乱型，配取太冲、合谷、四神聪、百会。

（二）穴位注射

对面肌痉挛但无严重面部肌肉挛缩的患者，采用苯巴比妥钠 0.1g 加 1% 普鲁卡因 2mL 穴位注射。取穴：安眠、太阳、地仓、颊车、四白、迎香、巨髎，每次 2~3 穴，每穴 0.2~0.5mL。部分患者注射后会出现面部穴周皮肤水肿，一般可在 48 小时内自行消退。面肌痉挛同时伴有面部肌肉萎缩的患者，配合维生素 B_{12} 500μg、复方当归注射液 2mL 混合后穴位注射，循经取穴，每次 2~3 穴，每穴

0.5~1mL。

（三）手法、疗程

辨证施治，因人制宜。气血亏虚、肝风内动型，肝肾阴虚、虚风上扰型，以阳中隐阴手法为主；风寒滞留、经筋收引型，以阴中隐阳手法为主；肝气郁滞、气血逆乱型，施以龙虎升降手法。一般隔日1次或每周2次，15次为1个疗程。

四、治疗结果

（一）疗效标准

痊愈：面肌痉挛症状完全消失，面肌运动正常，半年内无复发。显效：面肌痉挛基本消失，有诱因时面肌仍有轻微抽搐，痉挛程度、时间、次数均明显减少。好转：面肌痉挛减轻，有诱因时虽有发作，但程度减轻、时间缩短。无效：治疗后面肌痉挛无明显改善；或短期缓解后又复发。

（二）治疗效果

100例中，痊愈14例（14%），显效45例（45%），好转37例（37%），无效4例（4%），总有效率96%。

（三）疗效分析

1983年3月至1993年3月，我科采用肠线埋藏配合穴位注射治疗面肌痉挛45例，与本组治疗患者临床对照观察，两组疗效对比见表7-8。

针灸组痊愈率为14.00%，肠线埋藏组有效率为6.67%，经统计学处理，$\chi^2=3.94$，$P<0.05$，有显著性差异，提示针灸辨证论治有助于提高面肌痉挛临床治愈率。

表7-8　两组疗效对比［例（%）］

组别	例数	痊愈	显效	好转	无效
针灸+穴位注射组	100	14（14.00）	47（47.00）	35（35.00）	4（4.00）
肠线埋藏+穴位注射组	45	3（6.67）	20（44.44）	17（37.78）	5（11.11）

五、病案举例

李某，男，65岁，2001年5月21日初诊。主诉：右侧面肌痉挛5年余，加重1周。患者于1996年5月亲属病故，劳累、悲伤，初感右口角抽动，逐渐加重，出现右下眼睑跳动，口轮匝肌频繁抽动。经内服卡马西平、ATP、甲钴胺及中药数十剂，面肌痉挛无明显好转，每遇情绪激动及劳累后病情加重。2001年7月上旬，患者因旅途疲劳，右面肌痉挛加重，伴有失眠、耳鸣、盗汗、口干、头晕、目眩。脉细弦数，舌红少苔。

诊断：右侧面肌痉挛。

辨证：肝肾阴虚，虚风上扰。

治疗经过：首诊取穴双侧风池、地仓、三阴交、太溪、四神聪，患侧太阳、下关、颊车用面穴齐刺法，阳中隐阴手法，留针40分钟。起针后用苯巴比妥钠0.1g加1%普鲁卡因2mL，穴位注射右侧四白、巨髎、安眠，每穴0.5~1mL。治疗后当天下午患者右四白、巨髎穴周轻度水肿，当晚睡眠增加，次日右面肌痉挛明显减少，后每周治疗2次。治疗10次后，患者右侧面部抽搐痉挛基本消失。共治疗16次，患者面肌痉挛痊愈，复查肾功能正常，血脂仍偏高。

随访半年，疗效巩固。

六、讨论与体会

《素问·阴阳应象大论》曰："风胜则动。"《素问·至真要大论》："诸风掉眩，皆属于肝。""诸寒收引，皆属于肾。"本病以抽动、收引为特征，故属于风证、寒证。近代有人推测，面肌痉挛的异常神经冲动可能是面神经通路上某些部位受到病理性刺激的结果。面神经麻痹如不恢复或不完全恢复时，有可能产生瘫痪肌的痉挛。本组病例分析，诱发病因主要有：①精神刺激、情绪激动；或情感压抑、肝气郁滞；肝阴暗耗，经气逆乱，肝风内动所致。②劳累过度，耗伤气血；或病后体虚，血不荣筋；或天癸将绝，肝肾阴虚，虚风上扰所致。③感受风寒，久羁经络；或拔牙受风，寒邪稽留，风寒滞络，经筋收引而发病。本组病例中，40 岁以上者占 81%，尤以中老年女性居多。提示在针灸治疗时，应考虑患者生理特点，辨证施治。笔者体会，发病初期以局部取穴为主；病情超过 3 个月后，需配合远端循经取穴；病变局部和邻近宜双侧取穴。辨证施以手法，留针时间因人制宜，适当延长，以调和经络气血、祛风止痉。穴位注射疗法具有针刺和药物的双重作用。苯巴比妥钠具有镇静、抗痉挛作用，也能阻滞病理性冲动的传导。普鲁卡因有局部麻醉和镇痛作用，能阻断病灶处不良冲动对中枢神经系统的刺激作用，因而能改善患者的神经营养。这两种药物混合作用于穴位上，可使面肌痉挛症状较快缓解或消除。对面肌抽搐伴有面肌萎缩的患者，加用维生素 B_{12} 与复方当归注射液混合穴位注射，增强补血益气、活血化瘀、舒筋通络的效用，有益于萎缩面肌的恢复。针灸辨证论治配合穴位注射，相辅相成，有助于提高临床疗效。

2002 年发表于《云南中医学院学报》

针刺治疗脊髓损伤 3 则

脊髓损伤主要表现为外伤性截瘫。根据脊髓损伤的程度和病程长短，本病一般归属中医"体惰""痿证""瘀证"等范畴。兹举针刺验案 3 例，谨供同道参考。

例 1 王某，男，38 岁，农民，1984 年 9 月 10 日初诊。

主诉：双下肢瘫痪 5 个月。患者于 1984 年 4 月 17 日在盖房时，屋梁倒塌，压伤左肩背部，当即昏迷不省人事。经某医院急救后，患者复苏，左上肢不能活动，双下肢弛缓性瘫痪，反射消失。X 线片提示：左锁骨骨折；胸 12~腰 1 椎错位并腰 1、腰 2 椎压缩性骨折。经住院治疗后，患者锁骨骨折愈合，后遗双下肢瘫痪，大便 3~5 日一行，间歇性尿失禁。

检查：双下肢痉挛性瘫痪，肌肉萎缩，肌张力增高。左下肢肌力 Ⅰ 级，右下肢肌力 Ⅱ 级。膝腱反射、踝反射亢进。下腹壁反射消失，提睾反射消失。股上部及腹股沟触觉、痛觉减退，双膝以下皮温下降。舌淡夹青，苔薄黄，脉细涩。

诊断：外伤性截瘫（L1~2 压缩性骨折，脊髓损伤）。

辨证：骨断筋伤，督脉受损，瘀血凝聚，经筋失养。

治法：强筋壮骨，疏调督脉，行气活血，濡养经筋。

治疗经过：热针九宫穴、中宫 T12~L2，轮换取穴，坎、离宫用热针（GZH 型热针仪）；配取秩边、殷门、承山、跟平（足跟部小腿三头肌腱上，内外踝连线之中点），环跳、阳陵泉、绝骨、太冲、髀关、伏兔、足三里、三阴交、涌泉，深刺或透刺法，加用电针。

主穴华佗夹脊（T11~L3），循经配穴，氢溴酸加兰他敏 1mg、

维生素 B_1 100mg、维生素 B_{12} 0.25mg、2% 普鲁卡因 2mL，混合后穴位注射，每次 2~3 穴，每穴 0.5mL。隔日 1 次，15 次为 1 个疗程。

第 1 疗程期间，针刺和电针下肢时，患者下肢屈曲或痉挛，并有时尿失禁。1 个疗程后，患者左下肢肌力 II 级，右下肢肌力 III ~ IV 级，可在他人搀扶下站立。第 2 疗程后，患者大小便已可控制，下肢针刺时的挛缩症状明显减轻。治疗 4 个疗程后，患者可扶杖慢行。1 年后随访，患者扶杖跛行，生活基本能自理。

按语：《难经·二十八难》曰"督脉者，起于下极之俞，并于脊里，上至风府，入属于脑"。督脉总督一身之阳气，为阳经经气之海。骨断筋伤，血离脉络，瘀血凝聚，压迫脊髓，督脉传导失常，故经络功能丧失。以热针九宫穴疏调督脉，振奋阳气；配取足三阳经穴行气活血，濡养经筋；辅以华佗夹脊穴注射，加强修复督脉的功能。

例 2 赵某，男，50 岁，干部，1986 年 3 月 14 日初诊。

主诉：四肢肌肉萎缩，手指精细动作障碍 1 年。患者于 1980 年 8 月出差途中翻车致颈项部受伤，某军医院摄片示：第二颈椎半脱位。当时患者感双下肢酸软无力，右侧肢体麻木。经牵引及石膏固定等治疗后，颈椎基本复位，肢体症状消失，1983 年 4 月行胃次全切除术，术后恢复良好。1984 年初，患者渐感双上肢乏力，手指不能做精细动作，四肢肌肉逐渐萎缩，尤以双上肢明显，经上海某专科医院诊断为脊髓损伤后遗症、颈椎病。

检查：三角肌、肱二头肌、肱桡肌、掌长肌明显萎缩，大、小鱼际、蚓状肌和骨间肌萎缩，肌张力减退，肌力 III ~ IV 级，十指呈爪形内弯曲，肱二头肌反射、肱三头肌反射、桡反射消失；双下肢酸软伴肌萎缩，膝腱反射亢进，肌力 IV 级。脉细涩，舌淡红，苔薄白。

辨证：督脉损伤，脉络瘀阻，气血亏虚，经筋失养。

治法：通调督脉，疏经活络，补益气血，濡养经筋。

治疗经过：主穴取夹颈（在第二颈椎至第六颈椎棘突下椎间隙旁开0.5寸）、华佗夹脊；配穴取肩髃、曲池、合谷；肩髎、清冷渊、支沟、八邪、四渎、阳池、三间、后溪、伏兔、足三里、阳陵泉、绝骨。主穴针尖偏向脊椎方向斜刺，进针1~2寸，针感以局部酸胀并循经感传为佳。配穴一般直刺。获得针感后，给患者以低流量吸氧，在吸氧同时，根据不同穴位，分别施以青龙摆尾、白虎摇头、苍龟探穴、赤凤迎源行气手法。留针期间加用电针。隔日1次，15次为1个疗程，疗程之间休息10天。

治疗6个疗程后，患者双下肢肌肉萎缩和神经功能基本恢复；双上肢肌张力增进，肌力Ⅴ级，部分萎缩肌群有所恢复，能从事日常工作，手指精细动作仍欠灵活。

按语：《素问·骨空论》云"督脉者……与太阳起于目内眦，上额交颠上，入络脑，还别出下项，循肩髆内，夹脊抵腰中，入循膂，络肾"。手足三阳经均与督脉交会，督脉损伤，经络阻塞，气血亏虚，经筋失荣，故四肢肌肉萎缩，上肢功能障碍。取夹颈、华佗夹脊，通调督脉；配三阳经腧穴，疏经活络。患者病程日久，经气匮乏，故给患者吸氧，以助经气；兼施行气手法，以加强补益气血、濡养经筋之功效。

例3 黄某，女，36岁，干部，1990年3月28日初诊。

主诉：四肢痉挛性瘫痪伴肌萎缩4年。患者1986年2月劳累后受凉，项背部疼痛，头项不能转侧回顾，请人做按摩时，因突然猛力旋转头颈，当即出现"脊髓休克"，四肢瘫痪。急送某医院抢救。X线片示：C5~C7错位。经牵引、药物治疗及功能锻炼4年，患者大小便能自控，右上肢能持轻物，在人搀扶下，可慢步跛行。

检查：四肢痉挛性瘫痪，肌肉萎缩。第七胸椎平面以下浅感觉异常：左侧躯体痛觉、温觉消失，左侧肢体区域性感觉障碍，肌张力增高，手指不能自主屈伸；右侧肢体触觉敏感，针刺时有痒麻感。膝腱反射亢进，踝阵挛。言语謇涩，说话时面肌紧张，左胸锁乳突肌痉挛，左口眼联动征。1990年3月28日颈椎正侧位X线片示：颈椎生理曲度后凸，C3~C5椎体间隙变窄，椎体前后缘骨质增生，颈椎轻度左侧弯，并韧带条状钙化。脉细弦，舌淡红夹青，苔薄白。

诊断：颈椎脊髓损伤（高位截瘫）。

辨证：督脉损伤，经气瘀滞，荣卫亏虚，经筋失养。

治法：疏调督脉，行气活血，调和荣卫，濡养经筋。

治疗经过：主穴取夹颈、华佗夹脊。配穴取曲池、支沟、合谷、后溪、髀关、伏兔、足三里、三阴交、阳陵泉、绝骨、太冲、足临泣。获得针感后，行捻转提插补法，留针30分钟；同时予患者低流量吸氧。留针期间，应用"运气法"行针2次。起针后，辅以复方当归注射液与维生素B_{12}注射液穴位注射。穴位注射常用穴位：风池、天柱、定喘、大杼、肺俞、心俞、膈俞、肝俞、脾俞、肾俞等。每次2~3穴，每穴0.5mL。每日治疗1次，15次为1个疗程。疗程之间休息5~7天。

治疗2个疗程后，患者躯体浅感觉基本恢复，手指能自主屈伸，右侧肢体活动功能明显改善，能自己拿匙吃饭。治疗4个疗程后，患者四肢针感接近正常，肌萎缩有所恢复，能跛行上下楼梯，可单独在平地步行1公里，生活基本自理。患者仍说话缓慢，四肢关节及指、趾活动欠灵活，行走呈摇摆步态。

按语：督脉入脑络肾，总督诸阳经，外联四肢肌肤，内络脏腑器官，督率阳气和统摄真元。暴力损伤督脉，经络闭阻，经气瘀滞，病延日久，荣卫亏虚。《素问·逆调论》说："荣气虚则不仁，卫气虚则不用，荣卫俱虚则不仁且不用。"经脉损伤离断恢复较难，故采用针刺、吸氧、经气疗法、穴位注射等综合治疗，尚需配合功能锻炼，可望逐渐恢复健康。

1992 年发表于《云南中医学院学报》

深针透穴法治疗原发性三叉神经痛的疗效观察

近 10 年来，我们采用循经取穴配合面部腧穴深针透穴法治疗原发性三叉神经痛 65 例，取得较好疗效，现小结如下。

一、临床资料

65 例患者，均确诊为原发性三叉神经痛，多数是经药物等治疗无效的患者。男性 28 例，女性 37 例。年龄最小者 18 岁，最大者 73 岁，40~60 岁者 46 例（70.77%）为最高发病年龄段。病程最短者 1 个月，最长者 14 年。疼痛部位：左侧 26 例，右侧 37 例，双侧 2 例。受累神经支：一支 2 例，二支 23 例，三支 15 例；一、二支 6 例，二、三支 18 例，一、二、三支 1 例。

二、治疗方法

（一）针刺取穴

1. 面穴齐刺法　下关穴直刺，进针深度 1.2~1.5 寸，针感以触电样感传至舌或下颌处为佳；太阳穴向斜刺或平刺，进针 1.2~1.5 寸；颊车穴向下关穴平刺或斜刺 1.2~1.5 寸。

2. 颧髎深刺法　选用 29 号或 28 号 3 寸毫针，进针角度以颧骨尖的切面呈 80 度刺入，针尖朝风府方向，进针 2.5~2.8 寸左右，针尖可触及三叉神经第二支主干上颌神经。针感以患者可耐受的电击样麻胀感为度。

3. 配穴透刺法　①阳白透鱼腰：左手拇指压在上眼眶与眼球之间，以确定穴位和保护眼球，从阳白穴进针向下透刺 1 寸，使针尖抵达眉中眶上裂的鱼腰穴，左手拇指按压针尖，使针体紧贴眶上缘，右手持针捻转 36 次（部分患者会诱发疼痛发作，不必中断治疗），针感以局部麻胀或发热为佳。②禾髎透颧髎：沿骨面透刺 1.5~2 寸。③承浆透大迎：沿骨面透刺 1.5~2 寸。

（二）辨证配穴

虚火偏盛者，泻对侧合谷，补同侧复溜；实火旺盛者，泻对侧合谷，泻同侧太冲；肝阳偏亢者，泻同侧曲池、行间；心肺气虚者，补同侧内关、足三里。

（三）电针刺激

选用 G6805 Ⅱ型电针机或 GZH 型热针电针综合治疗仪，采用连续波，频率 80~120 次/分，电流强度以面肌抽动、患者感觉舒适为度。留针 30~40 分钟。一般隔日治疗 1 次，10 次为 1 个疗程。特殊者依病情而定。

（四）穴位注射

部分患者配合穴位注射。选穴：太阳、下关、颊车、颧髎。用醋酸泼尼松龙混悬液 1mL 与 2% 普鲁卡因 2mL 混合后穴位注射，每次 1~2 穴，每穴 0.5~1mL。

三、疗效观察

（一）治疗结果

临床治愈：针治后疼痛消失，3 个月内无复发，无神经系统并发症者，43 例（66.15%）。好转：疼痛减轻或发作次数减少者，18 例

（27.69%）；无效：针治 5 次以上，症状无减轻或加重者，4 例
（6.16%）。

（二）疗效分析

30 例药物治疗患者为对照组。选用药物：卡马西平、苯妥英钠、
地西泮、罗通定等；或服用中药汤剂，治疗 10 天以上。两组近期疗
效对比结果如表 7-9。

表 7-9　疗效对比结果［例（%）］

组别	例数	临床治愈	好转	无效
针刺组	65	43（66.15）	18（27.69）	4（6.16）
药物组	30	8（26.67）	12（40.00）	10（33.33）

针刺组临床治愈率为 66.15%，药物组为 26.67%，经统计学处
理，$x^2=14.38$，$P<0.01$，有非常显著性差异。针刺组总有效率为
66.5%，药物组为 26.67%，经统计学处理 $x^2=10$，$P<0.01$，有非常
显著性差异，说明针刺组临床疗效优于药物组。

四、典型病例

张某，女，54 岁，干部，1996 年 3 月 25 日初诊。

主诉：右面颊疼痛 3 年，复发 5 天。患者于 1992 年冬季突发右
面颊疼痛，先后拔牙 4 颗，仍剧痛不已，后经服药等多方治疗，经
半年后疼痛渐消，近一周因工作紧张繁忙诱发右面颊阵发性剧痛，
每日发作 10 余次，每次持续 10 秒左右，洗脸、刷牙均诱发疼痛，鼻
旁、唇旁有触发点。舌红有瘀斑、苔黄、脉细弦滑。

辨证：肝肾不足，胃火上炎，热扰经络，经枢不利，气血瘀滞，
脉络闭阻。

中医诊断：齿槽风。

西医诊断：三叉神经痛（第二支痛）。

治法：滋阴降火，活血通络。

针刺：主穴取下关、太阳、颊车、颧髎；配穴取禾髎透颧髎、合谷、复溜、太冲。

第一次治疗后，患者疼痛加重，发作次数增多。间隔 3 天后，继续针治。治疗 4 次后，患者疼痛减轻，发作次数减少。治疗 10 次后，患者疼痛全止。随访 1 年未复发。

五、讨论与体会

1. 根据三叉神经痛的发病部位和发作特点，近似于中医学的"面痛""齿槽风""面游风"等病证，其病顽固难愈。按其"经脉所过，主治所及"和"以痛为腧"的取穴原则，我们筛选出下关、太阳、颊车、颧髎为施治主穴。《灵枢·官针》曰："齐刺者，直入一，傍入二，以治寒气小深者。"故取下关、太阳、颊车面穴齐刺，深针直达骨面，沿骨膜透穴；颧髎深刺，力求出现"触电样"针感，才能获得较佳的止痛效果。

2. 部分患者在第一次针刺后，症状反而加重，发作次数增加，甚至出现持续性疼痛。一般情况下，无须停止治疗，可采取：①适当减少面部腧穴，增加循经取穴；②在患者可耐受的前提下，加大电针强度，增加留针时间；③选取扳机点上的穴位，小剂量普鲁卡因加泼尼松龙穴位注射。约经 3 至 5 次治疗后，疼痛可逐渐缓解，继续治疗多能获得痛止病愈的效果。

1999 年发表于《国际针灸临床杂志》

针灸防治面瘫后遗症的探讨

茎乳孔内急性非化脓性面神经炎，或其他原因引起的面神经麻痹，又称面瘫。针灸治疗面瘫，源远流长，近代有所发展并派生出一些新的疗法，临床报道疗效亦较好；但也有一部分面瘫患者，不能完全恢复，留下不同程度的后遗症。本文就针灸治疗面瘫无效病例的原因及防治面瘫后遗症的方法做一初步分析与探讨。

一、无效病例的原因分析

1. 病程较长　通过对 680 例面瘫患者的病程与疗效关系分析，提示病程愈短，痊愈的希望愈大；病程愈长，则完全恢复的可能性愈小。将无效病例与痊愈病例的病程进行对照，用"大数定律"进行计算后，痊愈率随着病程的增长单调下降；而无效率随着病程的增长单调上升。说明了发病后就诊时间愈早，痊愈率愈高，无效病例多与病程较长，或早期治疗不当，贻误了治疗时机有关。

2. 病情较重　根据发病程度、面肌静止时的张力及主动运动情况分为重型、中型、轻型三类。通过临床分析表明（表略）病情愈重，痊愈的可能性愈小；病情愈轻，痊愈的可能性愈大。病情的轻重，与病变损害部位有密切联系；损害在膝状神经节和以上部位，临床体征明显，多属重型。损害在镫骨肌或鼓索部位，多属中型。病变在茎乳孔以下，较为单纯的面神经炎，多属轻型。我们认为面神经麻痹起病的轻重，标志着面神经变性的程度。在发病时，面神经呈水肿状态，髓鞘或轴突已有不同程度的变性，在茎乳孔和鼓索部位的神经最为显著，部分患者乳突部和面神经管的骨细胞也有变性。面神经变性愈严重,临床体征愈明显,痊愈的可能性也就愈小。亨特面瘫主要损害在膝状神经节处,大多数患者在罹患早期已出现茎乳孔和面神经管内神经髓鞘或神经纤维变性,故亨特面瘫病情较重,疗效较差。

3. 治疗不当 部分无效病例可能是病变早期面部刺激过于频繁所致,因为这会使病变的面神经细胞疲劳,从而降低了神经的兴奋性,使病情处于相对静止状态;同时频繁的刺激(包括红外线、热敷、按摩等),使局部组织呈持续充血状态,这在某种程度上加重了炎变神经的水肿,因而不利于疾病的恢复。此外,部分无效病例还可能与使用电针、电按摩等过重刺激有关,其机制可能是:正常生理状态,神经膜呈半渗透性,神经膜的表面带阳离子,膜的里面带阴离子。当接受刺激时,神经膜的渗透性增加,同时有脱极现象。病变的面神经,在过重的电刺激或过强的震颤下,导致神经膜渗透性改变,而使阴阳离子重新排列组合,促使面神经完全变性。这样就使面神经麻痹临床体征不能得以完全恢复,并可能是出现患侧的口眼联动、挛缩、痉挛等后遗症的重要因素。另有部分无效病例,可能与应用激素不当有关。临床资料表明,凡用过大剂量激素的病例,面瘫体征恢复缓慢。这可能是激素对茎乳孔内的组织水肿有加重作用,增加了面神经的受压程度,使面瘫体征难以恢复。

4. 神经受损 有少数无效病例是由于病理性的神经受损,如严重的耳部疱疹,病毒侵犯膝状神经节,损伤神经纤维,导致面神经变性,使面瘫体征难以逆转。有的病例是由于外耳道骨瘤、中耳胆脂瘤、听神经鞘膜瘤等压迫面神经而致面神经麻痹;或由于中耳肿瘤切除术、乳突根治术等手术所致的面神经损伤。这类原因引起的面神经受损的患者,绝大多数面瘫体征是难以完全恢复的。

5. 患者禀赋 患者体质特差;或夙患糖尿病、心脑血管疾病多年，又罹患面瘫，多属难治，疗效较差。患者的精神与疾病向愈也有一定关系，在无效病例中，有的是在罹病后表现极度忧虑，甚至失眠、饮食骤减、经常哭泣等；有的求愈心切，私自寻方多种治疗，配合治疗较差；有的属神经敏感类型，轻微刺激亦难以忍受，无法配合治疗。为此，我们认为应重视调动患者的主观能动性，在神经功能有所恢复后，要加强单个面肌随意动作的练习。同时，恰当地解释病情，必要的语言安慰，求得患者的密切配合，亦属必要。

综上所述，我们认为针灸治疗无效的病例，多是由于病程长、病情重、发病早期治疗方法或药物应用不当所致；神经受损的患者，难以完全恢复；患者的体质禀赋及精神因素与临床疗效亦有密切联系。

二、后遗症的原因及防治

1. 从随访结果分析，后遗症的出现，可能与早期治疗方法和治疗时机的选择不当有关。采用电针、红外线、电按摩及面部频繁的理化刺激的患者，后遗症较多见。面神经损伤的患者，大都有不同程度的后遗症，用过大量激素治疗未愈的患者，易出现后遗症。单纯依靠病变自愈，贻误了治疗时机，难免发生后遗症。但有的后遗症原因待考，如 12 例患侧单眼视力明显下降的患者，经过专科会诊检查：1 例系角膜溃疡，4 例诊断为视神经炎，1 例为脉络膜视网膜炎，2 例为老年性白内障，2 例为屈光不正，2 例诊断不明。除早期应予保护暴露的角膜免受损害或感染外，本病是否会导致部分患者的眼睛病变，还有待进一步观察。

2. 下列体征可视为出现后遗症的早期症状　①与健侧比较，患侧的眼缝缩小。②患侧鼻唇沟加深。③在紧闭患侧眼皮时，口角一致向上、向外牵引。④在天气寒冷和晨起时，患侧面部笨拙、收缩或有抽搐感。这时要避免面部电刺激（包括电诊断），减少面部刺激或更换治疗方法。

3. 防治面瘫后遗症的探讨　①早期诊断，及时治疗：在面瘫发病期，宜双侧取穴，面部取穴要少而精，刺激宜轻不宜重，避免频繁的热敷和按摩，这有利于减轻面神经变性，预防产生后遗症。确诊为亨特面瘫，应及早配合抗病毒药物治疗，减轻面神经受损程度；如属面神经损伤的面瘫，可配合应用修复神经的药物，以防止或减轻后遗症。②双侧取穴，注重手法：面神经麻痹虽多表现为单侧为病，但它是一种多发性神经性疾病，在病变过程中，有可能对双侧面神经都有不同程度的损害，因此，在发病早期采用双侧取穴，患侧补法、健侧平补平泻手法，较有利于面瘫的恢复。在治疗过程中，根据病情，酌情选用颊内（位于口腔内颊黏膜上，相当第一臼齿平齐处），地关（地仓、下关穴连线下 1/3 处，向下关透刺，）上、下睛明，鼻丘（鼻腔内、鼻中甲前端），以及舌针肺穴、聚泉、脾穴、胃穴、肝穴、胆穴等验穴、奇穴，可加速面肌功能的恢复。③刺激适度，慎用激素：尽量不采用电针、电按摩及过重、过频的刺激。慎用或不用激素类药物治疗，可能有利于防止或减少后遗症的发生。

2002 年发表于《中国针灸》

第八章

管氏针灸学习感悟

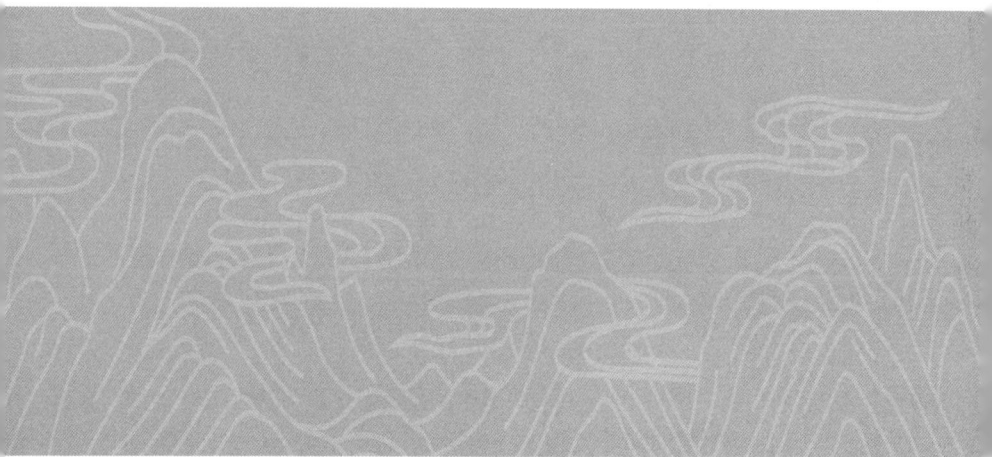

"益脑十六穴"治疗慢性脑供血不足 临床经验探析

管遵惠教授擅长针灸或针药并用治疗各种心脑病、脊柱病及各科疑难杂病，在治疗脑病方面形成了独具特色的治疗学术思想。

慢性脑供血不足属于中医"眩晕""头痛"的范畴，《灵枢·海论》曰："髓海不足，则脑转耳鸣，胫酸眩冒，目无所见，懈怠安卧。"本病多由年老体虚或平素气血亏虚或劳逸过度等，气血不能正常运行，瘀滞于经脉脑络，使清窍闭阻，清阳不升所引起。管遵惠教授认为慢性脑供血不足是"脑为髓海"功能失调的表现。在此基础上，管遵惠教授提出了"益脑十六穴"的治疗方法治疗慢性脑供血不足，临床取得了显著效果。

笔者有幸随先生侍诊，聆听教诲，受益匪浅，现将管遵惠教授应用"益脑十六穴"治疗慢性脑供血不足的经验总结如下。

一、理论上衷中参西，融合汇通

（一）重辨内外因，针对病因施治

管遵惠教授在中医整体观的理论基础上，结合临床实践，认为本病的发生为中年过后脏腑虚衰，精气不足，髓海空虚，人体经气不足，气血不能上荣，脑失所养所致。慢性脑供血不足表现为头晕、头昏重、心悸等，以头晕为突出表现。《景岳全书·眩晕》指出："眩晕一证，虚者居其八九，而兼火、兼痰者不过十中一二耳。"强调了"无虚不作眩"，所以管遵惠教授强调治宜益气活血通络。"阳气者，精则养神。"清阳不升则神失所养，浊阴不降则神明被扰，病损元神。

（二）取穴源于经络理论及腧穴的治疗作用

头为"诸阳之会""清阳之府""脑为髓海"，凡五脏精华之血、六腑清阳之气，皆上注于头，十二经脉和奇经八脉中直接循行到头部者有 8 条经脉，十二经别的脉气均上达头面部，十二经筋有 6 条分布于头部（足太阳、足少阴、足少阳、手太阳、手少阳、手阳明），六阴经中则有手少阴与足厥阴经直接循行于头面部，其余阴经的经别合入相表里的阳经之后均到达头面部，管遵惠教授认为人体的经气通过经脉、经别等联系集中于头面部，说明头面部是经气汇集的重要部位，为头部腧穴治疗全身疾病提供了依据。管氏"益脑十六穴"均分布在督脉、足太阳、足少阳等多条经脉上，具有广泛性的、多重综合调理功能。"经脉所过，主治所及"，具有疏经活络之功。

（三）结合现代医学大脑皮层定位系统分布取穴

《素问·脉要精微论》指出："头者，精明之府。"《灵枢·大惑论》认为："五脏六腑之精气……上属于脑。"说明头与人体各脏腑器官的功能有着密切的关系，是调整全身气血的重要部位。所以针刺头部刺激区，可以疏通气血，调理阴阳，治疗全身经络脏腑病变。头是人体的神经中枢所在，针刺大脑皮层功能定位在头部的投影区，可直接对相应的大脑皮层起调节作用而达到治疗目的。人的头部为十四经循行交会、汇聚之处，刺激头部穴区，可以调节脏腑经络气血，平衡阴阳以达到防病治病的目的。现代医学认为慢性脑供血不足多由椎-基底动脉、颅内主要动脉的狭窄及血管痉挛、血压改变致血流动力学异常引起。管氏"益脑十六穴"正是依据传统的脏腑经络理论，以及大脑皮层的功能定位在头皮的投影，选取相应的穴位，通过针刺脑部经络，疏通全身经脉气血，使人体功能改善，从而达到治疗疾病的目的。通过针刺头部穴位可以改善椎-基底动脉供血，调整交感神经功能，缓解血管痉挛，降低血管紧张度和阻塞程度，改善脑部循环，缓解肌肉痉挛。

二、益脑补髓，取穴简明扼要

管遵惠教授经过多年治疗慢性脑供血不足的经历，总结出以头部穴位为主的"益脑十六穴"，其组成为囟门前三针、枕骨后三针、头颞左三针、头颞右三针、颠顶四神针。囟门前三针在前发际上1寸，水平旁开1.5寸，计三穴，向下平刺0.5~0.8寸。枕骨后三针在后发际上2寸，脑户穴下0.5寸，水平旁开1.5寸，计三穴，向下平刺0.5~0.8寸。头颞左三针为头左侧，角孙上2寸，水平旁开1.5寸，计三穴，向下平刺0.5~0.8寸。头颞右三针在头右侧，角孙上2寸，水平旁开1.5寸，计三穴，向下平刺0.5~0.8寸。颠顶四神针为百会前后左右各1.5寸，计四穴，向百会方向平刺0.5~0.8寸。见图8-1、8-2、8-3、8-4。

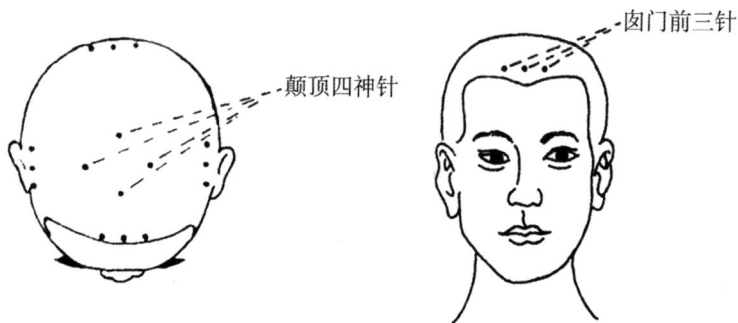

图 8-1　颠顶四神针、囟门前三针示意图

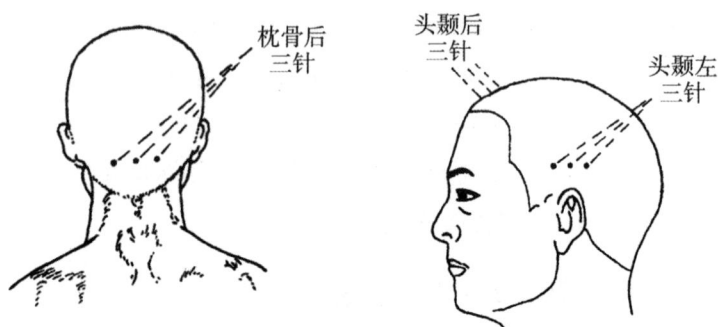

图 8-2　枕骨后三针、头颞左三针、头颞右三针示意图

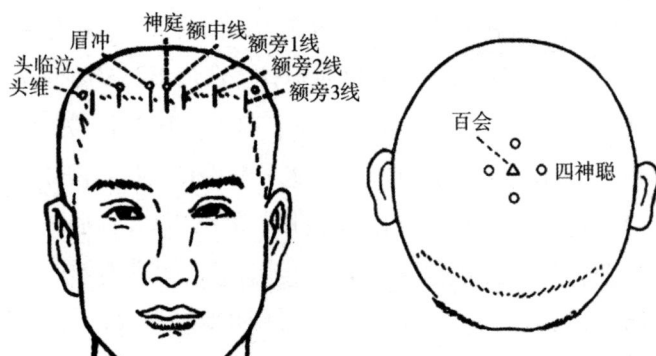

图 8-3　头部穴位示意图

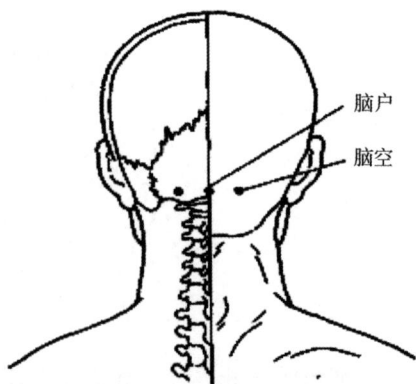

图 8-4　枕部穴位示意图

管遵惠教授对针灸处方注重组方配穴，认为如中药配伍有君臣佐使一样，配穴也应有严谨合理的组穴原则。管遵惠教授经过多年临床经验形成特定的集合穴，集，即集中；合，即联合。"集合穴"是指对某些病证或特定部位的疾病有特殊疗效的穴位组合，而这些穴位多是主治作用近似而穴性各异的邻近腧穴。集合穴相互配合，相辅相成，即可以扩大治疗范围，又能增强临床疗效，不仅丰富了腧穴学的内容，也为针灸医生临床配穴选穴提供了一种简便有效的实用方法。

三、针刺擅调神气，重意守感传法

管遵惠教授很注重古人提出的"气至而有效""气至病所"的观点，认为"治神"有两方面的含义，其一是指医者聚精会神，即医者要郑重其事，慎守针下之气而勿失，凡刺之时，针者必须集中精神于针灸；其二是指患者静心意守病所。此二者密切配合，就可出现经气随意念循经直达病所，即"神行则气行"，也就是意守感传之法。

（一）随症配穴，共奏神效

管遵惠教授在治疗慢性脑供血不足过程中，不仅重用"益脑十六穴"，而且非常注重配穴。管遵惠教授常根据不同的主症及伴随症状选取配穴，如头晕伴颈项肩背不适者，针刺风池、天柱、颈椎夹脊穴、肩井；头晕伴恶心欲呕者，加用内关、中脘；头晕伴腰膝酸软、耳鸣者，加肾俞、太溪以补益肝肾、濡养髓窍。

（二）无痛进针，同步行针，直达病所

管遵惠教授为了消除患者对针刺的畏惧心理，采用无痛进针法，即右手拇指、食指呈屈曲状持针，露出针尖3~5分，中指伸直，按压在穴位的旁边（起押手作用），进针时拇指和食指由屈曲变为伸直，中指向下用力，由伸直变为屈曲，在这一瞬间即可迅速刺入穴位。在头皮上采用这种进针方式痛苦小、得气速、针感强。所谓同步行针，就是左右两手持针同时捻转行针。捻转补泻主要用在头皮针的操作上，头皮针进针时与头皮呈 15°夹角，快速行针至皮下，然后顺帽状腱膜下进针 20~25mm，快速捻转 1 分钟，捻转频率约 200 次/分，捻转幅度约 180°。

四、典型病例

患者，女，62 岁，退休，于 2016 年 8 月 16 日初诊。

主诉：反复头晕 5 年余，加重 1 周。

刻下症：头晕，头昏重，神疲乏力，时感心悸，纳可，寐欠佳，二便调。

查体：血压 130/82mmHg，脉搏 72 次/分，呼吸 20 次/分，神志清楚，心肺（-），腹软，肝脾未触及，神经系统检查未引出病理征。舌质淡，苔薄白，脉沉细。经颅多普勒超声（TCD）检查提示：脑动脉硬化伴双侧脑供血不足。心电图检查提示：窦性心律，正常心电图。头颅 MRI 检查提示：头颅未见异常。

西医诊断：慢性脑供血不足。

中医诊断：眩晕（心脾两虚）。

治疗：分别取囟门前三针、枕骨后三针、头颞左三针、头颞右三针、颠顶四神针。患者取坐位，上述穴位常规消毒后用 0.25mm×25mm 毫针，与头皮呈约 15°夹角，快速推至皮下，然后顺帽状腱膜下进针 20~25mm，快速捻转 1 分钟，捻转幅度前后各约 180°，捻转频率约 200 次/分。每周治疗 5 次，10 次为 1 个疗程。

治疗 1 个疗程后，患者头晕、头昏重的症状明显好转。治疗 2 个疗程后，患者头晕、头昏重、神疲乏力等症状消除，复查 TCD 提示脑供血正常。随访 1 年，患者未再复发。

五、小结

慢性脑供血不足并非局限性的大脑缺血，而是指大脑普遍的血流供应不足的一种状态。现代医学认为诸多原因引起的脑循环障碍均可导致慢性脑供血不足的发生，长时间的慢性脑供血不足容易引起脑细胞发生慢性缺血改变，出现皮质萎缩、皮质和海马神经元变性等各种病理损伤。研究表明，慢性脑供血不足具有症状隐匿、病情反复、病程长等特点，严重影响患者正常生活。若治疗不及时，可能引起痴呆和缺血性中风，因此逐渐受到人们的重视。目前临床多以口服药物治疗为主，且需长期服用，其毒副作用对肝肾及胃肠功能的影响不容忽视。管遵惠教授多年来潜心研究，形成了从理论到实践一整套特色鲜明的聚合穴，即"益脑十六穴"。枕骨后三针位于小脑外部，小脑和脑干组织相连，血供相通，针刺可以直接改善小脑和脑干的血液供应，进而改善小脑和脑干的功能。颠顶四神针以百会穴为中心，百会穴为督脉穴，是人体诸阳之总汇，其主干行于脊里，向上行至项后风府穴进入脑内，上循颠顶，故督脉与脑、脊髓等关系密切，是临床治疗脑病的首选穴位。研究显示，对慢性脑供血不足患者给予针刺百会等穴位，可有效改善局部血液循环状态，可以补脑益髓，升举清阳，安神止眩。针刺颠顶四神针后可以扩张脑部血管，改善脑部血管的弹性，使脑部血管紧张度降低，脑部血液循环得到改善，脑组织供血增加。"头颞左、右三针"为手足少阳经分布区域，《素问·阴阳离合论》曰："少阳为枢。"少阳居于半表半里之间，转枢内外，为人身阴阳气机升降出入开阖的枢纽。管遵惠教授认为胆主脏腑气机启动运转，三焦主道路通畅，枢运机转，枢机得利，则病证自除。"头颞左、右三针"系大脑中央前回、中央后回在头皮的投影区，亦是听觉中枢在头皮的投影区，针刺可以改善该皮层区血流量，改善大脑皮层的微循环，从而缓解眩晕诸症。囟门前三针位于头部的额叶区，能改善额叶功能，从而起到镇惊安神的功效，加之位于督脉上，具有通调督脉、行气活血、补益脑髓之功。五者并用，重点在治脑，通过捻转手法的运用提高了针感的效应，进而增加头针的治疗效果。脑为"元神之府"，头是"诸阳之会"，《灵枢·邪气脏腑病形》曰："十二经脉，三百六十五络，其血气皆上走于面而走空窍。"故取头部穴位治疗可调节脏腑之虚实，通调十二经气血。已有研究证明，刺激头部穴位可反射性地扩张血管，增加大脑皮层的血流量，促进病灶周围脑细胞营养和侧支循环的建立，改善脑部供血供氧状态，促进皮质功能的恢复。

通过"益脑十六穴"治疗，可以改善慢性脑供血不足患者大脑皮层血流循环，使血流量发生变化，从而明显减轻其眩晕、头昏重的症状，改善其伴随症状。患者接受程度高，且不良反应少，简便易行，值得推广。

管氏针灸经络辨证学术特点简析

中医学之精髓在于辨证论治，中医辨证方法临床运用上各有侧重，但针灸临床却多以经络辨证为基础。管遵惠教授强调经络辨证是基础，脏腑辨证是核心，八纲辨证是纲纪。《灵枢·经别》曰："夫十二经脉者，人之所以生，病之所以成，人之所以治，病之所以起，学之所始，工之所止也。""经脉者，所以能决死生，处百病，调虚实，不可不通。"可见，经络辨证在针灸临床中具有重要的指导意义，是诊治疾病的基本法则，是传统针灸辨证取穴的特色。

管遵惠教授在临床中，将经络辨证与患者具体临床症状结合分析，兼顾奇经辨证及皮部、经筋等有关理论，并与脏腑辨证、八纲辨证等紧密结合，灵活运用，临床疗效显著。

笔者有幸随先生侍诊，聆听教诲，深得教益，亦颇奏效。现将管遵惠教授经络辨证学术经验举隅如下。

一、以经络辨证为纲

《灵枢·本输》言："凡刺之道，必通十二经络之所终始。"管遵惠教授强调，熟悉各条经脉的循行路线、生理功能及其"是动所生病"等，是掌握经络辨证的基本功。

（一）本经自病，调其本经

"经脉所过，主治所及"，这是循经辨证施治的基本原则。如膀胱足太阳之脉"还出别下项，循肩髆内，挟脊抵腰中，入循膂"，故临床中取足太阳膀胱经经穴昆仑治疗项痛、腰骶疼痛，以舒筋活络；小肠手太阳之脉"上循臑外后廉，出肩解，绕肩胛，交肩上"，颈项肩背疼痛甚者则取手太阳小肠经郄穴养老。不虚不实之症应调其本经，取其本经的穴位，因不虚不实之证属本经自病，而虚实之证属他经传变之证。《灵枢·终始》曰："阴阳不相移，虚实不相倾，取之其经。"

【验案举例】患者，女，35岁，因"牙痛3天"于2017年8月16日初诊。

患者3天前出现牙齿作痛，牙龈红热肿胀，口渴，口臭，大便秘结，脉洪数，舌苔黄。

《灵枢·经脉》言：手阳明大肠经"从缺盆上颈，贯颊，入下齿中，还出夹口，交人中，左之右，右之左，上夹鼻孔"，足阳明胃经"入上齿中，还出夹口，环唇，下交承浆，却循颐后下廉，出大迎，循颊车，上耳前，过客主人，循发际，至额颅"。患者由于过食辛辣厚味，胃肠郁热，湿热蕴蒸，循经上攻牙龈，故牙龈红肿胀痛；阳明热盛，伤津劫液，故脉洪数，苔黄，口渴，口臭，便秘。

治以清热泻火、通络止痛之法。取双侧合谷，持续用捻转泻法1分钟，下关、颊车、内庭均用泻法。针后患者牙痛立止。2天后继续针刺1次后，患者牙痛消失，牙龈红肿消退，大便通畅。

按语：本案为牙痛，辨证属胃火炽盛，循经上扰，病位在手阳明、足阳明经，故用合谷泻气清热，内庭清降胃火，下关、颊车活血通络，循穴疏调阳明经气，泄气血之壅滞。气有余便是火，泻气即泻火，热去火清，其痛自止。体现了管遵惠教授辨病与辨经相结合、整体辨证与局部经络辨证相结合的临床思辨特点。

（二）某经病证，表里经同治

十二经脉互为表里，手三阴经与手三阳经相表里，足三阴经与足三阳经相表里。阴经属脏络腑，阳经属腑络脏。表里经之间关系甚为密切，其联系途径，在体腔有属络关系；在四肢有脉气交接关系；加强体内深部联系者，有经别之"出、入、离、合"，加强外经脉气联系者，又有"别络"之沟通。所以，本经有病，表里经同治，是循经辨证施治的重要方法之一。如手少阴心经属心络小肠，手太阳小肠经属小肠络心，在经脉循行上相互联结，互为表里，手少阴之脉"抵掌后锐骨之端，入掌内后廉，循小指之内，出其端"，而手太阳小肠经"起于小指之端"。管遵惠教授指出，表里经之间关系密切，其联系途径在体内为相互络属，在四肢则为脉气交接，所以本经有病，可表里经同治。例如，口渴、目黄、小便不利，取少泽配少府；肘臂挛痛，取曲池配尺泽；胃气虚寒，取足三里配公孙；黄疸、胁痛，取阳陵泉配太冲等。

【验案举例】患者，女，47岁，因"胃脘疼痛，大便溏薄5天"于2017年7月23日初诊。

患者5天前因进食冷饮后感胃胀满、疼痛加重，腹泻，泛吐清水，喜按喜暖，得热痛减，神疲肢软，手足不温，舌苔薄白，脉细弱。

脾胃虚寒则运化迟缓，胃气阻滞，故胃脘疼痛；脾虚中寒，运化失司，故大便溏薄；水不得运化而上逆，故泛吐清水；寒得温而散，得热痛减；脾主四肢，脾阳不振则神疲肢软，手足不温；苔薄白，脉细弱，为脾胃虚寒之征象。

治以健脾和胃、温中散寒之法。取双侧脾俞、胃俞、中脘、章门、足三里、阴陵泉、三阴交、公孙。针刺补法，双侧足三里穴温针灸。

针灸3次后，患者诸症消失。

按语：本案为胃脘痛，证属脾胃虚寒，病位在足太阴、足阳明经。足阳明胃经"下膈，属胃，络脾"，脾胃在病理上密切联系。取脾俞与章门、胃俞与中脘，属俞募配穴法，以健脾和胃、温中散寒。足三里是胃经合穴，采用温针灸，有温阳益气之功效。阴陵泉是脾经合穴，《灵枢·邪气脏腑病形》曰："合治内腑。"《灵枢·顺气一日分为四时》说："病在胃及以饮食不节得病者，取之合。"三阴交为交会穴，公孙是脾经络穴，通任脉，有健脾和胃、益气养血的作用。

（三）本经有病，兼调子母经

根据病变部位和患者的临床症状，首先确定病变所属经脉，然后在调其本经病变的基础上，调其子母经。如阳明热结导致的乳痛，《灵枢·经脉》曰："胃足阳明之脉……其直者，从缺盆下乳内廉。"病在足阳明胃经，根据"虚则补其母，实则泻其子"的原则，泻胃经子穴厉兑及子经（肺经）子穴尺泽，足阳明胃经为多气多血之经，泻其井穴厉兑，点刺放血；尺泽为肺经的合穴，泻之有清气分的功效，内庭为足阳明胃经之荥穴，"荥主身热"，泻之能清阳明热结以通络。管遵惠教授在临床治疗中始终强调以临床症状为主，将经络、脏腑及其他辨证方法结合，互为补充，充分体现了管氏针灸经络辨证论治的完整性和灵活性。

【验案举例】患者，女，49 岁，因"眩晕、耳鸣月余，加重伴头痛 3 天"于 2017 年 10 月初诊。

患者现症见眩晕、耳鸣、头痛，以右颞侧为甚，头不自主振摇，肢体麻木，腰酸腿软，盗汗，咽干。脉弦细数，舌红少苔。血压 150/100mmHg。头颅 MRI 示双侧额叶皮层下、左侧基底节区小缺血性损害灶。

经络辨证：肝风上扰，故眩晕，头不自主震摇；肝藏血，肝阴不足，血不荣筋，故肢体麻木；肝阳上亢，故头痛；肾开窍于耳，肾阴不足，精气虚衰，不能上荣于耳，故耳鸣；腰为肾之府，肾藏精，主命门火，肾阴不足，肾气虚弱，故腰酸腿软；肝肾两虚，故咽干、盗汗；脉细数，舌红少苔，属肾阴虚之征。患者证属肝肾阴虚、肝阳上亢，病位在足厥阴经、足少阴经、督脉。

治法：平肝息风，滋水涵木，育阴潜阳。

主穴：双侧太冲、行间、风池、百会、少府，均采用泻法。双侧太溪、复溜、经渠、足三里，均采用补法。

配穴：双侧丰隆、曲池、合谷、阳陵泉、悬钟，平补平泻。

每次选取 5~7 对穴，留针 30 分钟，每日治疗 1 次。

治疗 5 次后，患者诸症俱除，血压基本稳定在 120/80mmHg。

按语：本案为高血压病，证属肝肾阴虚，肝阳上亢，病位在足厥阴经、足少阴经、督脉。《灵枢·经脉》曰："肝足厥阴之脉……属肝，络胆，上贯膈，布胁肋，循喉咙之后，上入颃颡，连目系，上出额，与督脉会于颠。""诸风掉眩，皆属于肝"，故取肝经原穴太冲。《难经·六十九难》曰："实者泻其子。"故泻足厥阴肝经子穴行间。肝经的子经是手少阴心经，心经的子穴是少府穴，故泻少府。百会为手足三阳经、督脉、足厥阴经交会穴，故泻百会平肝息风。取风池，表里经同治，定晕降压。《难经·六十九难》曰："虚者补其母。"故补母经足少阴肾经的原穴太溪和肾经的母穴复溜，滋水涵木。足少阴肾经的母经是手太阴肺经，肺经的母穴是经渠穴，故补经渠。见肝之病先实脾，补足阳明胃经合穴足三里，健脾胃，以抑制"木旺克土"，寓有平肝息风、育阴潜阳的作用。

二、以十二经病候为纬

《灵枢·经脉》所记载的十二经"是动所生"病候，是按十二经脉分经归纳的症候群，是经络学说的一个组成部分，也是经络辨证的重要依据。根据十二经脉病候辨证论治，是经络辨证针灸法临床应用的重要内容。

（一）证候的归纳

十二经脉在正常情况下起着运行气血、濡养人体组织器官等作用，而当人体受某致病因子的侵袭，机体的生理功能发生异常变化时，经络就会通过有关部位，反映出各种症状和体征。如神经根型颈椎病，其临床主要表现为下颈部疼痛，可放射至一侧肩部与上肢及上胸部，肩胛区疼痛明显，疼痛常沿上臂后侧放射至前臂尺侧等。这些证候，运用十二经脉病候辨别，则属于手太阳小肠经的病候。《灵枢·经脉》曰："小肠手太阳之脉……是动则病……肩似拔，臑似折……颈、颔、肩、臑、肘、臂外后廉痛。"这与神经根型颈椎病的临床症状大致相同，因此按手太阳小肠经病证论治。取穴可根据经脉循行及穴位特性，配取会穴、郄穴等，再根据病证的虚实采用相应治疗方法，或补或泻，或针或灸。

（二）症状的分析

例如腰痛这一症状，足太阳病和足厥阴病均可发生。足太阳膀胱经"是动则病……项如拔，脊痛，腰似折，髀不可以曲"，而足厥阴肝经则"是动则病，腰痛不可以俯仰"。运用两经病候理论对腰痛加以辨别，前者主要是膀胱经经气不通，气滞而痛，属于实证；后者则因为腰部筋肉失于所养，故拘急而活动受限，属于虚证。再如肺经和肾经同有喘证，肺经喘证是肺气不宣引起的实喘，主要症状为"膨膨喘满"；肾经喘证则是肾不纳气所致的虚喘，主要症状为咳逆气短。由此可见，根据十二经脉病候的不同，应当选取不同的穴位，采用不同的针刺手法。

三、善用奇经辨证，重视经筋皮部

（一）善用奇经辨证

奇经具有统率、联络和调节十二经脉中气血的作用。督脉为阳脉之海，冲脉为十二经脉之海、五脏六腑之海，带脉约束诸经气血，调节、畅通经气运行，阴阳跷脉、阴阳维脉主宰人体左右、表里的阴经和阳经等。管遵惠教授强调，十二经脉是经络的主体，奇经八脉则是十二经脉的主导者和统率者，在临床辨证施治中不仅要看到孤立的脏腑和经络病证，还应探寻其与性质相近或相关的脏腑和经络的病理联系。例如妇科疾病是冲、任、带脉气失调的结果，在病理上又与肝、脾、肾及胞宫等各脏腑密切相关，因此任、冲、带脉病是脏腑和经脉的综合病变。管遵惠教授指出，临证时应将奇经八脉和十二经脉联系起来，从而扩大穴位适应证，丰富针灸治病内涵，提高临床疗效。

（二）重视经筋皮部

管遵惠教授在切诊时常根据十二经筋、十二皮部的分布规律，循经诊察皮肤感觉的异常、颜色的深浅，扪及皮下形态变化，如红斑、结节、条索状物等，并将其作为经络辨证的参考依据，同时结合患者临床症状、体征，确定针灸取穴及针刺手法。

四、小结

管遵惠教授强调，临床运用经络辨证应掌握经络循行规律及"是动所生病"，还应结合其寒、热、虚、实的证候属性，辨别标本，以及经络、脏腑、气血、阴阳的偏盛、偏衰，综合运用中医辨证方法，更加全面、细致地认识和处理疾病，从而体现中医辨证论治的完整性和系统性。

管遵惠教授针刺手法学术特点浅析

管遵惠教授家学渊源，博采众长，继承发展了管氏针刺手法，形成了匠心独具的针灸学术流派。为深入研究、继承发展，笔者对管遵惠教授的针刺手法进行整理总结、分析探讨，初步领会其义，现整理总结如下。

一、管氏针刺手法之渊源

针刺手法的先河开创于《黄帝内经》。《灵枢》论述的疾徐、迎随、呼吸、开阖等四种针刺手法，奠定了针刺补泻手法的理论基础，成为后世各种针刺手法的基础。继《黄帝内经》之后的《难经》，强调左右手的配合，并以阴阳五行学说为指导，创立了配穴补泻方法。春秋战国至三国时期的名医高手，经过医疗实践，丰富了针刺手法，基本形成了针刺手法的理论体系。

自宋至清，是针灸学家辈出和针灸专著涌现的时期。在这一历史阶段，各针灸流派百家争鸣，在针灸学术上形成了百花齐放的繁荣局面，针灸手法获得了丰富和发展。金代何若愚、金元窦汉卿，较早地对针刺手法进行了系统的研究，堪称对针刺手法贡献较大的先驱医家。明代陈会的《神应经》、高武的《针灸聚英》、李梴的《医学入门》、杨继洲的《针灸大成》，是当时各具特色的针灸流派的主要代表。他们的学术观点，对后世针灸学术的发展，产生了积极而深远的影响。

管遵惠教授家学渊源，学验俱丰，对历代各家手法均有研究，并结合多年临床实际，在补泻手法操作方面主要吸取了《针灸大成》的手法特点，又融会了日本代田文志、长滨善夫等针灸学者的手法技巧，形成了从学术理论到临床操作的针灸学术体系和管氏针刺手法体系。

二、管氏针刺手法整体观

整体观是中医学的重要特点之一，管遵惠教授在 60 余年的针灸临床实践中博览历代诸家学理，从中探索，结合多年临床经验，制定了"辨证明，虚实清，别经脉，定腧穴，量深浅，审部位，视禀赋，合时令，参舌脉，查针具"一套针刺操作程序。即在针刺治疗过程中，首先要运用中医基础理论，对疾病进行四诊、八纲辨证，分清虚实情况，进一步分析归纳疾病所属经脉，再制订治疗原则，配穴处方，达到取穴正确，按照规定的"分寸"去测量，做到心中有数，随后审查患者的体表标志，同时根据患者的先天禀赋，结合四时节令，参考人体舌脉变化，检查使用针具情况，形成从理论到操作的系统架构。

管遵惠教授指出，针刺手法不仅仅是单纯的操作技巧，而且是针灸学重要的组成部分，是针灸疗法获取临床最佳疗效的基本条件。管氏针刺手法涉及人体虚实、经脉腧穴、部位深浅、禀赋、舌脉、时令、针具等各个方面，亦是人与自然宇宙相互协调统一的"天人合一"整体观的体现。管遵惠教授将单一的针刺手法操作升华为一个全面的手法操作系统，提出诊与治的高度统一，突出体现了针刺手法整体观的学术特点。这些也是针刺施术的注意要点，言简意赅，提纲挈领，反映了管遵惠教授对针刺手法的缜密思考和灵活运用。

三、管氏针刺手法提要

管遵惠教授在四十年的临证中，对针刺手法进行了系统研究，结合临床实际，融贯古今，提炼出"下针十法"——进、退、捻、留、捣、弹、搓、努、盘、飞，精辟地概括了下针的方法。

（一）进

医患均应定息，审定穴位，以爪切之，选穴准确，进皮贵速，进针后，按其补泻，慢进或快进。

（二）退

分天、地、人三部，按部缓退或捻转提针；亦可按其补泻急退或缓退。

（三）捻

大指向前捻针，食指向后，左转为补；大指向后捻针，食指向前，右转为泻；轻度捻转行针，有候气、催气、行气的作用。

（四）留

留法就是进针后，将针留置在穴内，让其停留一定时间后出针。一般分为"静留针法"（静留以待气至）、"动留针法"（行针后再留针）、"提留针法"（由深至浅留针后出针）。

（五）捣

针刺达穴内一定的深度后，在原处轻出重入，不断提捣，使针尖在原位上下小幅度提插和旋转。捣时应以腕关节的震颤为主，犹似雀啄食，快速进退。捣法的作用主要是催气、行气、加强针感，使气停留针下久久不去。

（六）弹

弹法分为弹叩穴位和弹叩针柄。弹叩穴位是以中指弹叩要刺的穴位，使经脉气血随弹叩而充实；弹叩针柄是用食指或拇指轻轻弹叩针柄尾部，使针体震颤，有催气、导气和加强补泻的作用。

（七）搓

搓法一般是从食指末节横纹开始，用拇指如搓线样向前搓至食指端，以针下沉紧有肌肉缠着感为度，由食指端向食指末节横纹搓，向右、向外，为泻，常产生凉感；由食指末节横纹向食指端搓，向左、向内，为补，常产生热感。亦可将针朝一个方向搓转，进而不退，使肌纤维适当地缠住针体。

（八）努

努法又称弩法，得气后将针稍提，用拇、食指夹持针柄，中指侧压针身，使针体弯曲成弩弓之状，有行气引气作用。

（九）盘

盘法主要用于腹、腰及四肢肌肉肥厚的部位。针刺到腧穴深部（地部），行针得气后，将针提至人部成天部，将针扳倒，与皮肤呈25°角，缓慢圆形盘旋，一般向左顺时针盘按转动为补，反之向右顺时针盘提转动为泻。

（十）飞

用拇指、食指捻搓针柄，一搓一放，一合一张，如飞腾之象，又称"凤凰展翅"手法，主要用于催气、行气、疏导经气和轻泻手法。

"下针十法"不同于明代高武的"神针八法"（安神定志、按穴进针为一法，龙虎交战为二法，随咳进针为三法，行针催气为四法，凤凰展翅为五法，饿马摇铃为六法，晕针热汤服之为七法，消除滞针为八法），亦有别于杨继洲的"下针八法"（揣、爪、搓、弹、摇、扪、循、捻）。"下针十法"精辟概括了管遵惠教授的针刺基本手法，是针刺补泻手法的基础。

四、管氏进针方法

（一）单针透刺法

管遵惠教授的单针透刺法，源于《黄帝内经》"关刺""短刺"的理论，在临床应用中又有所发展，特别是过梁针透刺法独树一帜。

管遵惠教授的单针透刺法分为深针短刺法、循经透刺法、经穴透刺法、过梁针透刺法四种。其中，循经透刺法是根据病情和补泻手法的不同，采取"迎"或"随"经脉透刺的方法，主要应用于背部和腹部的经脉。经穴透刺法则是采取一针透二穴或一针透数穴的方法。如阳陵泉透阴陵泉、颌厌透曲鬓等。过梁针透刺法主要应用于四肢部，选用26号（或28号）过梁针，采用单手两指疾速直刺法，进皮后，左手夹持针身，右手小弧度捻转，缓慢进针，进针到穴位深度的一半时，左手扶托于穴位肢体对侧，探测针尖到达的位置，直至进针到对侧皮下。

单针透刺法主要用于治疗痹证、痿证、功能性瘫痪、脊髓损伤、外伤性截瘫、胃下垂、子宫脱垂、血管神经性头痛、类风湿性关节炎等。

【验案举例】 患者，女，39岁，2014年6月8日初诊。

患者1年前因精神受刺激，出现敏感多疑，逐渐夜不能寐，终日口中喃喃自语，有时无故啼哭，妄想，经常怀疑同事加害于己，时时提防家人用毒药害自己，疑虑恐惧，情绪不稳，曾在某精神病医院治疗月余，病情有好转。

诊断：精神分裂症（偏执型）。

治疗过程：采用奇穴过梁针法，第一次取穴阳委一（双侧），用轻泻手法，针后患者表现软弱无力，头部微汗。2014年6月10日二诊，患者睡眠好转，沉默少语。取穴天灵（右侧），轻泻手法。2014年6月14日三诊，患者能接受指导，可配合合作，仍怀疑同事及家人想害她。针刺平顶、阳委二，轻泻手法。其后病情逐渐好转，间隔2~3天，用过梁针法治疗，每次取1~2奇穴，平补平泻手法。治疗30次后，患者症状消失，精神状态基本正常。针灸配合中西药物巩固治疗 3 个月，患者言语、举止、精神状态基本正常，可从事一般家务劳动。1 年后随访，其已回单位工作。

（二）两针傍刺法

两针傍刺法源于《灵枢·官针》："傍针刺者，直刺傍刺各一，以治留痹久居也。"傍针刺法即正入一针，傍入一针。

治疗时适当运用傍针刺法可加强疗效，如治疗皮层性呃逆采用攒眉穴傍针刺疗效显著。具体刺法：先从眉头攒竹穴部位进针，针尖达到眉中眶上裂，左手拇指按压针尖，使针身紧贴眼眶，右手持针捻转 36 次，为 1 度手法。再从阳白穴进 1 针，使针尖向下到眉中眶上裂，与第 1 针尖相遇，左手拇指压按针尖，使针尖紧贴眶上裂，右手持针捻转 36 次，为 1 度手法。一般两针各行 2 度手法后出针。运用环跳穴傍针刺治疗坐骨神经痛、秩边穴傍针刺治疗腰椎间盘突出症等，疗效亦显著提高。

【验案举例】患者，男，62 岁，退休，2014 年 7 月 18 日初诊。

患者有高血压病病史 20 余年，2010 年 12 月下旬因情绪激动、饮酒后诱发右侧肢体活动不遂。CT 示左颞顶叶脑出血。经某医院行开颅血肿清除术后，患者后遗右侧肢体偏瘫。2014 年 7 月 5 日，患者因感四肢酸麻无力、心悸胸闷再次入院。头颅 MRI 示左颞顶叶脑软化灶，双基底节区、顶叶白质区多发性腔隙性改变。胸片及心电图示主动脉硬化并左心室扩大，冠状动脉供血不足，心肌缺血。2014 年 7 月 10 日午后，患者出现呃逆，逐渐加重，12～15 次/分，昼夜连续不停，多方治疗无效。2014 年 7 月 18 日会诊施治：取穴攒眉，两针傍刺法，行 1 度手法后，患者摇头流泪，呃逆立止。随访观察 2 个月，患者未再呃逆。

（三）三针齐刺法

三针齐刺法来源于《灵枢·官针》："齐刺者，直入一傍入二，以治寒气小深者。或曰三刺。三刺者,治痹气小深者也。"临床主要用于治疗风湿性关节炎、风湿性肌纤维组织炎、三叉神经痛、颞颌关节功能紊乱综合征、血管神经性头痛、肱骨外上髁炎、腱鞘炎等。

【验案举例】 患者,女,30 岁,2017 年 3 月 15 日初诊。

患者 1 年前因过食硬物感双侧颞下颌关节处酸痛,热敷后稍缓解,其后过食硬物或张口过大时,感颞下颌关节处弹响、酸痛。服布洛芬及针灸治疗后,患者症状时轻时重。近 1 个月患者症状加重,张口时痛剧,张口受限。

诊断:颞下颌关节功能紊乱综合征。

治疗过程:管遵惠教授运用齐刺法治疗。下关穴直刺 1.5 寸,太阳透下关,向下斜刺或平刺,进针 1.2~1.5 寸,颊车透下关,向上平刺 1.2~1.5 寸。针刺得气后,太阳、颊车加用电针,采用连续波,频率 80~100Hz,留针 20 分钟。治疗 1 次后,患者疼痛已不明显。巩固治疗 2 次后,患者症状全部消失。随访 3 个月,患者上述症状未发作。

(四) 四针恢刺法

《灵枢·官针》言:"恢刺者,直刺傍之,举之前后,恢筋急以治筋痹也。"管遵惠教授在《黄帝内经》恢刺的基础上,发展为四针恢刺法,扩大了治疗范围,发掘整理了许多管氏经验穴。如取虎口、大骨空、后骨空(手拇指掌指关节背侧正中凹陷处)、地神(手拇指与掌横纹中点)可治疗拇指狭窄性肌腱鞘炎等。

【验案举例】 患者,女,38 岁,文员,2016 年 6 月初诊。

患者 1 年前无明显诱因发病,双拇指关节疼痛,不能自主屈伸,多次外敷中草药,上症状不减。查双拇指关节内屈状态,关节不能自主伸直,被动活动时关节弹响,桡腕部放射痛。双拇指掌指关节处压痛明显。

诊断：拇指屈肌腱鞘炎。

治疗过程：取穴虎口、大骨空、后骨空、地神，四针恢刺法。配穴凤眼（屈指，双拇指关节横纹桡侧端，赤白肉际处）、明眼（屈指，双拇指关节横纹尺侧端，赤白肉际处）、阳溪、太渊。治疗两次，患者疼痛明显减轻。再隔日治疗 5 次，患者双拇指关节活动自如，症状消失。随访 3 个月，患者上述症状未发。

（五）五针扬刺法

五针扬刺法源于《灵枢·官针》："扬刺者，正内一傍四内而浮之，以治寒气之博大者也。"《黄帝内经》扬刺法主要治疗寒气稽留面积较大而浅的病证。在此基础上，管遵惠教授扩大了扬刺法的治疗范围。管遵惠教授应用扬刺法治疗腱鞘囊肿，在囊肿的上、下、左、右各平刺 1 针，再从囊肿隆起中央直刺 1 针至囊底。

【验案举例】患者，女，26 岁，护士，2018 年 7 月 12 日初诊。

患者于 2018 年 3 月参加劳动后自觉右腕关节酸痛，2 个月后腕关节指总伸肌腱尺侧出现 2cm×1.5cm 的囊肿，当年 5 月下旬行手术切除。术后两个月，患者手术瘢痕尺侧隆起 2cm×2.5cm 的囊肿，外形光滑，质软，触之有饱胀感，右腕关节酸痛，右臂乏力。

诊断：右腕关节腱鞘囊肿。

治疗经过：按五针扬刺，在囊肿周围基底部平刺 4 针，囊肿中间直刺 1 针至囊底。针后囊肿上垫纱布加压按揉 5 分钟；艾条温和灸 20 分钟。治疗 2 次后，囊肿明显缩小。治疗 10 次后，囊肿完全消失。随访 3 个月，未复发。

（六）多针连刺法

《黄帝内经》中的多针刺法，主要有齐刺、扬刺、傍针刺、赞刺、豹文刺等。多针连刺法是《黄帝内经》多针刺法的发展，临床上分为浮刺法和连刺法。管遵惠教授汲取输刺法进针较深的特点，对一些疑难杂病进行治疗，取得满意的临床疗效。

【验案举例】患者，女，35 岁，2017 年 9 月 10 日初诊。

患者 6 年前无明显诱因出现右大腿外侧疼痛，有蚁行感，站立或行走后上症状加重，间断服药、理疗等治疗 3 年，右大腿外侧仍疼痛麻木。查体见右下肢活动自如，股部肌群肌张力减退，右大腿外侧约 10cm×20cm 内皮肤感觉减退，局部皮肤枯燥干涩。脉细涩，舌质暗夹瘀。

诊断：股外侧皮神经炎。

辨证：肝血亏虚，瘀血痹阻。

治疗：沿右大腿外侧疼痛麻木区行多针浮刺法，循经配穴，隔日针灸 1 次。共治疗 20 次，右大腿外侧疼痛麻木症状消失。随访 1 年，患者上述症状未发作。

针刺手法整体观是管氏针刺手法的主要学术特点，不仅是单纯的操作技巧，而且是针灸临床辨证论治的重要组成部分，较全面地提示了针刺施术的注意要点，反映出管遵惠教授对针刺手法的缜密思考和灵活运用，突出体现了管氏针刺手法整体观的学术特点。

管氏蜂针经穴疗法临床运用

蜂针经穴疗法是管遵惠教授于 1987 年引进昆明市中医医院针灸科的。本法采用蜜蜂螫刺的方法，首次与中医针灸理论相结合，开创了蜂针经穴疗法的先河。管遵惠教授进行了蜂针经穴疗法系统研究，总结出了一套比较完整的蜂毒过敏试验、蜂针循经散刺法、蜂

针经穴直刺法、活蜂经穴螯刺法等常规治疗；并开展和创新了蜂毒
注射液穴位注射、蜂毒注射液经穴导入、子午流注蜂针经穴疗法等
多种疗法，使蜂针螯刺上升为有中医针灸理论指导的、比较规范的
蜂针经穴系列治疗方法，为古老原始的蜂针螯刺赋予了新的内涵，
将其升华成为一种完整系统的治疗方法，丰富了中医针灸学的内容。

"蜂针经穴疗法的临床研究"课题，1988 年列入昆明市中医医
院科研课题，1996 年 10 月由昆明市科委批准立项，1999 年 1 月通过
科技成果鉴定，先后获昆明市科技进步三等奖、云南省科技进步三
等奖等。

一、蜂针经穴疗法的临床运用

（一）蜂针经穴疗法治疗痹证

我们选取临床资料完整的痹证患者 80 例，进行治疗前后红细胞
沉降率（ESR）、抗链球菌溶血素 O（ASO）、类风湿因子（RF）水
平比较。结果显示，80 例痹证患者经蜂针经穴疗法治疗后，ESR、
ASO 水平较治疗前显著降低、RF 阳性例数较治疗前显著减少。见表
8-1。

表 8-1 80 例痹证患者治疗前后
红细胞沉降率、抗链球菌溶血素 O、类风湿因子水平比较

时间	红细胞沉降率（mm/h, $\bar{x}\pm s$）	抗链球菌溶血素 O（IU/mL, $\bar{x}\pm s$）	类风湿因子阳性例数
治疗前	54.35±8.29	850.50±100.50	45
治疗后	21.65±4.35	425.50±50.28	31
P 值	<0.01	<0.01	<0.05

我们在 80 例痹证患者中，选择确诊为类风湿性关节炎的患者 16

例，进行治疗前后血清免疫球蛋白（Ig）水平比较。结果显示，多数患者治疗前 IgG、IgM 水平高于正常值，经蜂针治疗后有下降趋势；部分患者治疗前 IgA 水平高于正常值，经蜂针治疗后有下降趋势。见表 8-2。

表 8-2　16 例类风湿性关节炎患者

治疗前后免疫球蛋白水平比较（IU/mL, $\bar{x}\pm s$）

时间	免疫球蛋白 G	免疫球蛋白 A	免疫球蛋白 M
治疗前	1477.4±261.2	208.1±41.8	213.3±59.6
治疗后	1195.4±140.7	166.7±29.5	124.9±22.1
t 值	3.15	2.01	4.97
P 值	<0.01	>0.05	<0.01

抗体是一类在抗原物质刺激后所形成的，具有与该抗原发生特异性结合的球蛋白。目前把具有抗体活性及抗体相关的球蛋白，统称为免疫球蛋白。IgG 是主要的抗感染抗体，在关节滑液网状组织的 B 细胞中合成类风湿因子。类风湿因子引起的过敏反应可激活补体系统，进而引发关节炎。IgA 是抗体在黏膜局部抗感染的一个重要因素，因而有局部抗体之称，IgA 合成障碍易并发呼吸道感染或消化吸收障碍等。IgM 是分子量最大的免疫球蛋白，故又称巨球蛋白，可通过激活补体系统发挥溶菌、溶细胞及中和病毒等免疫作用。

本研究表明，蜂针对人体免疫球蛋白有使之趋于正常的调节作用，提示蜂针经穴疗法能调整人体的体液免疫系统，提高人体的抗病能力和应激能力，有利于病证向愈和康复。

（二）蜂针经穴疗法治疗顽固性面瘫

研究团队治疗经中西医、针灸及其他疗法治疗无效的顽固性面瘫 64 例，收到较好疗效。

1. 治疗方法　同上。

2. 选穴　主穴取大椎、足三里、内庭、曲池、风池。配穴取下关、太阳、阳白、地仓、颊车、合谷。以患侧取穴为主。

每次治疗选主穴、配穴各两个。所有穴位交替进行螫刺。隔日治疗 1 次，10 次为 1 个疗程，休息 1 周后再行第 2 疗程。两个疗程后统计疗效。

3. 结果　结果显示，蜂针治疗组有效率为 80%，对照组有效率为 53.85%，差异有统计学意义（$P<0.05$），表明治疗组疗效优于对照组。

面瘫病程的长短与疗效的关系十分密切，病程越短，治愈率越高。反之，病程越长，治愈率就越低，病程在半年以上者疗效最差。本研究采用蜂针治疗病程超过半年的患者 4 例，治愈 1 例，治愈率为 25%，说明蜂针疗法对顽固性面瘫的治疗有显著疗效。

大椎为"六阳之会"，具有振奋阳气、退热、补虚等功效；足三里为足阳明胃经合穴，有强壮作用，为保健要穴。有报道显示，针刺大椎、足三里可促进白细胞吞噬能力提高，增强其免疫能力。由于二穴的滋补强壮作用和蜂毒的独特功效，蜂针大椎、足三里更能起到温补阳气、补益气血、强身健体的作用，从而提高机体抗御病邪的能力。

蜂针治疗经过中西医、针灸和其他疗法无效的顽固性面瘫，疗效肯定。该疗法是集针、药、灸为一体的一种复合性刺灸法，具有简、便、效、廉的特点。部分患者蜂螫过后红肿痛痒严重。为减轻和解除患者痛苦，我们广查资料，遍访民间单方，从众多验方中筛选出仙人掌汁涂抹患处以消肿止痒，临证应用，效果显著。

顽固性面瘫的患者大都具有病程长、耗资巨大的共性，故心理上悲观失望，情绪低落，缺乏战胜疾病的信心，治疗过程中容易半途而废。我们在辨证施护方面，针对患者的心理特征，制订有针对性的心理护理措施，帮助患者克服悲观情绪，树立战胜疾病的信心。医、护、患积极配合，坚持治疗，是保证疗效的关键。

二、讨论

蜂针疗法是利用蜜蜂尾部螫针，运用针灸原理螫刺人体穴位的一种自然疗法，兼有针、药、灸 3 种作用。蜂的尾刺似针，能刺激人体的经络、皮部，以疏通经络、调和气血。蜂针中的蜂毒输入人体，发挥了一系列药理功效。蜂针螫刺后，局部充血红肿，皮温升高，似有温灸效应，可起到温经通络、扶正祛邪的作用。

蜂毒味辛、苦，性平，功能祛风通络、化瘀止痛、抗过敏。实验研究表明，蜂毒含三种生理活性胺、糖类、脂肪、各种氨基酸，以及磷脂酰胆碱、组胺、胆碱、甘油、磷酸、蚁酸、脂肪酸，另含磷、碳、硫、镁、铜、钙、钾等元素。蜂毒具有高度的生物学及药理学活性，能直接对细胞膜起溶解作用，使蜂毒中的抗菌、抗炎、抗凝血、抗高脂及抗辐射成分迅速进入体内。蜂针刺激经穴后，引起穴位皮下血管的反射性收缩，随即收缩的血管再扩张导致皮肤充血，从而改善穴位部位的血液循环，有利于缓解肌肉、关节的紧张与挛缩，加速局部组织的新陈代谢。蜂毒中的多肽类物质对皮肤末梢神经有刺激作用，末梢刺激通过中枢神经传递到交感神经，进而刺激脑垂体使肾上腺素的分泌增加，有利于自主神经调整趋于正常。

研究表明，蜂毒对前列腺素合成酶的抑制作用是吲哚美辛的 70 倍，故有较好的镇痛抗炎作用。蜂毒有明显的降血压和扩张血管的作用，小剂量能使实验离体心脏产生兴奋，大剂量则抑制心脏功能，对出血性或内毒素休克的实验动物，能改善心功能，表明蜂毒对心血管系统有调节和增强作用。蜂毒具有溶血和抗凝血作用，离体实验中，低浓度（1∶10000）的蜂毒有溶血作用；在治疗剂量时，蜂毒对人体极少引起溶血反应；在较大剂量时，蜂毒在体内外都能使血液凝固的时间明显延长。蜂毒对多种革兰阳性菌和革兰阴性菌皆有抑制和杀灭作用，亦能增强磺胺和青霉素类药物的抗菌效力。全蜂毒、溶血毒多肽、MCD 肽均能刺激垂体肾上腺系统，使皮质激素释放增加而产生抗炎作用，蜂毒还能抑制多种植物及动物肿瘤组织的生长。

总之，蜂针经穴疗法具有疗效确切、操作简便、适应证广、经济实惠等特点，值得临床推广运用。

主要参考文献

［1］管遵惠，丁丽玲．管氏两代名医针灸配穴经验与验案［M］．昆明：云南科技出版社，2019．

［2］管遵惠，管傲然，管薇薇．管氏特殊针法流派临床经验全图解［M］．北京：人民卫生出版社，2017．

［3］管遵惠．管氏针灸经验集［M］．2版．北京：人民卫生出版社，2016．

［4］管遵惠，管傲然，管薇薇．管氏特殊针法集萃［M］．北京：中国中医药出版社，2014．

［5］管遵惠．管氏九宫穴临床经验［J］．中华中医药杂志，2019，34（10）：4482-4485．

［6］黄开云，管傲然，管薇薇．管遵惠医案［M］．北京：人民卫生出版社，2016．

［7］管遵惠，管傲然，管薇薇．等．管氏常用中医处方与遣药圭臬［M］．昆明：云南科技出版社．

［8］国家中医药管理局．经穴部位文献考与解剖［M］．北京：中国中医药出版社，1990．

［9］张晟星，戚淦．经穴释义汇解［M］．上海：上海翻译出版公司，1984．

［10］高式国．针灸穴名解［M］．哈尔滨：黑龙江科学技术出版社，1985．

［11］杨甲三．针灸腧穴学［M］．上海：上海科学技术出版社，1989．

［12］厉以真，惠瑜．国家标准经穴部位女性挂图［M］．北京：中国科学技术出版社，1992．